Yoga-Inspiration für Praxis und Stundengestaltung

Dieses Buch widme ich voller Liebe, Stolz und Dankbarkeit

meinem geliebten Papa

Allgemeine Hinweise

Aus Gründen der besseren Lesbarkeit wird im gesamten Text die männliche Form (Yogalehrer, Schüler, Teilnehmer etc.) verwendet. Weibliche und andere Geschlechteridentitäten sind dabei – insofern für die Aussage notwendig – ausdrücklich einbezogen.

Das vorliegende Buch wurde sorgfältig erarbeitet. Dennoch erfolgen alle Angaben ohne Gewähr. Weder die Autoren noch der Verlag können für eventuelle Nachteile oder Schäden, die aus den im Buch vorgestellten Informationen resultieren, Haftung übernehmen.

Sollte diese Publikation Links auf Webseiten Dritter enthalten, so übernehmen wir für deren Inhalte keine Haftung, da wir uns diese nicht zu eigen machen, sondern lediglich auf deren Stand zum Zeitpunkt der Erstveröffentlichung verweisen.

KERSTIN HUBER-STEINHORST

YOGA INSPIRATION

für Praxis und Stundengestaltung

Wundervolle Themen für dein persönliches Wachstum

KREATIVE STUNDENBILDER

CHAKREN, MANTREN UND AFFIRMATIONEN

HATHA-, VINYASA- UND YIN-YOGA

Meyer & Meyer Verlag

Yoga-Inspiration für Praxis und Stundengestaltung

Bibliografische Information der Deutschen Nationalbibliothek

Die Deutsche Nationalbibliothek verzeichnet diese Publikation in der Deutschen Nationalbibliografie; detaillierte bibliografische Details sind im Internet über https://www.dnb.de abrufbar.

Auckland, Beirut, Dubai, Hägendorf, Hongkong, Indianapolis, Kairo, Kapstadt,

Manila, Maidenhead, Neu-Delhi, Singapur, Sydney, Teheran, Wien

Member of the World Sport Publishers' Association (WSPA)

Gesamtherstellung: Print Consult GmbH, München

FSC www.fsc.org MIX Papier | Fördert gute Waldnutzung FSC® C106855

ISBN 978-3-8403-7927-7

E-Mail: verlag@m-m-sports.com

www.dersportverlag.de

*"Yoga is the journey
of the self,
through the self,
to the self."*

The Bhagavad Gita

Inhalt

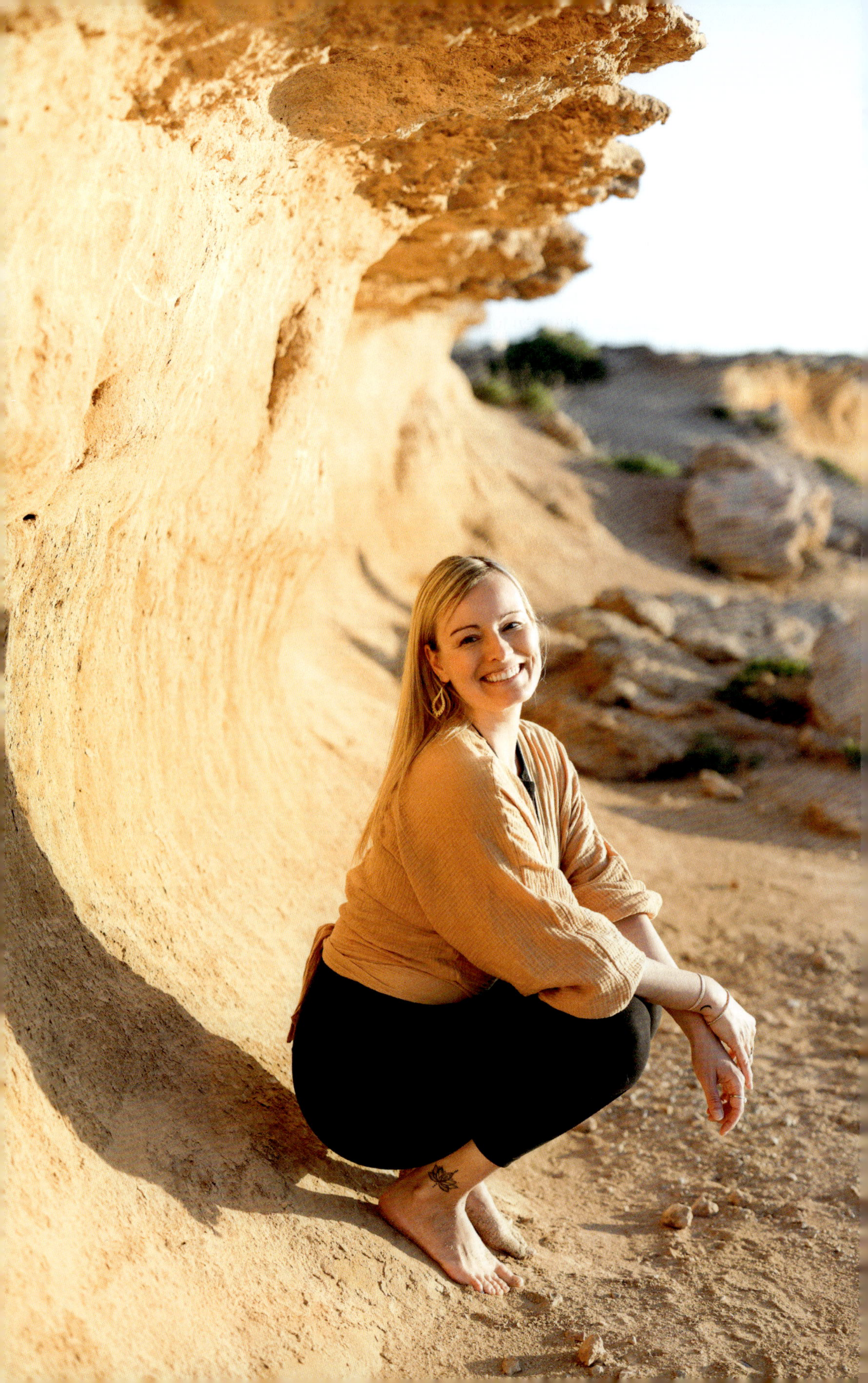

Vorwort

Hey, wie schön, dass du da bist und wir die Leidenschaft für Yoga miteinander teilen. Du hältst gerade mein zweites Buch in deinen Händen. Das macht mich stolz und unfassbar glücklich.

Herzlich willkommen in meiner Welt und in meinem Yogauniversum, welches ich mit diesem Buch erneut so gerne für dich öffnen und mit dir teilen mag. Dieses Buch ist nur für dich. Möge es dich auf deinem Yogaweg ein Stück weit begleiten, dich mit seinen Themen tief im Herzen berühren, dich inspirieren und leiten und dir eine ordentliche Portion Selbstliebe, Selbsterkenntnis und ganz viel Freude und Leichtigkeit beim Üben schenken.

Warum schreibe ich dieses Buch?

Ganz einfach, weil da noch so viele wunderbare Themen, Inspirationen und Impulse in mir schlummern, die raus in diese Welt möchten. Ich möchte diese Welt zu einem helleren Ort der Verbundenheit und Akzeptanz machen und unser aller Licht noch mehr zum Leuchten bringen.

Dazu mag ich dir viele kleine und große Impulse mit auf deinen Yogaweg geben. Ich hoffe, dass die Inspirationen in diesem Buch deinen Geist beflügeln und lebendig machen.

Warum sind mir Impulse und Inspiration so enorm wichtig?

In meinem Leben hat mir eine Sache schon seit meiner Kindheit besonders viel Lebendigkeit, Freiheit und Glück geschenkt: meine Kreativität. Schon immer habe ich gerne gebastelt, gewerkelt, gefädelt, geknüpft, genäht, gemalt, geschrieben oder getöpfert. Verschiedenste Techniken und Materialien haben mich neugierig gemacht und ich wollte immer alles ausprobieren und kennenlernen. Seit einigen Jahren gehört auch das Schreiben als kreativer Ausdruck wieder mehr zu meinem Leben dazu. Kreativität schenkt mir enorm viel Freiheit und beflügelt mich. Durch sie kann ich Dinge verändern, etwas Ungewöhnliches wagen, Neues entstehen lassen und immer wieder über den Tellerrand hinausblicken.

„Meine Kreativität bringt mich zum Leuchten. Sie ist mein Lebenselixier und führt mich vom Dunkeln ins Licht."

Kerstin Huber-Steinhorst

Ich bin in einer Familie groß geworden, in der genau das gefördert wurde. Für uns gab es immer eine Lösung, wenn etwas kaputt war oder umgebaut werden musste. Wir haben wirklich unfassbar viele Dinge erschaffen und konnten fast alles selbst reparieren. Mein Opa war Bildhauer und hat wunderschöne Wandbilder, Schmuckstücke und Dekorationen aus Holz und Metall angefertigt. Ich denke so gerne an die wundervollen Momente zurück, in denen er mich hinunter in seine Werkstatt mitnahm und mir verschiedene Handgriffe und den Umgang mit den Werkzeugen erklärte. Die Schöpferkraft ist uns allen in die Wiege gelegt. Meinem Vater, meinem Opa und auch mir. Wir führen dies von Generation zu Generation fort. Heute baue, bastle, male und töpfere ich gerne mit meinen beiden Jungs. Wir sind stolz auf unsere Kreativität und lieben es, selbst gemachte Dinge zu verschenken und in die Welt zu bringen. Ja, dadurch hinterlassen wir etwas und gleichzeitig gibt es unserem Leben einen Sinn und macht uns frei. Für uns ist es magisch und verzaubert das Leben.

Doch Kreativität und Schöpferkraft fließen natürlich nicht immer gleich stark. Unser Sakralchakra, welches sich mit genau diesen Themen beschäftigt, ist mal mehr und mal weniger energetisiert und aktiv. Einmal sprudelt es förmlich aus uns heraus und unsere innere Quelle der kreativen Schöpfung ist ganz aktiv, und dann wiederum gerät sie ins Stocken und eine kreative Pause ist angesagt. Manchmal stecken wir in solchen Phasen richtig fest und kennen den weiteren Weg oder die Lösung für ein Problem noch nicht. Manchmal zerreißt uns das Leben in viele kleine Stücke und wir müssen uns neu finden. Sowohl das Feststecken als auch das Neusortieren ist hochinteressant, lehrreich und ganz besonders wichtig für unser persönliches Wachstum. Denn nur wenn wir feststecken oder nichts mehr an seinem Platz steht, entsteht in uns der Wunsch, etwas zu verändern und wir bewegen uns weiter. Jeder Stillstand und jede Krise ist eine Chance auf frischen Wind und neuen Antrieb.

Es entstehen Ideen und Projekte, die danach realisiert werden können. Wie schön, wenn nach so einer Phase die Kreativität und das Leben wieder ganz sinnlich ins Fließen kommen und die Leidenschaft wieder aus ihrem Schlaf erwacht. Eins ist sicher: Die nächste Herausforderung kommt ganz bestimmt. Warum sie also nicht als kreative Chance für Wachstum und Veränderung willkommen heißen?

„Ich öffne mich wie die Lotusblume vom Dunkeln ins Licht und erblühe mit neuer Schöpferkraft."

Quelle: unbekannt

Wie schon beschrieben, haben neue Ideen und Impulse mich schon mein ganzes Leben lang besonders angetrieben und motiviert, Neues zu wagen und zu erschaffen. Oft kamen solche Inspirationen ganz unerwartet. Ideen waren plötzlich da, wenn ich im Urlaub andere Kulturen, Künste oder ein neues Handwerk entdecken durfte. Manchmal erkannte ich auch Dinge oder Eigenschaften an Menschen, die mich unfassbar inspiriert haben. Gerne nahm ich mir positive und inspirierende Personen zum Vorbild, denn sie motivierten mich, eine immer noch bessere Version von mir selbst zu werden.

„Ideale sind wie Sterne. Man kann sie nicht erreichen, aber man kann sich an ihnen orientieren."

Carl Schurz

Es kann die Natur sein, die mir wertvolle Impulse schenkt, oder auch der Alltag, der uns immer wieder bestimmte Themen auf dem Silbertablett serviert. Hier darf ich hinschauen, hier darf ich wachsen. An dieser Stelle ein herzliches Dankeschön ans Leben.

Es ist ein ganz besonderes, fast unbeschreibliches Gefühl, wenn mich zum Beispiel in einem Urlaub ein Impuls erreicht. Dann entsteht plötzlich eine große innere Kraft, die direkt loslegen und umsetzen möchte. Ausprobieren, Neues erfahren, den großen Drang nach Erfahrung füttern. Ich konnte es kaum erwarten, endlich zu starten und an die Umsetzung zu gehen. Doch musste ich mich häufig noch gedulden, bis ich wieder zu Hause war und alle Materialien beisammen hatte, um endlich loszulegen zu können.

In den vergangenen Jahren ist mir bewusst geworden, dass genau diese Impulse zu meinem Lebenselixier geworden sind. Durch sie fühle ich mich erst so richtig lebendig, leicht und frei.

Dieses Gefühl möchte ich auch mit meinen Büchern an die Leser weitergeben. Nicht alle Menschen bezeichnen sich als kreativ und kennen dieses Gefühl schon. Nicht alle hungern so nach neuen Erfahrungen, Erkenntnissen und Aha-Momenten, wie ich es tue. Aber ich möchte dich in diese wunderbare Welt mitnehmen. Ich mag dir mit diesem Buch ein weiteres Inspirationsbuffet mit vielen verschieden Themen schenken und dich ermutigen, kreativ zu sein und dein Yoga für dich zu gestalten. Tue dies gerne auf und auch abseits deiner Yogamatte. Wähle die Kapitel intuitiv aus, fühle dich frei, spüre rein, was gerade passend für dich ist und sich stimmig anfühlt. Welches Kapitel bringt dich aktuell im Leben weiter? Was inspiriert dich? Tue genau das, was deiner wundervollen Seele guttut.

Du bist einzigartig und genauso soll auch deine Praxis sein.

Und nun wünsche ich dir ganz viel Freude beim Üben, Wachsen und Leuchten!

Von Herzen
deine Kerstin

„Yogalehrer sind wie Straßenlaternen. Sie bringen Licht auf deinen Yogaweg."

Kerstin Huber-Steinhorst

Prolog

„Es sind diese einzigartigen und magischen Momente am Ende einer Yogastunde. Der Körper fühlt sich nur noch leicht und frei an. Du liegst völlig ruhig und beseelt auf den Boden. Es gibt nichts zu tun, nichts zu leisten, nichts zu müssen. Du bist genug. Dieser Moment ist dir genug. Hier und jetzt. Mehr brauchst du nicht. Es ist diese Zeit im Leben, in der du einfach nur sein darfst. Atmen und sein. Magisch. Wundervoll. Frei. Der Affengeist hat sich während der Praxis beruhig und deine Alltagssorgen sind einfach davongeflogen. Das Thema der Yogastunde hat dich inspiriert und du bist innerlich voller Vorfreude, das Erfahrene zu integrieren, dich weiterzuentwickeln und Neues zu wagen. Licht. Energie. Erkenntnis. Wachstum. Ja! Bitte mehr! Du bist voll und ganz in diesem Moment. Der Körper liegt weich und entspannt auf der Matte und du beginnst, endlich alles loszulassen, was dich beschwert. Du öffnest dich und dein Herz für einen tiefen inneren Frieden. Ruhe breitet sich aus und du bist verbunden mit allem, was gerade ist. Fühlst dich lebendig, leicht und vollkommen zugleich. Du atmest ein und atmest aus. Welche wundervolle Energie in dir und um dich herum. Stille. Frieden. Ruhe. Licht. Magie pur."

Kerstin Huber-Steinhorst

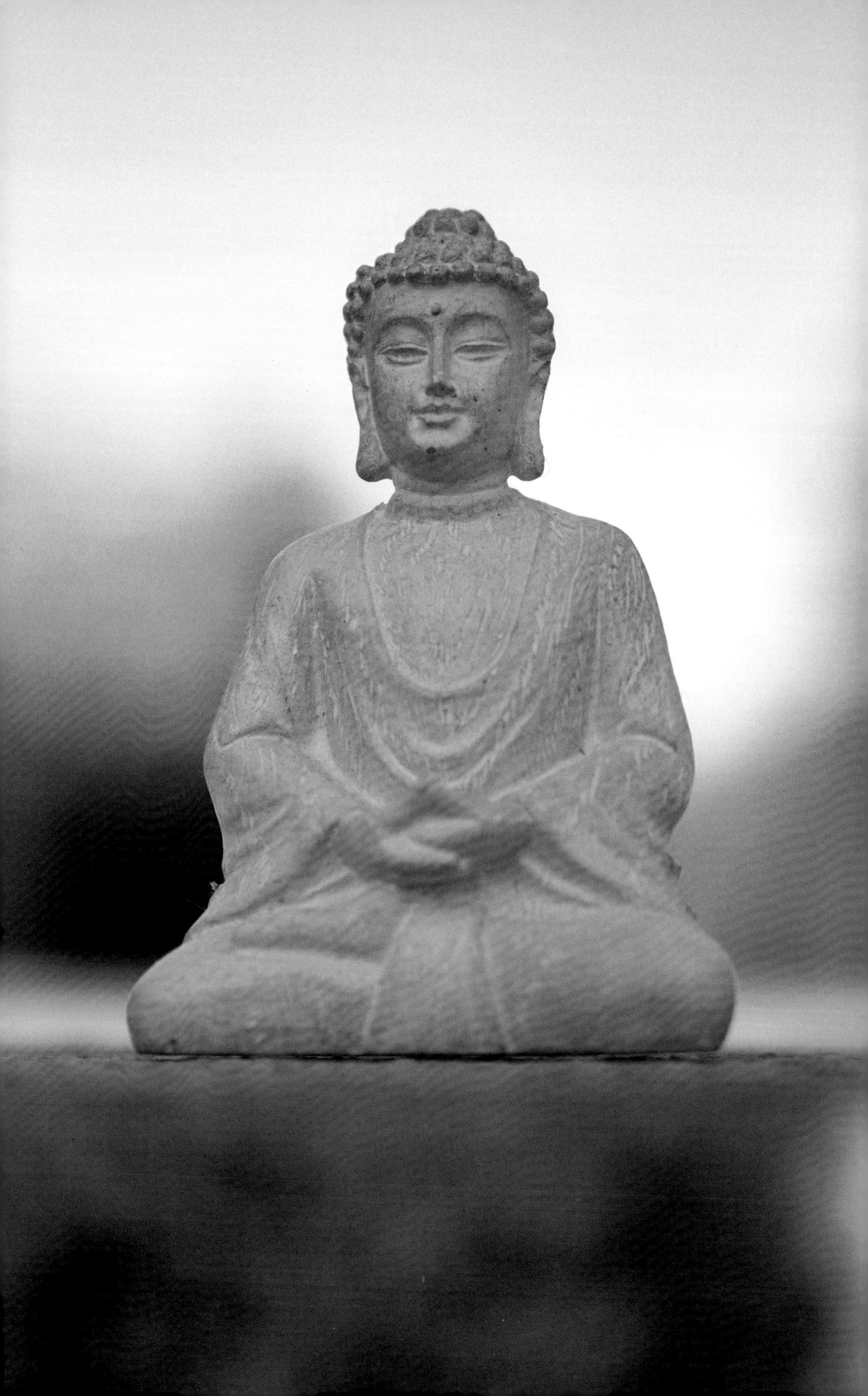

Die Arbeit mit diesem Buch

Dieses Buch ist nur für Dich!

Sieh dieses Buch als ein buntes Inspirationsbüfett für dich, deine Yogapraxis oder deinen Unterricht an. Bediene dich reichlich. Suche dir dabei einfach die Teile heraus, die für dich, deine Yogapraxis oder deinen Unterricht bereichernd und stimmig sind. Du kannst ganze Themenkapitel komplett übernehmen oder du pickst dir einfach die Elemente heraus, die am jeweiligen Tag für dich intuitiv die richtigen sind.

Mir ist das so wichtig, dass du entscheidest. Denn es sollte beim Üben und auch beim Unterrichten (!) immer dein Wohlbefinden im Vordergrund stehen. **Nur wenn du dich wohlfühlst und dein Yoga bzw. dein Unterricht zu dir passt, wirst du ins Leuchten kommen.** Es geht darum, authentisch zu sein, in deinem Körper anzukommen und - sofern vorhanden - deine Beschwerden zu lindern. Es geht um deine Entfaltung. Es gibt nichts Wichtigeres. Ohne sie ist alles nichts. Spüre hinein, was du heute brauchst, wo du stehst, was dich bewegt und du in dir fühlst. Genau so, wie du auch achtsam entscheidest, welche Länder du bereist, welches Essen dir Energie spendet, welche Dinge und Hobbys deine Seele erfüllen, entscheide auch beim Lesen des Buchs, welches Kapitel du gerade brauchst oder was deinen Unterricht bereichert und inspirierend macht.

Das Buch ist für erfahrene Yogis und Yogalehrer. Als Yogi kannst du dir hier neue Ideen und Impulse für deine Praxis holen. Solltest du bestimmte Übungen und deren korrekte Ausführung noch nicht kennen, so empfehle ich dir, diese besser wegzulassen (siehe auch „Wichtig" auf der rechten Seite). Und als Yogalehrer kannst du dieses zweite Buch wieder wunderbar zur Stundenvorbereitung nutzen. In jedem Kapitel erhalten Yogalehrer zusätzliche Tipps zum Unterrichten. Hier geht es um Feinheiten, die deinen Unterricht dann ganz besonders stimmig und rund machen.

Noch mehr Impulse und Informationen zum Aufbau von Stunden und Workshops findest du als Yogalehrer im meinem ersten Buch *YOGA Inspiration - 30 kreative Stundenbilder für Lehrende*. Darin ermutige ich dich, mit dem Unterrichten zu starten und dein Licht in die Welt zu bringen. Ich erkläre dir, wie du Hindernisse überwindest, um für dich und deine Yogis noch mehr zu leuchten. Du lernst, wie du andere inspirierst und näher an ihr eigenes Licht führst.

„Ich möchte dir mit diesem Buch ganz viele Aha-Momente schenken. Momente, in denen du neue Blickwinkel erkennst, sich schon vorhandenes Wissen zusammenfügt und etwas Neues entstehen darf."

Kerstin Huber-Steinhorst

Wichtig

Dieses Buch ersetzt keinen Yogalehrer! Daher empfehle ich dir – ganz besonders, wenn du noch nicht lange Yoga übst – eine Yogaschule oder einen erfahrenen Yogalehrer aus deiner Umgebung aufzusuchen. Dort wirst du die genaue Ausführung der einzelnen Asanas lernen und der Lehrer kann dich bzw. deinen Körper in den Übungen korrekt anleiten und ausrichten.

Allgemeine Hinweise und Tipps

Übe regelmäßig Yoga und genieße es, dich persönlich weiterzuentwickeln, aber passe deine Praxis stets achtsam und liebevoll an. An Tagen, an denen wir zum Beispiel erkältet, energielos oder müde sind oder uns hormonelle Schwankungen umtreiben, braucht es vielleicht nur eine kurze, langsame und sanfte Yin-Yoga-Praxis oder eine kraftspendende Atemübung oder Meditation. An anderen Tagen sind wir vielleicht voller Energie und fließen voller Leichtigkeit durch die zehnte Wiederholung eines kraftvollen Vinyasa-Flows.

„Lass deine Yogamatte zum Spiegel deines Lebens werden. Hier darf sich alles zeigen, was gerade da ist."

Kerstin Huber-Steinhorst

Manchmal braucht es auch einfach nur einen liebevollen Impuls, eine positive Affirmation oder ein unendlich langes Shavasana zum Ausruhen für Körper, Geist und Seele. Sei stets in liebevollem und achtsamem Kontakt mit dir und kreiere eine Yogapraxis bzw. -routine, die zu dir und deinem Alltag passt. Sei flexibel und voller Mitgefühl, wenn es mal nicht so läuft, wie erwartet. Zehn Minuten Yoga am Tag können genauso wertvoll sein und Glücksgefühle auslösen wie 90 Minuten. Achte auf deine Gefühle und Bedürfnisse, denn dann leuchtet es sich gleich viel einfacher.

"Genieße, wenn du in deiner vollen Kraft bist,
aber übe dich auch in liebevoller Hingabe
und Akzeptanz, wenn du es mal nicht bist."

Kerstin Huber-Steinhorst

So nutzt du die Texte des Buchs sinnvoll für dich

Du findest in diesem Buch viele Texte für die Einstimmungen auf eine Unterrichtsstunde und für Shavasana. Ich persönlich lese mir solche Texte zunächst einmal komplett durch und begleite mich dann danach selbst im Geist. Das kann für dich funktionieren, muss es aber nicht, denn es erfordert ein wenig Übung.

Ich habe daher alle Einstimmungs- und Shavasana-Texte für dich aufgesprochen. Auf Seite 253 am Ende des Buchs findest du diese als Zusatzprodukt „Audiodateien zu YOGA Inspiration für Praxis und Stundengestaltung" (Audiopaket). Diese kannst du dir (kostenpflichtig) downloaden und dich von meiner Stimme begleiten lassen.

Aufbau der einzelnen Themenkapitel

In diesem Buch warten wieder zehn bis ins Detail ausgearbeitete wundervolle Themen auf dich, die darauf warten, direkt in deine **eigene Yogapraxis** oder in deinen **Yogaunterricht** eingebunden zu werden.

In jedem Kapitel findest du folgende Inhalte:

1. **Einleitung**

Hier wirst du in das Thema eingeführt und erhältst wichtige Informationen. Ich erläutere hier auch, warum das Thema in der heutigen Zeit wichtig ist.

2. **Wann dieses Stundenbild besonders gut passt**

Du erhältst Vorschläge, an welchen Tagen, in welchen Lebensphasen und zu welcher Jahreszeit du dieses Thema gut in deine Yogapraxis oder Yogastunden integrieren kannst.

Vielleicht hast du schon bemerkt, dass die Elemente aus den einzelnen Kapiteln häufig auch zu ähnlichen Themen passen. Daher schlage ich dir hier weitere interessante Themen aus dem gleichen Themenfeld vor, bei denen die Elemente aus dem Kapitel auch passend sein können.

3. **Bezug zu den Chakren**

Hier erfährst du, auf welche Chakren das Thema wirkt und warum.

4. **Positive Affirmationen**

In diesem Unterkapitel findest du positive Affirmationen, die dir dabei helfen können, positives Denken zu üben und dich mental in die eigene Kraft zu bringen.

5. **Fragen zur Selbstreflexion**

Hier findest du Fragen, die dich dabei unterstützen, das Thema für dich genauer zu untersuchen und dich besser kennenzulernen.

6. **Einstimmung/Meditation**

Hier findest du eine oder mehrere zum Thema passende Einstimmungen bzw. kleine Meditationen, die dazu dienen, dich innerlich auf das Thema einzustimmen und anzukommen.

7. **Praxisteil**

Hier wird es praktisch. Du findest in diesem Bereich zum jeweiligen Thema passende Haltungen (Asanas) und Sequenzen (Flows) mit Abbildungen für Hatha-, Vinyasa- und Yin-Yoga.

8. Praktische Übungen für den Alltag

Hier erfährst du, wie du das Thema mit einfachen praktischen Übungen ganz leicht auch in deinen Alltag abseits der Yogamatte integrieren kannst.

9. Wundervolle Worte für Shavasana

Hier stehen liebevolle Worte für ein tiefes und erholsames Shavasana, welche deine Praxis bzw. Stunde wunderbar abrunden.

10. Mantra

Hier findest du ein oder mehrere zum Thema passende Mantras, welche du entweder im Geiste rezitieren oder singen kannst.

11. Deine eigenen Notizen zum Thema

Hier hast du die Möglichkeit, deine eigenen Notizen zum Thema zu ergänzen. Schreibe dir nach der Praxis auf, welche Übungen dir besonders gutgetan haben. Notiere deine Gedanken und Impulse, die aufgetaucht sind. Dies sind nicht selten wegweisende und für unser Leben sehr inspirierende Impulse unseres Unterbewusstseins.

Wichtig

Der Fokus liegt in diesem Werk auf Inspiration, Tiefe, Berührung und persönlicher Weiterentwicklung. Jedes Thema ist in sich rund und das besondere Augenmerk liegt hier auf den Worten, die den Raum für Inspiration, Selbstreflexion und Gefühle öffnen. Dieses Buch soll nicht dem Anspruch eines Hatha-, Vinyasa- oder Yin-Yoga-Lehrbuchs gerecht werden, welches ausführlich alle Haltungen dieser Yogastile in allen Variationen (mit und ohne Hilfsmittel) beinhaltet. Dazu empfehle ich dir aber sehr gerne weiterführende Literatur im Anhang.

So aktivierst du mit diesem Buch deine Chakren

In diesem Buch wird in jedem Kapitel ein Bezug zu den Chakren, unseren sogenannten Energiezentren, hergestellt. Chakren existieren auf der feinstofflichen Ebene des Körpers, nehmen Energieflüsse auf und speichern Lebensenergie (auch „Prana" genannt). Oft werden sie auch als Kraftzentren des Körpers bezeichnet. Chakren wirken auf physischer und psychischer Ebene und können so unsere Organe, unseren Kreislauf, unsere Hormone, Gefühle, Gedanken und unsere Seele beeinflussen.

Nur wenn Prana, die Lebensenergie, frei durch alle Chakren von unten nach oben fließen kann, sind wir im Einklang mit uns und der Welt. Die Energie fließt frei, kein Chakra ist blockiert und wir können endlich im obersten Chakra, dem Kronenchakra, aufblühen, erleuchten und erwachen.

Es gibt weitaus mehr als die sieben Hauptchakren, doch in diesem Buch geht es zunächst nur um diese sieben. Sechs davon liegen entlang der Wirbelsäule und das oberste Chakra befindet sich über dem Scheitel.

Tipp für Yogalehrer

Ist dir schon einmal aufgefallen, dass du auch ein Reiseleiter bist? Du begleitest deine Schüler nicht nur auf dem von Patanjali beschriebenen achtgliedrigen Pfad, nein, du begleitest sie auch immer auf ihrer Reise durch die Chakren. Du darfst sie so ein Stück weit auf ihrem ganz eigenen Yogaweg begleiten und führen. Dabei geht es selten die Chakrenleiter schnurstracks von unten nach oben. Nein, es geht hoch, wieder herunter, wir drehen Extrarunden immer wieder beim selben Chakra und diese Reise ist ständig in Bewegung und Veränderungen sind dabei doch völlig normal. Mit diesem Buch kannst du deinen Schülern aber bei jedem Unterrichtsthema vermitteln, auf welches Chakra oder welche Chakren es wirkt. Manche Schüler sind hier schon sehr reflektiert und wissen genau, welche Chakren bei ihnen gerade blockiert oder allgemein in ihrem Leben ein Thema sind. Als Yogalehrer begleitest du also wie ein Reiseleiter die Menschen durch diese wundervollen Themen, die zu den jeweiligen Chakren gehören, und wirfst mit ihnen zusammen Licht auf ihre Lebensbereiche.

„Yogalehrer sind wie Reiseleiter. Sie begleiten dich auf deinem Yogaweg und deiner Reise durch die Chakren."

Kerstin Huber-Steinhorst

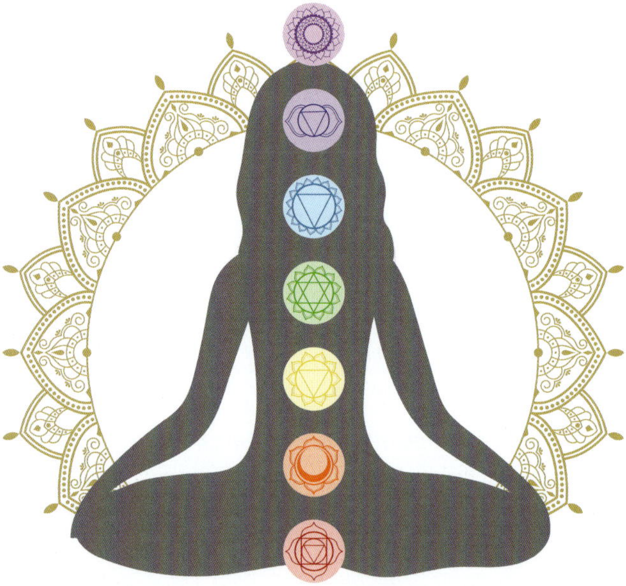

Wie aktiviere ich nun mit den Übungen in diesem Buch meine Chakren?

Nehmen wir dazu einmal als Beispiel das Kapitel „Vision". Das Üben mit diesem Kapitel aktiviert zum Beispiel dein Stirnchakra, weil es hier um das Erkennen deines Weges und das Sehen mit deinem dritten Auge geht. Das Thema „Total parasympathisch" hingegen aktiviert verstärkt dein Wurzelchakra, weil uns ein entspanntes Nervensystem erdet und das Gefühl von Sicherheit und Geborgenheit gibt. Das Thema „Flow" aktiviert dein Sakralchakra, denn hier geht es darum, ins Fließen zu kommen und deine Leidenschaft und Kreativität im Flow-Zustand zu erleben. Noch genauer erkläre ich dies dann in den einzelnen Kapiteln.

Hier findest du eine kurze Übersicht über alle Chakren und deren wichtigste Lebensthemen.

Wurzelchakra (Muladhara Chakra): Urvertrauen, Sicherheit, Erdung, Wurzeln, Geborgenheit, Familie, Zuhause

Sakralchakra (Svadhistana Chakra): Kreativität, Schöpferkraft, Fluss des Lebens, Gefühle, Beziehungen, Fortpflanzung, Phasen

Solarplexuschakra (Manipura Chakra): Mut, Stärke, Lichtkraft, Selbstwert, Willenskraft, Freude, Energie, Persönlichkeit

Herzchakra (Anahata Chakra): (Selbst-)Liebe, Mitgefühl, Dankbarkeit, Vergebung, Hingabe, Nähe, Beziehungen, Herzenswärme, Empathie

Halschakra (Vishuddha Chakra): Ausdruck, Wahrhaftigkeit, achtsame Kommunikation, eigene Wahrheit sprechen, singen, sprechen

Stirnchakra (Ajna Chakra): Erkenntnis, Bewusstsein, Klarheit, Achtsamkeit, Intuition, Fokus, Aufmerksamkeit, Ausrichtung

Kronenchakra (Sahasrara Chakra): universelles Bewusstsein, Verbundenheit zu einer höheren Kraft, Erwachen, Erleuchten, Aufblühen, Strahlen

Wichtig

Dieses Buch kann und soll kein Chakra-Yoga-Buch ersetzen, daher empfehle ich dir im Literaturverzeichnis gerne ein geeignetes Buch. Chakren können auf vielfältige Weise angeregt und energetisiert werden. In diesem Buch liegt der Fokus auf Yoga, Atmung, Affirmationen und praktischen Übungen, die dabei helfen können, die Chakren ins Fließen zu bringen.

Solltest du mit diesem Buch die Chakren der Reihe nach von unten nach oben aktivieren wollen, so empfehle ich dir die folgende Reihenfolge zum Üben der Themen:

Wurzelchakra:
Total parasympathisch, Akzeptanz oder Samen setzen

Sakralchakra:
Flow, Lebensfreude oder Wellen

Solarplexuschakra:
Lebensfreude

Herzchakra:
Verbundenheit, Lebensfreude oder Grenzenlosigkeit

Halschakra:
Total parasympathisch, Wellen

Stirnchakra:
Vision, Stille oder Grenzenlosigkeit

Kronenchakra:
Vision, Verbundenheit, Akzeptanz, Stille oder Grenzenlosigkeit

Die Arbeit mit Affirmationen

Kleine Kraftsätze mit enorm großer Wirkung

Eine Affirmation ist eine positive Aussage über dich selbst, die du entweder laut aussprichst oder für dich in Gedanken wie ein Mantra wiederholst. Wichtig dabei ist, dass sie kurz und knapp, in der Gegenwart und in der Ich-Form geschrieben ist. Negative und verneinende Wörter sollten in Affirmationen unbedingt vermieden werden, denn unser Verstand kommt viel besser mit einer positiven Wortwahl zurecht und verinnerlicht positiv formulierte Sätze müheloser. Ein solcher Kraftsatz kann mit folgenden Worten beginnen:

- Ich bin ...
- Ich darf ...
- Ich genieße ...
- Ich erlaube mir ...
- Ich kann ...

Eine Affirmation entfaltet ihre Wirkung besonders gut, wenn du sie häufig wiederholst und tief in deinem Inneren fühlst. Die Affirmation sollte mit dir in Resonanz gehen, also etwas in dir ins Schwingen bringen. Um unseren Geist, unsere Gedanken und unsere Gefühle neu auszurichten bzw. positiv zu programmieren, benötigt das Gehirn viele Wiederholungen. Auf ähnliche Weise sind übrigens auch unsere Glaubenssätze entstanden: indem wir mehrmals die gleiche Erfahrung gemacht, uns auf die gleiche Weise gefühlt oder den gleichen Satz zu hören bekommen haben. Dann hat sich dies als „Wahrheit" in unserem Unterbewusstsein verankert. Und genauso können wir uns auch selbst wieder neu programmieren.

Es hilft auch, sich über kleine Merkzettel in der Wohnung (am Badezimmerspiegel, an der Kaffeemaschine, an der Haustür ...) oder über deinen Handyhintergrund immer selbst daran zu erinnern. Baue die Affirmationen in deine Alltagsroutinen ein, damit du regelmäßig an sie erinnert wirst.

Mit positiven Affirmationen haben wir außerdem die Möglichkeit, an unseren tief sitzenden Glaubenssätzen zu arbeiten und diese zu verändern. Glaubenssätze bestimmen unbewusst einen großen Teil unserer Handlungen und prägen unsere Welt. Sie stehen für unsere tiefsten Überzeugungen, unsere Einstellungen zum Leben und unseren Glauben. Entstanden sind sie oft schon in der frühen Kindheit und Jugend und wurden damals fest im Unterbewusstsein gespeichert.

Diese Glaubensätze bestimmen heute maßgeblich unsere Wahrnehmung und unsere Realität, obwohl der Samen für diese Information oft schon vor vielen Jahren gesetzt wurde. Sie nehmen dadurch großen Einfluss auf unsere Erwartungen, Überzeugungen und unser ganzes Leben. Beispiele für negative Glaubenssätze, die uns von einem glücklichen und erfüllten Leben abhalten und uns kleinmachen, sind:

- Ich bin nichts wert.
- Ich bin hilflos.
- Ich bin ein Versager.
- Ich muss mich schämen.
- Ich komme nicht vorwärts.
- Ich bin schuldig.
- Ich kann nichts erreichen.
- Ich verdiene keine Beachtung.

Vielleicht kommt dir hier etwas bekannt vor?

Solche tiefen Prägungen aus der Kindheit tragen wir alle mit uns herum. Dies ist völlig normal. Und dass uns das Leben auch negative Erfahrungen beschert, die uns besonders stark prägen, ist auch ganz natürlich.

Doch die wunderbare und positive Nachricht an dieser Stelle ist: Glaubensätze lassen sich verändern und umprogrammieren. Dabei spricht man auch von positiver Gedankenhygiene. Und mithilfe positiver Affirmationen kann genau dieses Neuausrichten des Geistes geschehen.

„Schließe deine Augen und stelle dir die bestmögliche Version von dir vor. Das ist es, was du wirklich bist. Lass jeden Teil von dir los, der nicht daran glaubt."

Chris Assaad

Impuls

Suche dir eine Affirmation heraus, die du gut fühlen kannst und die dich spontan anspricht. Vertraue darauf, dass deine Intuition genau weiß, was du an diesem Tag und in dieser Phase deines Lebens am meisten brauchst.

Mit Affirmationen können wir heilsame und positive neue Glaubenssätze wirkungsvoll in uns verankern. Außerdem richtet sich der Geist dabei bewusst auf das aus, was unserer Seele guttut. Affirmationen sind die Gegenbewegung zu unseren täglichen negativen Gedanken, Ängsten und Sorgen. Sie verstärken unsere Träume und Wünsche, schaffen Bewusstheit über unsere Denkmuster und nehmen so einen positiven Einfluss auf unser Wohlbefinden. Daher sollten sie in einer transformierenden und inspirierenden Yogaeinheit niemals fehlen.

Tipp für Yogalehrer

Wenn du Yogalehrer bist, so kannst du Affirmationen in deine Yogastunden integrieren. Am Anfang der Stunde finden sie Verwendung in der Einstimmung, während der Stunde in einem passenden Moment der Stille (zum Beispiel beim Üben der Position des Kindes) oder auch am Ende in Shavasana. Affirmationen sind auch eine Bereicherung für jeden Yoga-Workshop. Drucke sie aus und reiche sie den Teilnehmern oder gestalte mit ihnen einen Stein mit Kraftsatz. Eine ausführliche Anleitung findest du in meinem ersten Buch YOGA Inspiration.

Umgang mit den Reflexionsfragen

Menschen, die sich kontinuierlich weiterentwickeln und wachsen, haben erkannt, wie wichtig Fragen sind. Dabei ist es gar nicht die Frage selbst, die uns weiterbringt. Vielmehr ist es der Weg hin zur persönlichen Antwort auf die Frage. Wenn du also lernen, wachsen und leuchten möchtest, dann kommst du über einen bewussten Umgang mit Fragen zur Selbstreflexion nicht herum.

Sich selbst persönlich weiterzuentwickeln, setzt immer voraus, dass wir uns selbst besser kennenlernen möchten und dass wir neugierig auf uns selbst sind. Natürlich kann das für dich ein neuer Weg sein. Allzu gern nutzen wir Menschen immer wieder die gleichen bequemen Pfade, die wir uns wie ein Elefant platt getrampelt haben. Doch diese Pfade führen uns leider auch immer wieder an die gewohnten Ziele. Wenn der Pfad der Selbstreflexion für dich und deine Schüler noch neu ist, dann traue dich, gehe hinein in die Wildnis, finde einen neuen Pfad für dich. Hier liegt der Schatz für Wachstum verborgen.

Die Arbeit mit Fragen zur Selbstreflexion ist eine ganz wunderbare Methode, um das eigene Leben und die Dinge zu überdenken und sich weiterzuentwickeln. Die Prozesse, die dann in uns ablaufen, wenn wir eine Frage beantworten, fördern das eigene Wachstum und die persönliche Entwicklung.

Menschen, die sich selbst regelmäßig reflektieren, sind sich und ihrem wahren inneren Selbst näher. Dadurch sind sie auch in der Lage, ihr Leben so zu gestalten, wie es für sie am besten passt. Und sie haben viele Vorteile in einigen Lebensbereichen. Natürlich gibt es Fragen, die uns „triggern", das heißt, alte Wunden berühren. Es gibt auch Fragen, die enorme Widerstände und Unmut in uns hervorrufen. All das ist völlig normal und darf sein. Vielleicht sind es gerade diese Fragen, deren Beantwortung uns auf die nächste Erkenntnisstufe unseres Daseins und mehr ans eigene Licht bringt.

Tipp für Yogalehrer

Wenn du Yogalehrer bist, so kannst du Reflexionsfragen (wohldosiert) in deine Yogastunden einbinden. Eine geeignete Frage kann ein Thema zu Beginn der Yogastunde wunderbar einleiten. Aber auch während der Praxis kann ab und an einmal eine Frage gestellt werden. Natürlich geht dies auch in Shavasana. Es sollten nicht zu viele Fragen sein, damit die Teilnehmer gedanklich nicht überfordert werden. Für einen Workshop sind Reflexionsfragen noch besser geeignet, um mit den Teilnehmern zum Beispiel nach einer einleitenden Meditation Journaling durchzuführen. Eine ausführliche Anleitung findest du in meinem ersten Buch YOGA Inspiration.

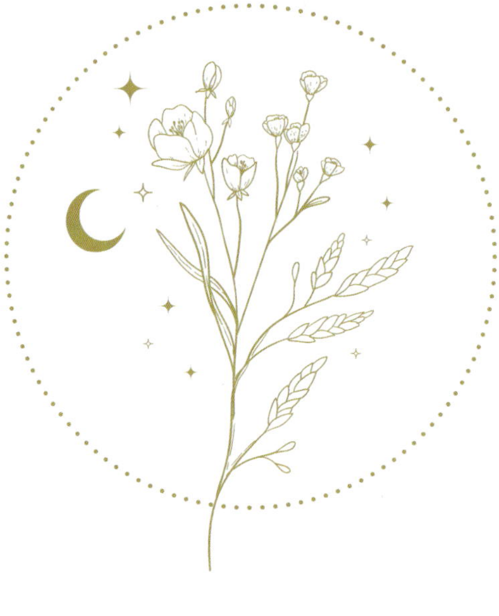

So baust du mit diesem Buch deine Yogastunde auf

In jedem Themenkapitel (Vision, Stille, Verbundenheit usw.) findest du eine passende Yogasequenz für den Mittelteil einer Yogapraxis. Im Kapitel „Erwärmungen und Bodensequenzen" findest du dann jeweils drei verschiedene Erwärmungen und Bodensequenzen. Du kannst deine Stunden dann folgendermaßen zusammensetzen.

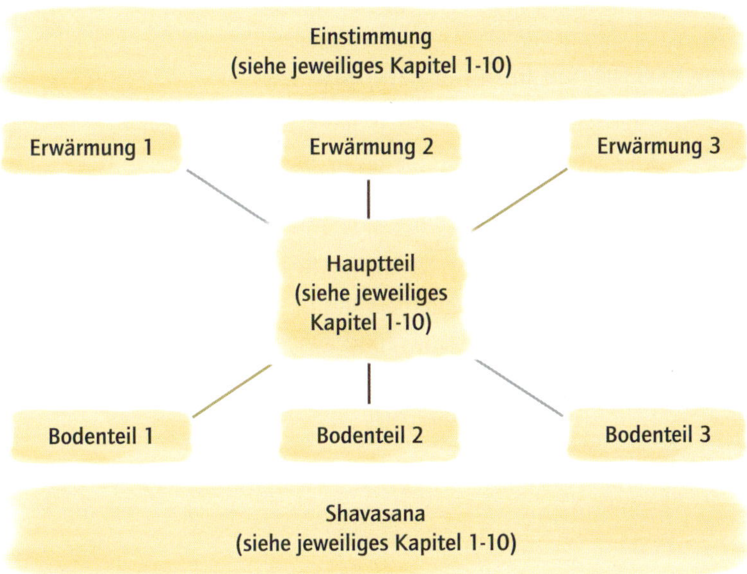

Beispiel eines Stundenaufbaus einer Hatha-Yoga-Stunde zum Thema „Stille"

1. Einstimmung aus Kapitel „Stille"
2. Erwärmung 1
3. Hauptteil Hatha aus Kapitel „Stille"
4. Bodenteil 3
5. Shavasana aus Kapitel „Stille"

Beispiel eines Stundenaufbaus einer Vinyasa-Yoga-Stunde zum Thema „Verbundenheit"

1. Einstimmung aus Kapitel „Verbundenheit"
2. Erwärmung 2
3. Hauptteil Flow aus Kapitel „Verbundenheit"
4. Bodenteil 1
5. Shavasana aus Kapitel „Verbundenheit"

Beispiel eines Stundenaufbaus einer Yin-Yoga-Stunde zum Thema „Wellen"

1. Einstimmung aus dem Kapitel „Wellen"
2. Erwärmung 1 oder keine Erwärmung
3. Hauptteil Yin aus dem Kapitel „Wellen"
4. kein Bodenteil
5. Shavasana aus Kapitel „Wellen"

Tipps für Variationen in der Yogapraxis:

Ich zeige dir in den praktischen Teilen auf den Abbildungen meist nur eine Variante einer Asana. Um noch ein bisschen „Pfeffer" in deine Stunden und Flows zu bringen, kannst du die folgenden Aspekte berücksichtigen:

1. Kann ich in der Position einen Twist einbauen?
2. Kann ich in der Position eine Seitneigung einbinden?
3. Kann ich mit verschiedenen Arm-Variationen arbeiten?
4. Kann ich in der Position pulsieren/federn?
5. Kann ich in der Position Handgelenke oder Fußgelenke kreisen oder vielleicht Schulterkreise einbauen?
6. Kann ich in den Positionen ein passendes Mudra einbinden, das zum Stundenbild passt?

Tipp

Sei spielerisch und kreativ. Probiere Verschiedenes für dich aus und spüre hinein. So wird es nie langweilig auf deiner Yogamatte oder im Unterricht.

Allgemeine Hinweise für die Hatha-Yoga-Sequenzen

Im Hatha-Yoga-Abschnitt werden geeignete Standhaltungen, Balanceübungen und teilweise auch Bodenübungen zum jeweiligen Thema gezeigt.

Allgemeine Hinweise für die Vinyasa-Yoga-Flows

Die Flows beginnen entweder aus dem herabschauenden Hund oder aus dem Stand. Die Yoga-Flows werden immer auf der rechten Seite dargestellt. Es wird vorausgesetzt, dass der Flow danach für die linke Seite geübt/angeleitet wird.

Allgemeine Hinweise für die Yin-Yoga-Sequenzen

Für deine Yin-Yoga-Praxis benötigst du folgende Hilfsmittel: ein rundes Bolster, zwei Yogablöcke, eine Decke, einen Yogagurt und ein rundes Sitzkissen.

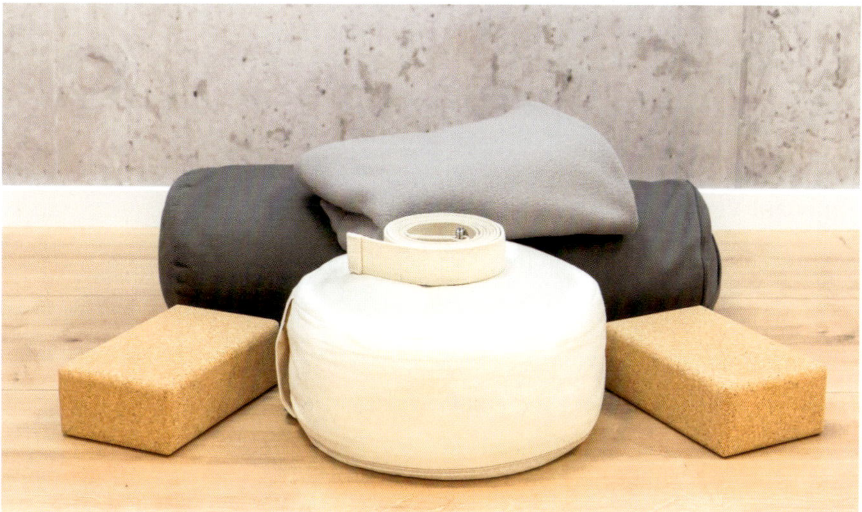

Wie du mit einem Mantra arbeitest

Was ist ein Mantra?

Mantras sind magische Worte und Sätze, die aus alt-indischen Überlieferungen weitergegeben wurden. Daher sind die meisten Yoga-Mantras in Sanskrit, der alt-indischen Sprache der Gelehrten, verfasst. Beim Rezitieren eines Mantras werden bestimmte Klänge und Schwingungen in uns erzeugt. Man sagt, dass das, was wir beim Singen aussenden, auch zu uns zurückkommt. Ein Mantra zu singen ist quasi eine Bestellung beim Universum, die du aufgibst. Du kannst mithilfe eines Mantras das manifestieren und anziehen, was du in dein Leben einlädst.

„Ein Mantra berührt, tröstet, inspiriert, verleiht Flügel und gibt Kraft und Zuversicht."

Quelle: unbekannt

Um diese magischen Worte zu nutzen, musst du nicht Sanskrit studiert haben. Es gibt viele verschiedene Mantras mit unterschiedlichen Wirkungen. Sie machen uns sehr feinfühlig für Empfindungen und eigenen sich hervorragend, um unsere Gedanken bewusst auszurichten und dabei in tiefe meditative Zustände zu gelangen.

Mit einem Mantra verhält es sich genauso wie mit einer Affirmation. Je häufiger du es wiederholst, desto besser entfaltet es seine Wirkung.

Tipps zur Verwendung von Mantren:

- Schreibe sie in dein Journal, Tagebuch oder Notizbuch.
- Wiederhole sie im Geist.
- Singe sie vor dich hin.
- Meditiere mit einer Mala (Japa Meditation).
- Erstelle einen Smartphone-Hintergrund mit deinem Mantra.
- Hänge dein Mantra an den Badspiegel oder neben dein Bett.
- Finde Momente im Alltag, in denen du dein Mantra wiederholst – z. B. immer beim Zähneputzen oder wenn du zur Haustür gehst.
- Erzähle möglichst vielen Menschen von deinem Mantra und der Bedeutung. Das festigt es noch mehr in deinem Geist und deinem Leben.
- Verbinde dein Mantra mit einer passenden Körpergeste oder -bewegung.
- Male ein Wandbild mit deinem Mantra.
- Lass dir dein Mantra in einen Schmuckanhänger gravieren.

Wie du noch mehr aus diesem Buch herausholst

Jedes der zehn Themen aus in diesem Buch kann einer Themengruppe zugeordnet werden. Damit ist gemeint, dass es ähnliche oder verwandte Themen gibt, zu denen die Elemente oder Texte des Stundenbildes auch sehr gut passen. Oft sind nur kleine Abwandlungen im Text oder in den Affirmationen erforderlich, um ein weiteres Stundenbild damit zu kreieren.

In der folgenden Tabelle findest du daher zu jedem Thema passende oder ähnliche Themen, die du auch in deiner eigenen Yogapraxis oder in deinem Unterricht behandeln kannst.

VISION:	Jahresbeginn, Träume, Zukunft, mein Zukunfts-Ich, Lebensweg, Perspektive, Ausrichtung, Lebenssinn, Sehnsucht
TOTAL PARASYMPATHISCH:	Stressprävention, Gelassenheit, Entschleunigung, Vertrauen, Sicherheit, Erdung, Stabilität, Verwurzelung, Zuversicht, Nervensystem, innere Balance, Gleichgewicht, Resilienz, Selbstregulation
STILLE:	Winter, Ruhe, Frieden, Gelassenheit, Rückzug, Achtsamkeit, präsent sein, Seelenruhe
VERBUNDENHEIT:	Liebe, Berührung (Thai-Yoga), Verbindung, Einheit, Einssein, Atman und Brahman, Vergebung, Dankbarkeit
SAMEN SETZEN:	Frühling, Wachstum, Intention, Ausrichtung, Sankalpa (Vorsatz, Wunsch, Intention), Fokus im Leben, Erwachen, Lebensweg, Entwicklung, Entfaltung
FLOW:	Leichtigkeit, Unbeschwert sein, Freude, Tanz durchs Leben, Lebensfluss, Schwung, Elan, Geschmeidigkeit, Lebensfluss
LEBENSFREUDE:	Sommer, Vitalität, Lebensenergie, Zuversicht, Glück, Ananada (Glückseligkeit), Leichtigkeit, inneres Feuer, unbeschwertes Leben
WELLEN:	Lebensphasen, Polaritäten (Anspannung/Entspannung, Geben/Nehmen, Stabilität/Leichtigkeit, Yin/Yang, Sonne/Mond, Ebbe/Flut, Höhen/Tiefen uvm.), Beweglichkeit, Flexibilität, Lebensfluss, Geschmeidigkeit, Kraft des Ozeans, Atmung, Mondphasen
GRENZENLOSIGKEIT:	Freiheit, Weite, Ausdehnung, Wachstum, Leichtigkeit, Entfaltung, Autonomie
AKZEPTANZ:	Annahme, Gelassenheit, Einlassen, Hingabe, Weiblichkeit, innerer Frieden, Verständnis, Empathie, Vertrauen, Loslassen, Seelenfrieden

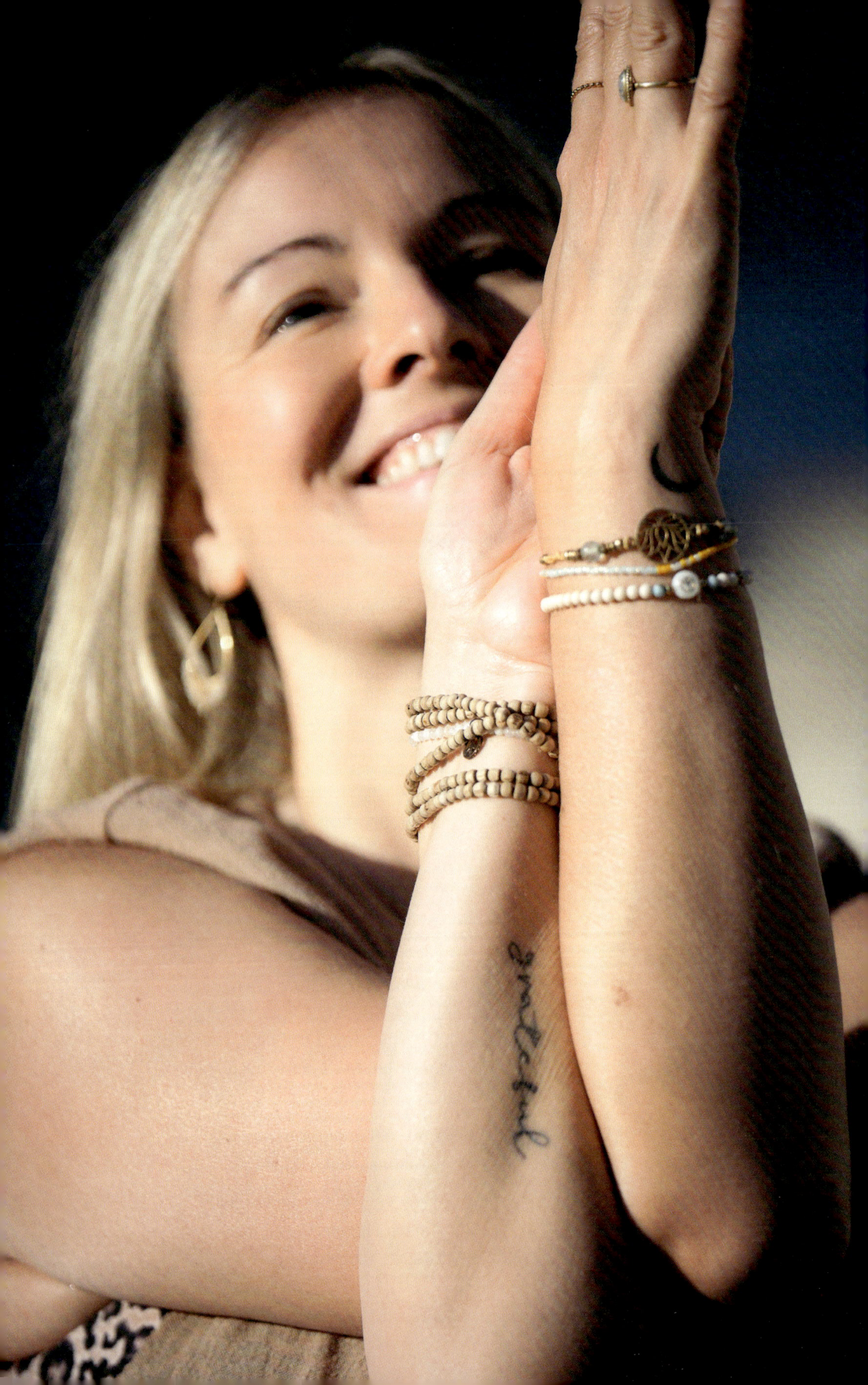
grateful

Die Themen

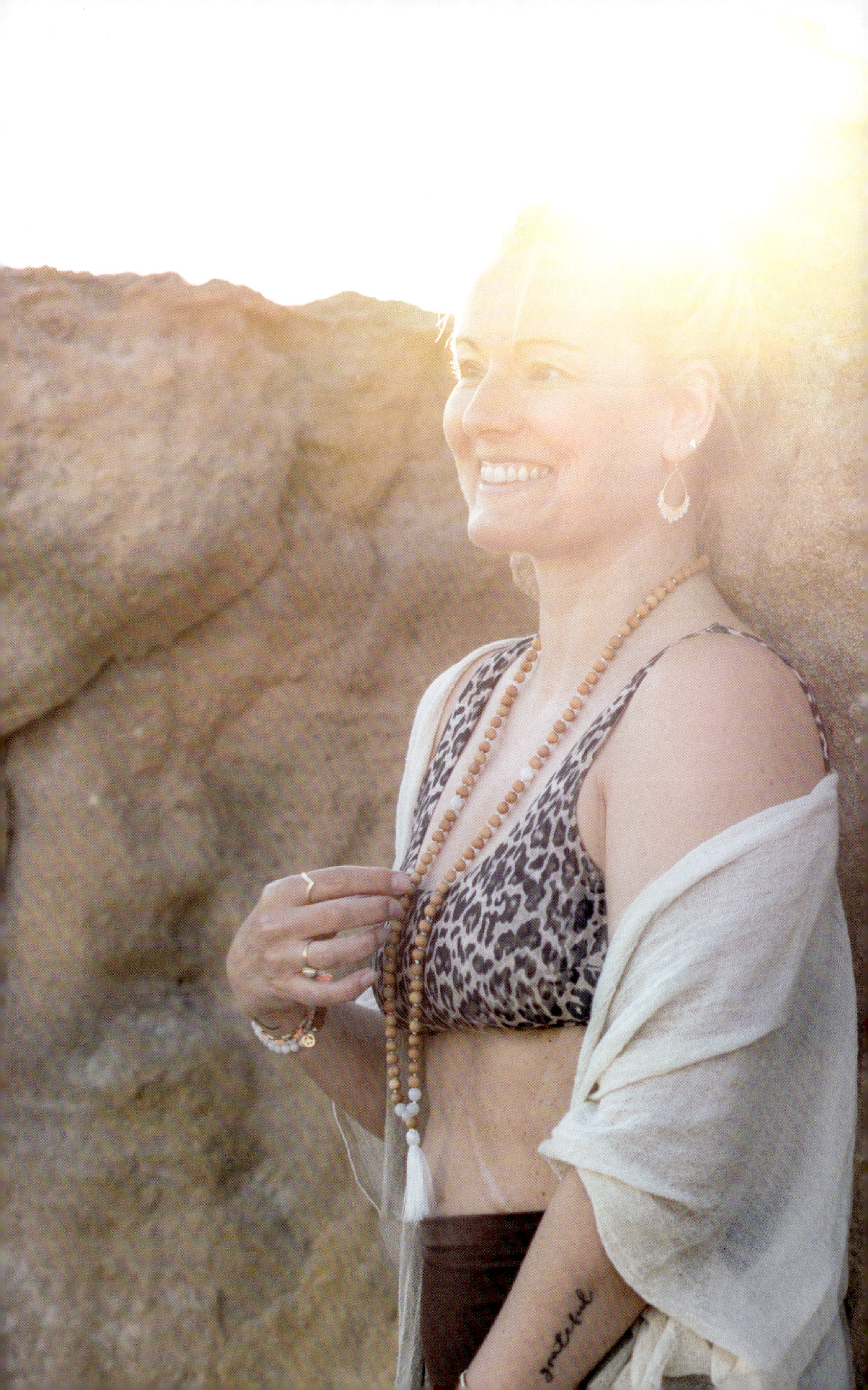
grateful

1

Vision

Lerne, wieder zu träumen, und finde deine Vision

„There is a vision for my life that is greater than my imagination can hold."

Oprah Winfrey

Einleitung

Dieses Kapitel soll dich einladen, wieder zu träumen und dich wieder mit deinen tiefsten innersten Wünschen und Visionen für dein Leben zu verbinden. Dieses tiefe Wissen über den Sinn deiner Existenz ist schon immer in dir vorhanden. Leider verlieren wir auf unserem Weg häufig den Zugang zu diesem wunderbaren Schatz im Inneren.

Eine Vision ist per Definition eine richtungsweisende, erneuernde Zukunftsvorstellung. Hier geht es darum, deine Vorstellungskraft zu aktivierten. Alles, was du dir vorstellen kannst, ist bereits - wie oben beschrieben - in dir vorhanden und kann daher auch Wirklichkeit werden. Alles, was in deiner inneren Welt existiert, sprich du dir vorstellen kannst, kann auch in deiner äußeren Welt wahr werden.

„Öffne dich deiner Version. Lade dein Sternenlicht ein."

Sandra Krensel

Häufig denken wir darüber nach, was wir nicht mehr in unserem Leben haben möchten oder was irgendwie schlecht gelaufen ist. Damit füttern wir negative Visionen und lenken den Fokus darauf. Um aber deine Visionen Wirklichkeit werden zu lassen, musst du dir die Dinge vorstellen, die du jetzt neu erschaffen möchtest. Stelle sie dir so genau wie möglich vor. Stelle dir vor, wer dabei ist, wo du bist, was du fühlst und nimm diese Vision mit all deinen Sinnen wahr. Wenn du weißt, wie es sich anfühlt, dann kannst du es auch erschaffen. Dies geschieht am besten in einer Mediation, wenn du zur Ruhe kommst und dich mit deinem Inneren verbinden kannst, aber dazu unten mehr.

Das Grashüpfer-Experiment

Vor einigen Jahren hat ein Forscherteam ein Experiment mit Grashüpfern gemacht, um herauszufinden, wie schnell sich diese Tiere an eine neue Umgebung anpassen können.

Sie haben Grashüpfer in ein Glas gesteckt und beobachtet, was passiert. Was haben die Grashüpfer wohl gemacht? Sie sind herausgesprungen! Daraufhin haben die Forscher die Grashüpfer erneut in das Glas gesetzt und dieses mit einem Deckel verschlossen.

Die Tiere versuchten natürlich, das Glas zu verlassen und sprangen immer wieder an den Deckel. Das war für die Grashüpfer schmerzhaft. Nichtsdestotrotz sprangen die Grashüpfer unermüdlich an den Deckel, um dieses Gefängnis aus Glas verlassen zu können.

Irgendwann nahmen die Forscher dann den Deckel herunter. Zu ihrer Überraschung sprangen die Grashüpfer nicht aus dem Glas heraus. Sie sprangen entweder gar nicht mehr oder nur knapp so hoch, wie der Deckel reichte. Sie hatten sich den äußeren Gegebenheiten angepasst bzw. unterworfen. Sie hatten verlernt, ihrem Naturell entsprechend hoch zu springen.

Wir alle sind naturgemäß wie diese Grashüpfer, die hoch springen können. Wir sind dafür geschaffen, lebendig und vollkommen in unserer Kraft zu sein.

Äußere Umstände führen oft dazu, dass wir uns in unserer eigenen Lebendigkeit begrenzen lassen. Das „Gegen-den-Deckel-springen" tut uns nicht nur weh, sondern begrenzt uns in unserem Naturell. Allzu oft verlernen wir, hoch zu springen bzw. über von außen auferlegte Grenzen hinwegzuspringen. Wir verlernen, uns selbst zu vertrauen.

Hand aufs Herz, hast du auch vergessen, wie hoch du eigentlich springen kannst? Hast du dir einreden lassen, dass du dies oder jenes nicht tun kannst?

Lasst uns den Deckel abnehmen und vermeintliche Begrenzungen überwinden.

Hop on!

„Entfache das Feuer für deine Vision und du wirst Erfüllung spüren in allem, was du tust."

Quelle: unbekannt

Vielleicht gefällt dir auch die folgende Geschichte von Jorge Bucay, die eine sehr ähnliche Botschaft überbringt:

Der angekettete Elefant

Als ich ein kleiner Junge war, war ich vollkommen vom Zirkus fasziniert. Am meisten gefielen mir die Tiere. Vor allem der Elefant hatte es mir angetan. Wie ich später erfuhr, ist er das Lieblingstier vieler Kinder. Während der Zirkusvorstellung stellte das riesige Tier sein ungeheures Gewicht, seine eindrucksvolle Größe und seine Kraft zur Schau. Nach der Vorstellung aber und auch in der Zeit bis kurz vor seinem Auftritt blieb der Elefant immer am Fuß an einem kleinen Pflock angekettet.

Ich schloss die Augen und stellte mir den wehrlosen neugeborenen Elefanten am Pflock vor. Ich war mir sicher, dass er in diesem Moment schubst, zieht und schwitzt und sich zu befreien versucht. Und trotz aller Anstrengung gelingt es ihm nicht, weil dieser Pflock zu fest in der Erde steckt. Ich stellte mir vor, dass er erschöpft einschläft und es am nächsten Tag gleich wieder probiert, und am nächsten Tag wieder, und am nächsten ... bis eines Tages, eines für seine Zukunft verhängnisvollen Tages, das Tier seine Ohnmacht akzeptiert und sich in sein Schicksal fügt. Dieser riesige, mächtige Elefant, den wir aus dem Zirkus kennen, flieht nicht, weil der Ärmste glaubt, dass er es nicht kann.

Allzu tief hat sich die Erinnerung daran, wie ohnmächtig er sich kurz nach seiner Geburt gefühlt hat, in sein Gedächtnis eingebrannt. Und das Schlimme dabei ist, dass er diese Erinnerung nie wieder ernsthaft hinterfragt hat. Nie wieder hat er versucht, seine Kraft auf die Probe zu stellen.

„Träume wild, frei und mutig. Die Zeit ist jetzt. Erwecke deinen Traum."

Quelle: unbekannt

Wann dieses Stundenbild besonders gut passt

Mit diesem Stundenbild kannst du zu Beginn eines neuen Jahres oder zu Beginn einer neuen Lebensphase (Jobwechsel, Partnerwechsel, nach einer langen Krankheitsphase ...) arbeiten. Immer wenn du spürst, dass etwas Neues beginnt, ja, wenn du vielleicht schon sanft den Zauber des Anfangs fühlst, dann eignet sich dieses Stundenbild sehr gut.

Falls du dich mit den Phasen des Mondes beschäftigst und deine Praxis dahingehend ausrichten möchtest: Das Stundenbild ist bei Neumond besonders wirksam. Der Neumond steht für Wachstum, Neustart, Erneuerung und Neubeginn. Also ein perfekter Zeitpunkt, um deine Vision für dich zu setzen und etwas Neues entstehen zu lassen.

Übe dieses Stundenbild, um dich auszurichten, deinen tieferen Lebenssinn zu finden und um zu lernen, deinen Träumen zu folgen.

Tipp

Dieses Stundenbild ist außerdem wunderbar für einen Vision-Workshop zu Beginn eines neuen Jahres geeignet.

Bezug zu den Chakren

Kronenchakra | Stirnchakra | Halschakra

Wir können unsere Träume und Visionen erst dann genau vor uns sehen und klar erkennen, wenn unser **Stirnchakra** aktiviert ist. Dieses Chakra steht für die Themen **Klarheit, (Selbst-)Erkenntnis** und **Achtsamkeit**. Erst wenn die Energie bis zu diesem sechsten Chakra fließen kann, erkennen wir unseren (Lebens-)Weg klar und deutlich. Wir erkennen, wo unsere Reise hingeht. Und hier entsteht auch der Bezug zum siebten Chakra, unserem **Kronenchakra**, denn wenn wir klar erkennen und verstehen, welchen Sinn unser Leben, ja unsere Reise auf dieser Erde und unsere Vision haben, dann fließt die Energie bis ins höchste Chakra hinauf.

Beim Folgen unserer Visionen ist es wichtig, dass unser fünftes Chakra, das **Halschakra**, nicht blockiert ist. Wir dürfen unsere Vision klar formulieren und kommunizieren, damit auch unser Umfeld den Weg kennt und uns unterstützen kann.

Wichtig

Das Thema „Visionen" ist ein wirklich großes und sehr vielschichtiges Thema. Nicht selten ruft es daher auch Unbehagen und ein wenig Traurigkeit hervor, weil wir eben häufig nicht von jetzt auf gleich all unsere Verantwortungen und Verpflichtungen liegen lassen und losziehen können. Hier ist es ganz besonders wichtig, dir liebevoll bewusst zu machen, dass du Schritt für Schritt dorthin gelangst. Der erste Schritt ist überhaupt die Bewusstwerdung, dass du noch eine Vision hast und du neben dem Alltagsstress noch in der Lage bist, zu träumen. Es ist erst einmal wichtig zu erkennen, dass es da noch viel mehr in dir gibt, was auf dich wartet. Danach triffst du die Entscheidung, dafür loszugehen. Alles andere kommt zur rechten Zeit. Vertraue und bleibe dran.

Positive Affirmationen

Ich erschaffe mir eine strahlende Zukunft.

Ich rechne immer mit einem Wunder.

Ich habe die Kraft, die Dinge zu verändern.

Ich bin der Schöpfer meines Lebens.

Ich ziehe das in mein Leben, was zu mir gehört.

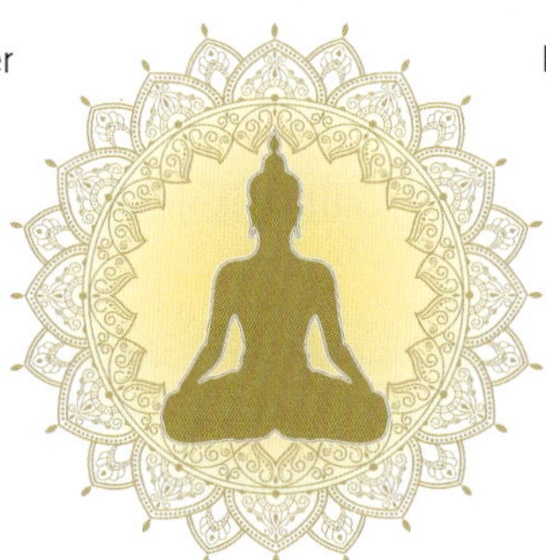

Ich öffne mich für Magie und Wunder in meinem Leben.

Meine Zukunft ist leuchtend und groß.

Voller Zuversicht starte ich ins neue Jahr.

Das neue Jahr wird mir Liebe und Fülle bringen.

Ich erwarte nur das Gute.

Meine Vision wird Wirklichkeit.

„Du schuldest deinen Träumen Leben."

Rola El-Halabi

Fragen zur Selbstreflexion

- Welche tiefsten Wünsche und Träume sind schon lange in mir?
- Welche Vision habe ich für mein Leben?
- Welche Wünsche habe ich mir schon verwirklicht und was brauche ich dazu, um genau da weiterzumachen?
- Wie viel Zeit und Raum gebe ich dem Thema „Visionen" in meinem Leben?
- Wie sieht mein perfekter Tag aus?
- Wie soll mein Leben in drei bis fünf Jahren aussehen?
- Wo gestalte ich mein Leben schon nach meinen Träumen und Wünschen? Wo kann ich dies ausweiten?
- Welche Dinge halten mich noch davon ab, meine Visionen und Träume Wirklichkeit werden zu lassen? (Schreibe deine Bedenken, Ängste und Hindernisse auf und bewerte sie.)

Einstimmungen/Meditationen

Vision finden

Setze dich in einen aufrechten Sitz deiner Wahl.

Richte deinen Körper gut in der Länge auf, lasse deine Schultern entspannt nach hinten und unten sinken.

Schließe nun deine Augen und komme mehr und mehr im Hier und Jetzt an.

Du atmest ein und atmest aus.

Du entspannst den ganzen Körper.

Du kommst bei dir an.

Du kommst in deiner wundervollen inneren Welt an.

Verbinde dich nun mit deinem Herzen. Atme ruhig weiter und bleibe mit der Aufmerksamkeit bei deinem Herzen. Vertraue. Dein Herz kennt deinen Weg und weiß genau, was du brauchst.

Atme in dein Herz ein und aus.

PAUSE

Stelle dir nun vor, wie du zusammen mit deinem Herzen eine Reise durch die Zeit machst.

Ihr kommt in deiner Zukunft an. Vielleicht drei bis fünf Jahre später. Es ist deine strahlende Zukunft. Alles hat sich zum Besten entwickelt. Du bist deinen Träumen und Visionen gefolgt.

Schaue nun liebevoll durch dein Herz auf dein zukünftiges Ich.

Wie fühlst du dich?

PAUSE

Wer bist du geworden? Was hast du erreicht?

PAUSE

Wer ist bei dir?

PAUSE

Welchen Tätigkeiten gehst du nach?

Wie geht es dir dabei?

PAUSE

Wo bist du?

PAUSE

Was sind deine Stärken? Welches Potenzial hast du entfaltet?

PAUSE

Stelle dir dein zukünftiges Ich so genau wie möglich vor. Es wird ganz real vor deinem inneren Auge.

Und dann komme in ein tiefes Gefühl von Stolz. Stolz auf dich. Stolz auf alles, was du erreicht hast, und wie weit du gekommen bist. Stolz auf all die Wellen des Lebens, die du geritten bist. Stolz auf all dein Licht und dein Potenzial.

Lass das Gefühl von Stolz immer größer werden. Atme tief.

PAUSE

Langsam kommst du von deiner Reise zurück ins Hier und Jetzt.

Verbinde dich noch einmal mit deinem Herzen und speichere dir dort diese wundervolle Vision von dir und deinem zukünftigen Leben ab.

Dein zukünftiges Ich, deine strahlende Zukunft und deine Vision sind ab jetzt immer da. Du trägst sie in dir, in deinem Herzen, bis alles Wirklichkeit wird.

„When you have a dream, you've got to grab it and never let go."

Carol Burnett

Mein zukünftiges Ich

Mache es dir bequem in einer sitzenden oder liegenden Position.

Schließe deine Augen und komme an.

Du kommst bei dir an.

Du atmest ein und atmest aus.

Du entspannst deinen ganzen Körper.

PAUSE

Stelle dir nun vor, wie du an einem Ort in der Natur bist, an dem du ganz viel Weite und Licht finden kannst. Vielleicht ist es ein Berggipfel, ein Felsvorsprung am Meer oder eine weite, saftig grüne Blumenwiese.

Die Sonne wärmt dich.

Der Wind streichelt sanft deine Haut.

Du stehst stabil und gut geerdet auf beiden Füßen. Spürst den Boden unter dir.

PAUSE

Nimm nun die Weite um dich herum wahr. Weite bis zum Horizont.

Die Sonne scheint.

Du stehst im Licht.

Das Licht umhüllt dein ganzes Wesen. Genieße das für einen Moment.

PAUSE

Stelle dir nun vor, wie du dich im Licht ausdehnst. Das Licht nährt dich, lässt dich wachsen.

Du spürst, dass alles möglich ist.

Du dehnst dich aus. Du wirst größer. Deine Kraft und dein Potenzial werden immer größer.

Du bist Licht. Du darfst leuchten. Du darfst dich zeigen.

In deinem schönsten Glanz und Leuchten beginnst du zu laufen.

Stelle dir vor, wie du langsam und achtsam losgehst.

Du gehst jetzt los für deine Träume und Vision.

Dabei leuchtest du. Du strahlst. Du hast die Kraft und den Mut.

Du gehst einfach los.

Immer weiter. Nichts kann dich aufhalten.

PAUSE

Spüre noch einmal hinein. Wie fühlst du dich? Was hat sich verändert?

Für welche Vision bist du losgelaufen?

Was hat dieses Licht und das Loslaufen in dir bewirkt?

Praxisteil

Allgemeine Hinweise und Tipps

Bei diesem Thema empfehle ich, viele Übungen einzubauen, die eine körperliche Öffnung bzw. Dehnung deutlich spürbar machen. Herzöffnungen, Hüftöffnungen, geöffnete Mudras wie das Lotus Mudra, Seitneigungen für Flankenöffnungen. Erinnere dich immer wieder daran, dass du dich deinen Visionen und Träumen öffnest. Der Schmetterling kann hier eine schöne Übung sein, um über die Themen „Entpuppen, Entfalten" und „mit Leichtigkeit losfliegen" zu sprechen.

„Ich öffne mich für meine Träume und Visionen. Der Atem begleitet mich auf meinem Weg."

Kerstin Huber-Steinhorst

Am Ende der Praxis kann hier eine Asana geübt werden, die dich etwas mehr herausfordert. Damit zeigst du dir selbst, dass alles möglich ist und du alles schaffen kannst. Geeignet sind hier der Halbmond, der Krieger 3 oder auch eine Umkehrhaltung wie Kopf- oder Handstand.

Wichtig

Übe fortgeschrittene Asanas nur, wenn du sie beherrschst und den Aufbau sicher kennst. Bitte gerne einen erfahrenen Lehrer um Hilfestellung. Verletze dich nicht beim Üben und stelle immer das Wohl deines Körpers über deinen Ehrgeiz.

Passende Erwärmung: Erwärmung 2 (mit Gurt)

Passender Bodenteil: Bodenteil 2

HATHA-YOGA

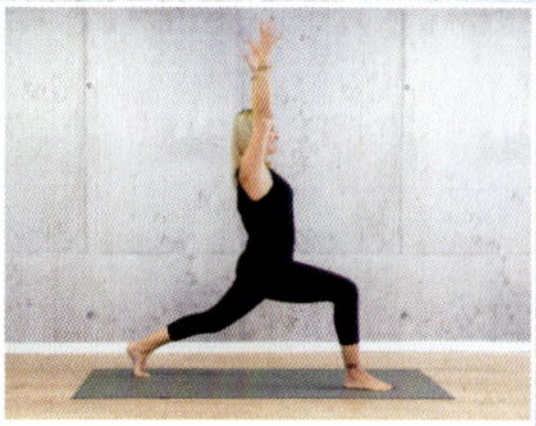
Krieger 1

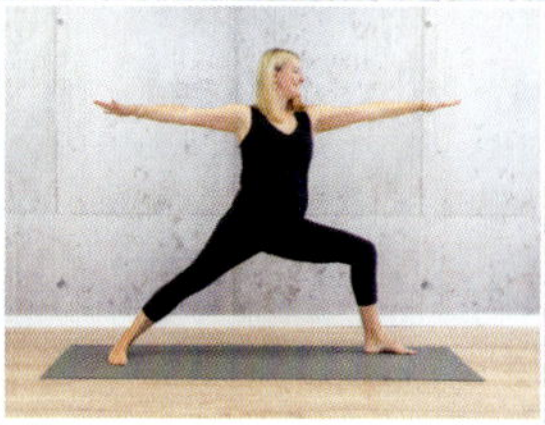
Krieger 2

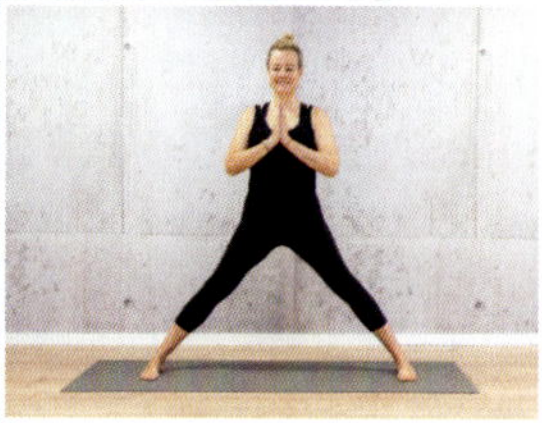
Grätsche

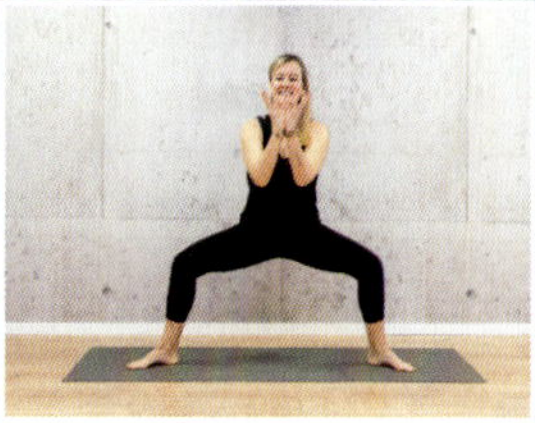
Göttin
(mit Lotus-Mudra)

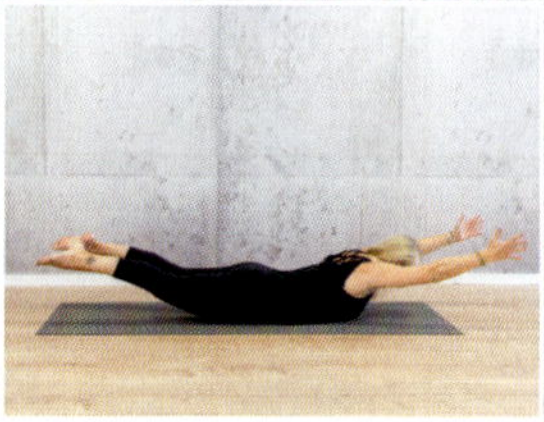
Heuschrecke

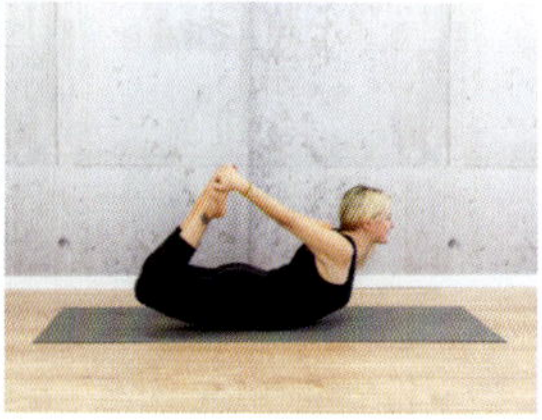
Bogen

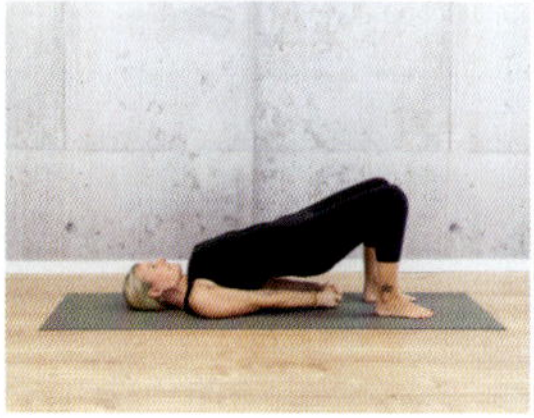
Schulterbrücke

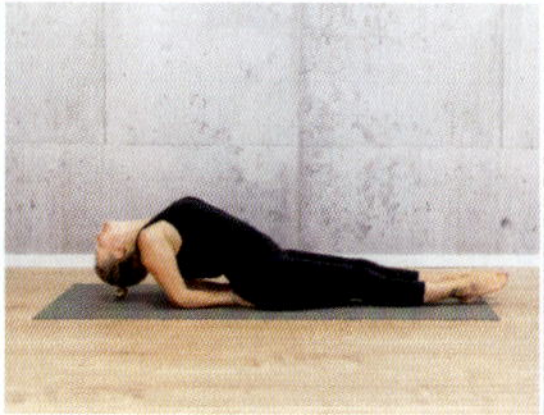
Fisch

VINYASA-YOGA *Flow*

Start

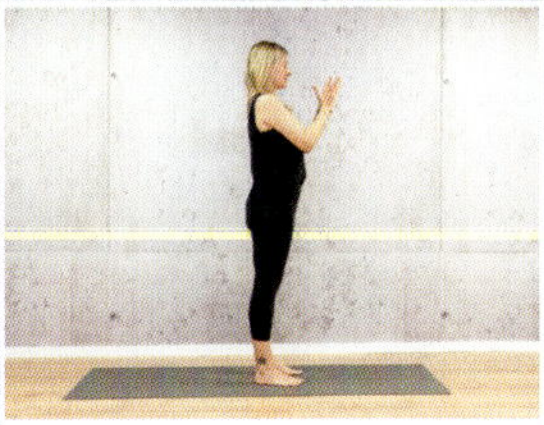

Berghaltung
(mit Lotus-Mudra)

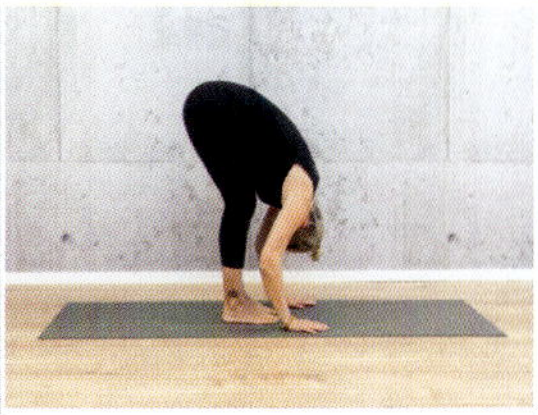

Stehende Vorwärtsbeuge

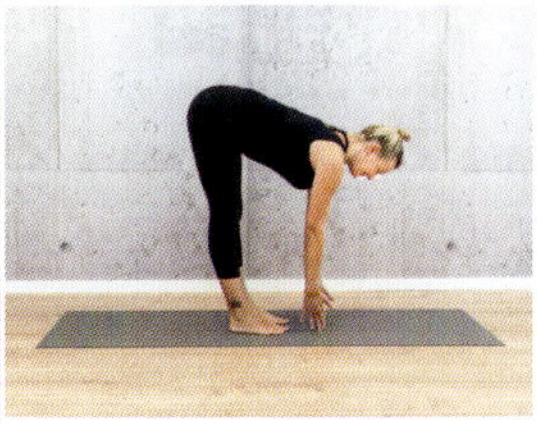

Halbe stehende Vorwärtsbeuge

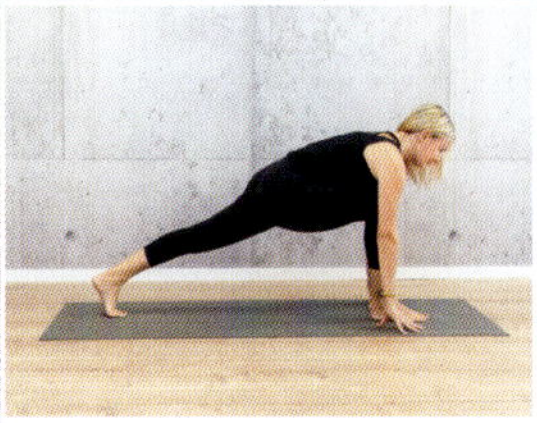

Sprinter

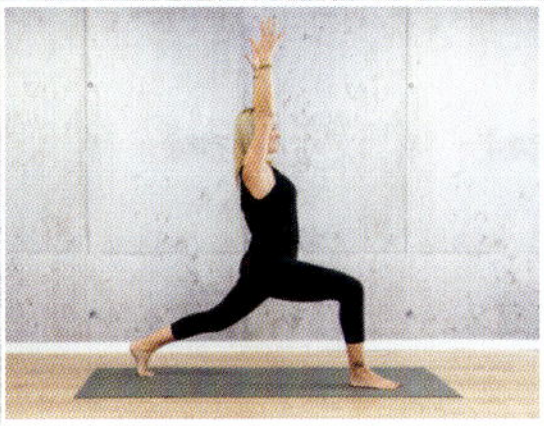

Krieger 1

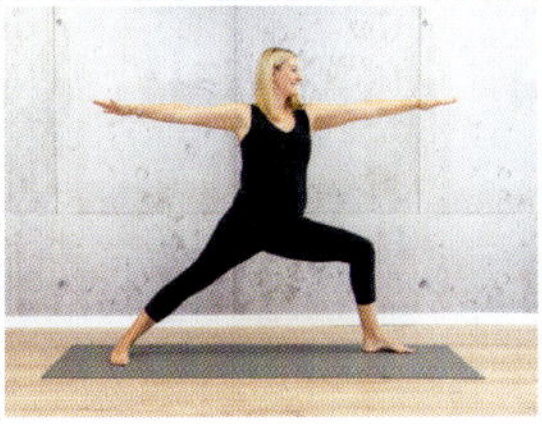

Krieger 2

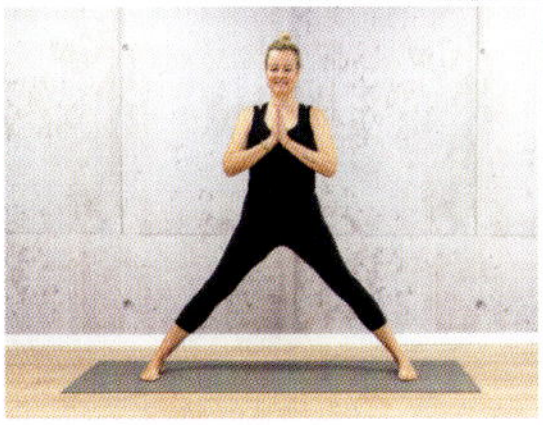

Grätsche

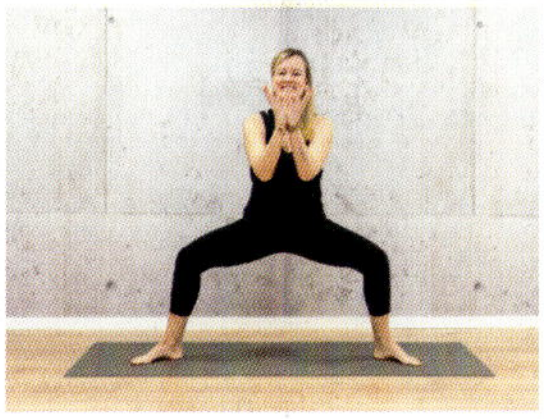

Göttin
(mit Lotus-Mudra)

YIN-YOGA

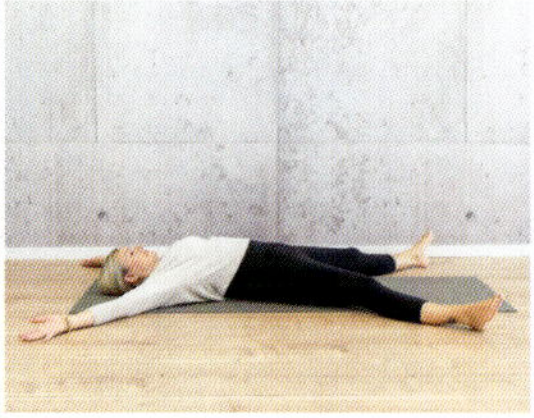

Pentagramm

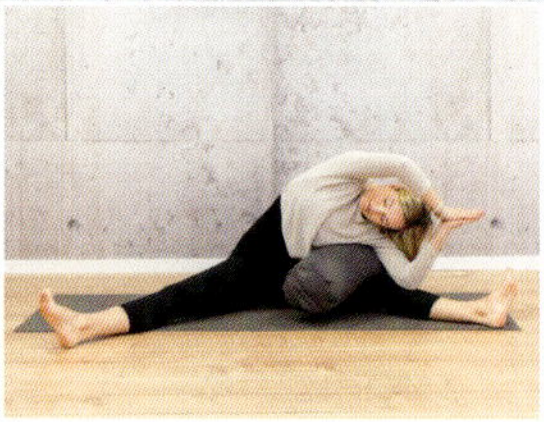

Libelle (mit Seitbeugung)

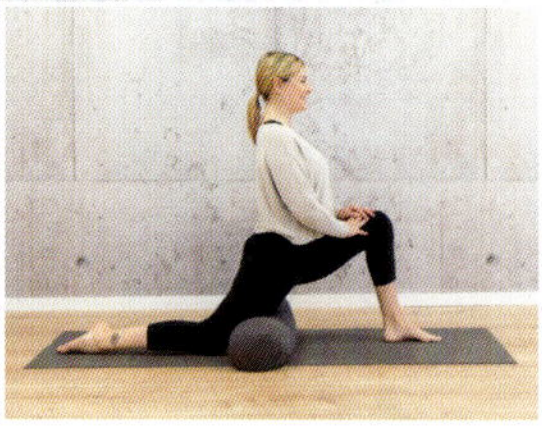

Drache

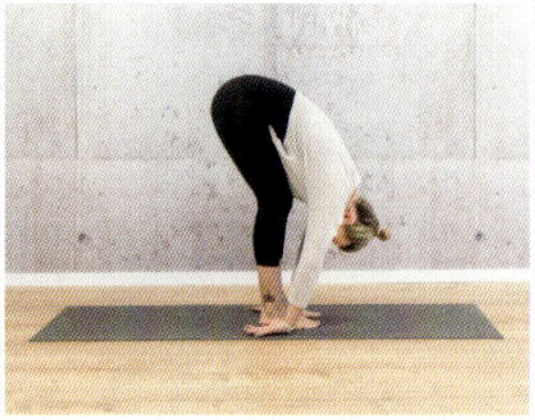

Stehende Vorwärtsbeuge

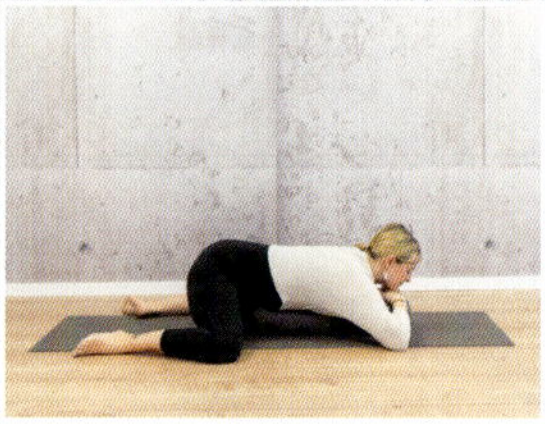

Frosch

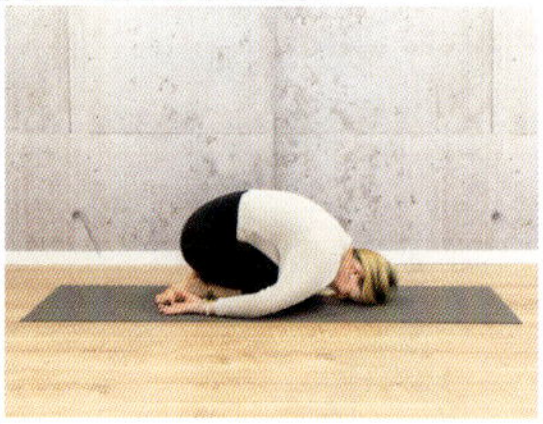

Kind

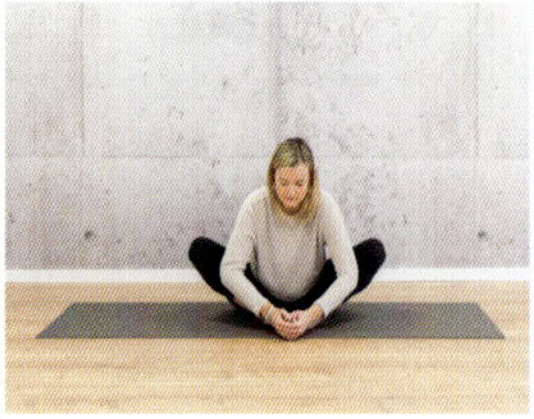

Schmetterling

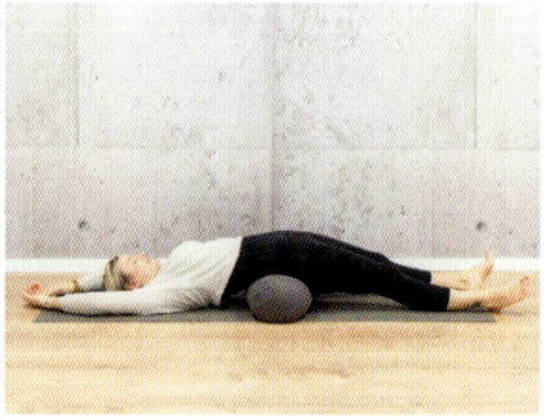

Regenbogenbrücke

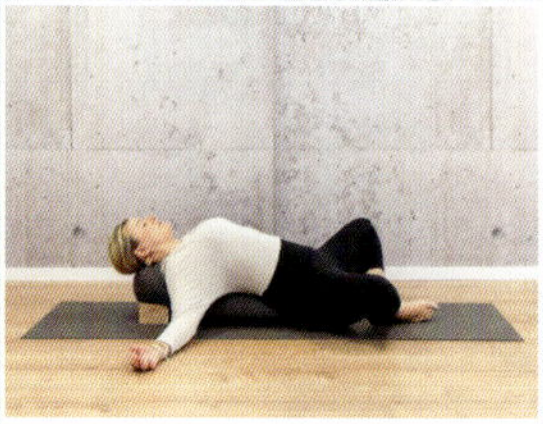

Sattel

Praktische Übungen für den Alltag oder einen Workshop

Erstelle ein Vision-Board

Mit einem Vision-Board machst du deine Träume und Visionen für dich sichtbar und kannst dich dabei kreativ austoben. Es gibt verschiedenen Möglichkeiten, dein Board zu erstellen. Mit verschiedenen Apps (beispielsweise Canva) kannst du ein digitales Vision-Board erstellen und es dir zum Beispiel als Hintergrundbild einstellen.

Wenn du lieber etwas mit deinen Händen erschaffen möchtest, dann empfehle ich dir das analoge Board. Dazu nimmst du dir ein großes Blatt Papier oder eine Pinnwand, einen Stapel Zeitschriften und gerne auch Materialien wie Pins, Faden, Dekoration usw. Schneide nun alle Texte, Bilder, Zitate und Grafiken aus, die dich ansprechen und zu deinen Zielen passen, und platziere sie auf deinem Blatt oder deiner Pinnwand. Gestalte frei heraus und vertraue dem kreativen Prozess. Schaue dabei auf die verschiedenen Lebensbereiche, wie Beziehungen, Gesundheit, Spiritualität, Kreativität, Finanzen, Beruf, Freizeit und Lebenssinn.

Tipp

Nimm dir vor der Vision-Board-Erstellung immer erst einmal etwas Zeit, um dich auf deine Vision einzustellen. Spüre sie. Fühl dich hinein. Wähle dazu gerne eine der Einstimmungen aus diesem Kapitel aus.

„Träume nicht dein Leben, sondern lebe deinen Traum."

Pippi Langstrumpf

Male ein Visionsbild

Solltest du gerne malen oder zeichnen, so darf auch ein Bild mit deiner Vision entstehen. Stimme dich gerne mit einer der Einstimmungen auf deine Vision ein und beginne danach, intuitiv zu malen. Vertraue auch hier dem Prozess und lass dein Visionsbild entstehen.

Lerne zu träumen

Lerne, wieder zu träumen. Vielleicht erinnerst du dich noch an bestimmte Momente, Situationen oder Orte aus der Kindheit und Jugend, als dir das Träumen noch leicht fiel. Die Gedanken frei lassen. Dazu benötigen wir Momente, in denen wir einfach nur sein dürfen und unsere Seele baumeln darf. Das Kapitel „Lebensfreude" kann dir hier vielleicht einige Impulse geben, die dir helfen, wieder ins Träumen und Visionieren zu kommen.

Mache eine Phantasiereise

Nicht jeder Mensch kann einfach so träumen und seiner Phantasie freien Lauf lassen. Doch mit angeleiteten Phantasiereisen kannst du deine Vorstellungskraft vielleicht wieder aktivieren und lernen, innere Bilder in dir entstehen zu lassen. Es gibt dazu viele Bücher und Audiodateien auf dem Markt.

Wundervolle Worte für *Shavasana*

Vertraue

Mache es dir nun ganz bequem für dein Shavasana.

Lasse deinen Körper schwer in den Boden hineinsinken, schließe sanft beide Augen und spüre deine Atmung.

Du hast in deiner Praxis heute vielleicht eine Vision für dich gefunden. Das ist wunderbar.

Es ist aber auch okay, wenn sich deine Vision noch nicht gezeigt hat.

Egal wie. Jetzt ist es wichtig, darauf zu vertrauen, dass alles zur rechten Zeit kommt.

Schritt für Schritt gehst du deinen Weg. An manchen Tagen wird es schwerer sein, deiner Vision zu folgen.

Manchmal machst du vielleicht einen Rückschritt.

Und an anderen Tagen wirst du gleich mehrere große Stufen oder Schritte auf einmal nehmen.

Mache dir bewusst, dass all das vollkommen okay ist. Vertraue dir und dem Prozess.

PAUSE

Gib nun dein ganzes Körpergewicht vertrauensvoll an den Boden unter dir ab. Mehr und mehr lässt du all die Anspannung aus dir herausfließen und entspannst dich voller Hingabe und dem Wissen, dass alles gut ist und alles seinen Lauf nimmt.

Lass dich von der Erde tragen und halten.

Lasse los.

Die Seele kennt den Weg.

Deine Vision wird wahr.

Alles kommt zur rechten Zeit.

Vertraue.

PAUSE

Langsam ist es Zeit, wieder zurück ins Hier und Jetzt zu kommen.

Atme gerne noch einmal tief ein und seufzend durch den Mund aus. Wiederhole diese Atmung gerne noch zweimal.

Bewege sanft deine Hände und Füße, recke und strecke dich oder drehe dich gerne noch einmal auf deine Lieblingsseite.

Langsam kommst du mit geschlossenen Augen nach oben zu mir zum Sitzen.

Nimm gerne deine Hände in der Gebetshaltung (Anjali Mudra) vor dein Herz. Deine Daumen berühren das Brustbein. Verbinde dich ein letztes Mal mit deiner Vision und verspreche dir selbst, dass du sie Wirklichkeit werden lässt.

Namasté.

Tipp

Es bietet sich an, eine Mantra-Meditation von drei bis zehn Minuten an Shavasana anzuschließen. Wähle dazu ein Mantra aus dem Unterkapitel „Mantra" und wiederhole (rezitiere) es für dich im Geist oder sprich (oder sing) es laut für dich.

Mantra

Ich bin, *Dieses Mantra hilft dir dabei, dein wahres Ich und deinen Seelenplan zu erkennen. Es geht darum, die eigene Wahrheit und die eigene Vision für dein Leben zu finden.*
Sat Nam, *Mein Name ist Wahrheit. Es hilft dir dabei, deine eigene Bestimmung, deine Vision und den tieferen Sinn in deinem Leben zu erkennen.*
So Ham, *„Ich bin das." Dieses Mantra kann dich (ähnlich wie die deutsche Version „Ich bin") dabei unterstützen, den Zugang zu einer höheren Wirklichkeit zu finden. Es drückt die Einheit aus zwischen der Welt „So" und dem Bewusstsein „HAM". Anders ausgedrückt bedeutet es: „Ich bin nicht mein Körper, ich bin nicht mein Denken oder Fühlen. Ich bin mehr, ich bin das Unsterbliche, Ewige, Unendliche."*

Deine eigenen Notizen zum Thema

AUDIOPAKET

Du möchtest noch tiefer in dieses Thema eintauchen? Passende Texte mit weiteren wertvollen Impulsen für dich findest du im Audiopaket direkt zum Download auf Seite 253.

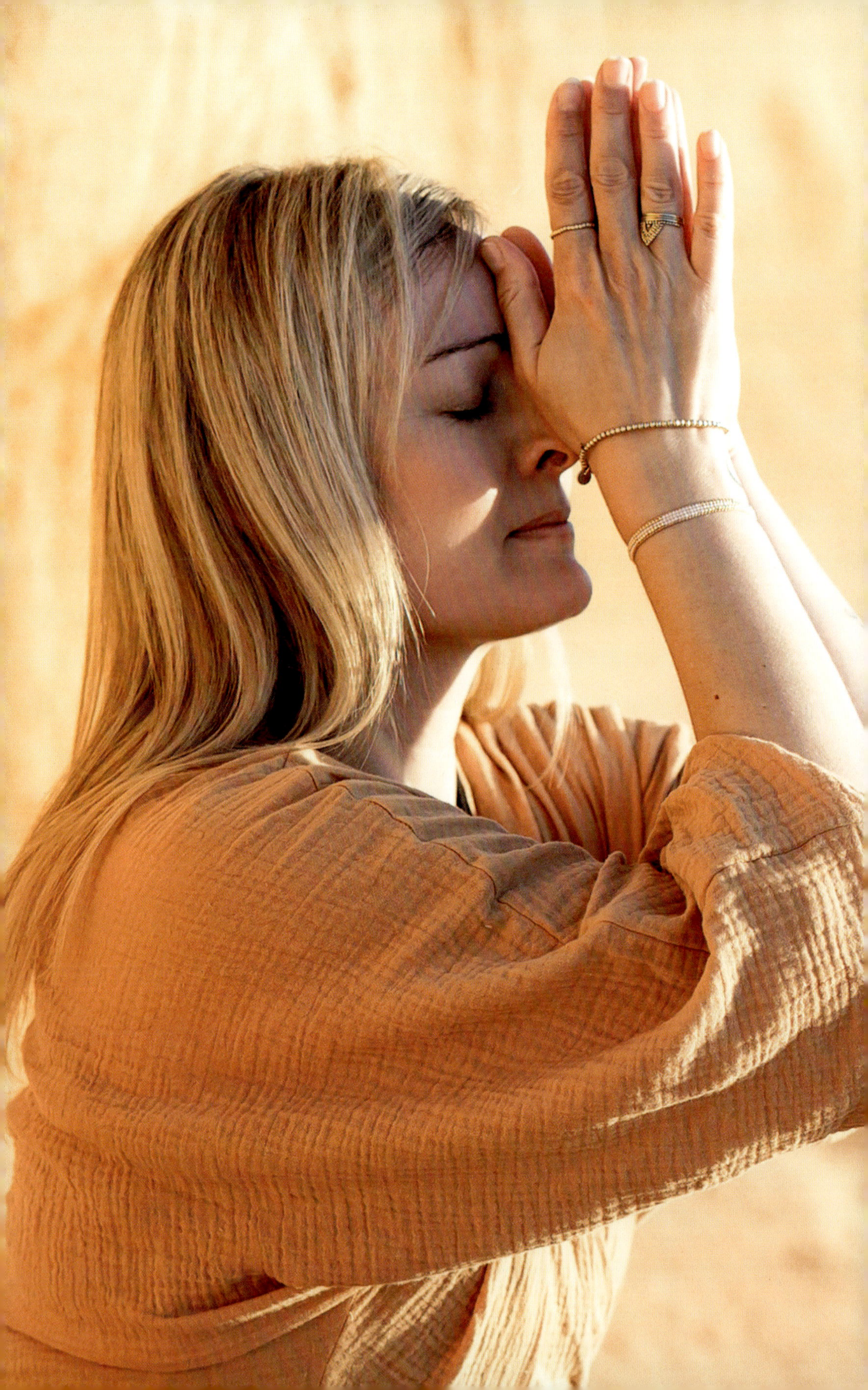

2

Total parasympathisch

Lerne, dein Nervensystem zu regulieren

„Wenn wir den Überlebensmodus verlassen, kommen wir in Kontakt mit unserem wahren inneren Selbst."

Kerstin Huber-Steinhorst

Einleitung

Kennst du diese Tage? Du hast gedacht, du schaffst die vielen verschiedenen Aufgaben und Termine locker. Es ist zwar viel, aber irgendwie wird es schon hinhauen.

Aber dann will es der Zufall anders. Dinge laufen schief, du gerätst in Zeitnot und kommst zu spät zum nächsten Termin. Dadurch geraten andere Dinge in Verzug. Dann kommt auch noch ein blöder Konflikt mit der Kollegin, dem Ehepartner oder den Kindern dazwischen. Du bist genervt, gehetzt und völlig gestresst. Irgendwie spürst du auch schon, dass du nicht mehr so ganz in deiner Mitte bist und gegen Abend fehlt es dir dann irgendwann vollkommen an Kraft und Energie. An solchen Tagen springt unser Nervensystem (meist) unbemerkt in den Überlebensmodus und wir versuchen einfach nur noch, den Tag zu überstehen.

Vielleicht kennst du einige der folgenden Aussagen?

„Dazu habe ich jetzt keine Nerven."

„Das geht mir gerade tierisch auf die Nerven."

„Ich bin mit den Nerven am Ende."

„Ich verliere gleich meine Nerven."

„Das ist nichts für schwache Nerven."

„Alles und jeder geht mir heute auf die Nerven."

Es ist fast lustig, die Sätze einmal so in voller Ladung vor sich zu sehen, oder? Umso erstaunlicher: Wir sprechen ständig darüber, was uns nervt oder auf die Nerven geht und meinen damit alle genau einen Sachverhalt, und zwar diesen, dass bestimmte Dinge unser Nervensystem aus der Balance bringen. Wenn dies überhandnimmt, funktionieren wir nur noch und sind im Überlebensmodus. Was wäre, wenn du in diesem Kapitel lernen könntest, dein Nervensystem selbst auszubalancieren?

Dazu ein kleiner Exkurs in den Aufbau:

Unser Nervensystem besteht aus zwei verschiedenen Teilbereichen, die jeweils bestimmte Aufgaben übernehmen. Das zentrale Nervensystem besteht aus Rückenmark und Gehirn. Zum peripheren Nervensystem zählen alle anderen Nervenbahnen des Körpers. Sie verbinden das zentrale Nervensystem mit dem Rest des Körpers.

Innerhalb des peripheren Nervensystems existieren zwei Subsysteme: Der autonome Teil, der nicht unserer Willenskraft unterliegt (beispielsweise die Verdauung) und der somatische Teil, den wir selbst steuern können. Unser Nervensystem besteht aus unzähligen Nervenzellen, die sich durch ihre Zellfortsätze mit anderen Zellen verbinden können. Ist die Verbindung hergestellt, können sie Signale mit hoher Geschwindigkeit empfangen und weiterleiten. Somit hat das Nervensystem folgende Aufgaben: Es leitet sensorische Eindrücke wie Geruch, Geschmack oder Wärme aus den Sinnesorganen an das Gehirn weiter. Außerdem ist es für die Steuerung von Muskulatur zuständig. Es ist also die Basis dafür, dass wir uns bewegen können.

Wie oben schon beschrieben, leben wir in einer Zeit, in der wir mit zahlreichen Terminen, viel Druck, Stress und einer Überflutung mit Reizen, besonders aus den sozialen Medien, kämpfen. Es ist laut, hektisch und viel geworden.

Daher befindet sich unser Nervensystem heutzutage sehr häufig im Modus Sympathikus. Das bedeutet, dass wir uns im sogenannten Kampf-Flucht-Modus befinden. Der Sympathikus steuert nämlich unsere Organe und setzt unseren Körper, wenn wir innerlich angespannt, unruhig, gestresst und unter Druck sind, in Kampf- oder Fluchtbereitschaft („fight-or-flight") und macht ihn dadurch leistungsfähiger. Konkret werden zum Beispiel Atmung und Blutkreislauf optimiert, um bereitgestellte Energie möglichst schnell nutzen zu können. Adrenalin und Noradrenalin werden ausgeschüttet.

Befindet sich unser Nervensystem häufig im Sympathikus, so kann es zu Verdauungsproblemen, innerer Unruhe, Schlafstörungen, einem schwachen Immunsystem, Aggression und Depression, Burnout und Erschöpfungszuständen kommen.

Wenn du in deinem Leben immer kämpfen und dich verteidigen musst und Angst vor dem nächsten Angriff hast, dann bist du auch nicht mit dir selbst verbunden. Erst wenn du den Überlebensmodus verlässt, kannst du in Kontakt mit deinem wahren inneren Selbst, deiner Schöpferkraft und Kreativität kommen.

Und hier kommt der Antagonist, der Gegenspieler des Sympathikus, ins Spiel. Es ist der Parasympathikus. Er wird oft auch Ruhe- oder Erholungsmodus genannt, da dieser für die Regenerierung, das Wohlbefinden und die innere Ruhe verantwortlich ist („rest-and-digest"). Hier gibt es einen besonders wichtigen Nerv, der uns dabei hilft, in den parasympathischen Zustand zu gelangen. Es ist der Vagusnerv. Dieser Nerv hat seinen Ursprung im Gehirn, verläuft dann seitlich entlang von Ohren, Gesicht und Hals hinunter zum Verdauungssystems und reicht bis in den Bauchraum. Diese weite Ausbreitung macht ihn zum größten Nerv des Parasympathikus. Da dieser Hirnnerv das Gehirn mit dem Bauchraum verbindet, spielt er eine wichtige Rolle bei verschiedenen Abläufen im Körper. Außerdem weiß man heute, dass unser Darm unser zweites Gehirn ist und somit findet hier eine spannende Verbindung von beiden „Gehirnen" statt. Unser sogenanntes „Bauchgefühl" wird mit dem Gehirn, unserer Vernunft (Ratio), verbunden.

Möchten wir unser Nervensystem beruhigen, so hilft, es den Vagusnerv zu stimulieren. Kommen wir in einen parasympathischen Zustand, so verlangsamt sich die Herzfrequenz, Verspannungen lösen sich, die Verdauung kommt wieder in Gang, das Immunsystem wird aktiviert, der Geist wird ruhiger und der Körper repariert sogar Schäden im Körper und reduziert Entzündungen.

Wenn wir total parasympathisch und entspannt sind, können wir uns mit unserer inneren Weisheit verbinden. Wir sehen unseren Weg und unsere Visionen klar vor Augen. All dies ist im Überlebensmodus nicht möglich und genau deshalb liegt so viel Kraft darin, das eigene Nervensystem regulieren zu lernen und sich selbst in einen parasympathischen Zustand versetzen zu können.

Tipp

Vor allem im Unterkapitel „Praktische Übungen" erhältst du zahlreiche Impulse, um dein Nervensystem in einen parasympathischen Zustand zu versetzen.

Wann dieses Stundenbild besonders gut passt

Wir leben in einer hektischen und lauten Zeit. Wie oben bereits beschrieben, ist es häufig einfach zu viel. Ein Zuviel an Medien und Informationen und hinzu kommt noch die große Fülle an Möglichkeiten der Freizeitgestaltung. Möglichkeiten für die Freizeitgestaltung. Auch die (eigenen) Ansprüche sind höher geworden. Dieses „Zuviel" sorgt häufig dafür, dass unser Nervensystem überlastet ist. Das Stundenbild passt daher immer. Ganz besonders heilsam ist es jedoch, wenn du eine herausfordernde Phase durchlebst, in der du innerlich angespannt oder unruhig bist, die Gefühle sehr stark sind, du dich nicht mehr mit dir selbst verbunden fühlst, du nicht gut schläfst oder dir viele Sorgen machst. Das Stundenbild kann auch bei Angstzuständen, Burn-out oder Panikattacken heilsam sein, ersetzt jedoch keinen Besuch beim Arzt oder Therapeuten.

Dieses Stundenbild eignet sich besonders gut bei abnehmendem Mond. Wenn die Energie des Mondes abnimmt, beginnt eine Phase, in der wir uns mehr zurückziehen und uns den inneren Raum für Reflexion geben dürfen. In dieser Zeit dürfen wir es ruhig angehen lassen.

„Ich atme ein und komme zur Ruhe. Ich atme aus und lächle. Heimgekehrt in das Jetzt wird dieser Moment ein Wunder."

Quelle: unbekannt

Bezug zu den Chakren

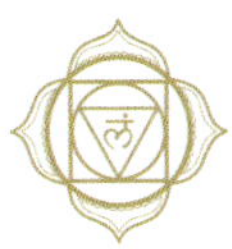

Wurzelchakra

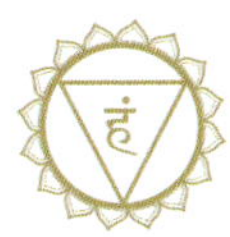

Halschakra

Wurzelchakra: Hat sich unser Nervensystem beruhigt, so befinden wir uns in einem Zustand der Gelassenheit, Ruhe, Erdung, Geborgenheit und Sicherheit. Wir wissen und spüren, dass alles gut ist und wir uns an einem sicheren Ort befinden. Keine Gefahr und auch kein Kampf in Sicht. Diese Qualitäten werden dem Wurzelchakra zugeordnet. Übe dieses Stundenbild, um deine Basis, dein erstes Chakra zu aktivieren.

Halschakra: Ganz viele Nervenstränge des Vagusnervs verlaufen entlang des Halses. Daher aktivieren die Übungen aus diesem Kapitel auch dein fünftes Chakra rund um Hals, Kiefer und Nacken.

Positive Affirmationen

Ich bin sicher.

Ich bleibe bei mir, egal was passiert.

Alles ist gut.

Ich bin geerdet.

Die Gelassenheit begleitet mich überall und in jedem Moment.

Ich bin hier und jetzt sicher.

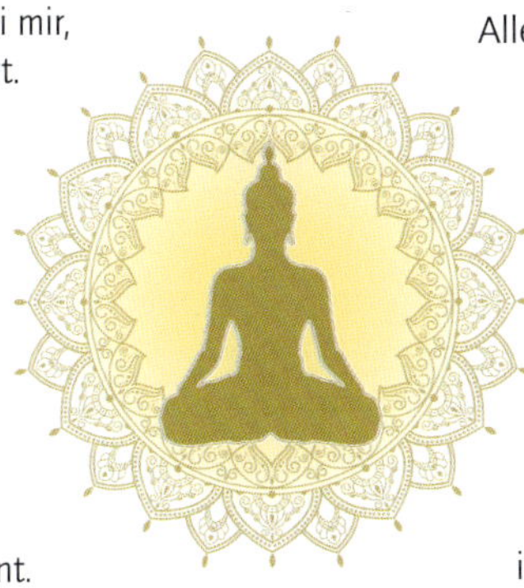

Meine Gedanken sind ruhig und friedvoll.

Ich befinde mich an einem sicheren Ort.

Ich bin ruhig und entspannt.

Hier und jetzt bin ich voller Vertrauen.

Fragen zur Selbstreflexion

- Was oder wer bringt mich häufig aus der Ruhe?
- Was beunruhigt mich innerlich?
- In welchen Situationen fühle ich mich häufig rastlos, aufgebracht oder nervös?
- Welche Menschen beruhigen mich und tun mir gut? Welche nicht?
- An welchen Orten oder auf welchen Veranstaltungen fühle ich mich sicher und geborgen? Wo eher weniger?
- Was hilft mir, mein Nervensystem zu beruhigen? Welche Tools kenne ich bereits?

Einstimmungen/Meditationen

Verbinde dich mit deinem Nervensystem

Setze dich in einen aufrechten Sitz deiner Wahl.

Richte deinen Körper gut in der Länge auf, lasse deine Schultern entspannt nach hinten und unten sinken.

Beginne bewusst ein- und auszuatmen.

Der Atem ist deine direkte Verbindung zu deinem Nervensystem.

Mit jedem ruhigen und tiefen Atemzug kannst du dein Nervensystem mehr und mehr in den parasympathischen Zustand bringen.

Atme ein und aus und spüre, wie du mit jedem Atemzug ruhiger wirst.

PAUSE

Lege nun deine beiden Hände auf deinen Unterbauch und atme tiefer in den Bauch hinein.

Die tiefe Bauchatmung hilft dir dabei, dein Nervensystem in einen entspannten Zustand zu bringen.

Atme daher immer tiefer und langsamer in deinen Unterbauch.

PAUSE

Wenn dir dies gut gelingt, dann beginne damit, die Ausatmung zu verlängern.

Du atmest tief ein und noch langsamer und länger aus.

Mache das in deinem Tempo so weiter.

Dein sicherer Ort

Setze dich in einen aufrechten Sitz deiner Wahl.

Richte deinen Körper gut in der Länge auf, lasse deine Schultern entspannt nach hinten und unten sinken.

Atme ein und aus. Komme bei dir an.

Beginne nun, deine Ausatmung zu verlängern.

Mit jedem Atemzug wird die Ausatmung noch etwas länger. Ganz langsam gleitet die Luft aus dir heraus. Lasse los.

PAUSE

Wir begeben uns jetzt auf die Suche nach deinem sicheren Ort.

Dies ist ein Ort, den du vielleicht schon kennst oder nun mithilfe deiner Vorstellungskraft erschaffen kannst. Es ist ein Ort, an dem du dich geborgen und absolut sicher fühlst. Ein Ort voller Wärme und Liebe. Hier kannst du auftanken, dich entspannen und ganz bei dir sein. Keine Gefahr, kein Stress und niemand, der etwas von dir möchte.

PAUSE

Schaue einmal in dich hinein. Wie sieht dieser Ort aus? Was kannst du sehen? Was kannst du dort fühlen? Erfahre diesen Ort mit all deinen Sinnen. Genieße die Sicherheit und den Halt, den dir dieser Ort gibt.

Bleibe noch für einige tiefe Atemzüge an diesem Ort und speichere ihn fest in deinem Unterbewusstsein ab.

Dieser Ort in dir ist immer da, wenn du ihn brauchst. Du kannst jederzeit hierhin zurückkehren.

Praxisteil

Allgemeine Hinweise und Tipps

Dieses Stundenbild eignet sich ganz besonders gut für eine Yin-Yoga-Praxis, denn allein schon das Üben von Yin-Yoga beruhigt unser Nervensystem. Es lässt sich aber auch leicht in eine Hatha- oder Vinyasa-Yoga-Sequenz einbinden.

Im Yin Yoga kannst du dich in „dein Nest" zurückziehen, in einen Raum, in dem du Wärme, Sicherheit und Geborgenheit spürst. Erinnere dich immer wieder daran, dass du in einem sicheren Raum übst, dass hier alles gut ist und du dich vollkommen einlassen und entspannen kannst. Hier kannst du die Übungen auch besonders lange halten (drei bis fünf Minuten).

Impuls

Es gibt Menschen, die üben Yin-Yoga unter einer Kuscheldecke. Diese schirmt sie noch mehr von der Außenwelt ab und erzeugt so ein Gefühl von Nestwärme oder Kuschelzelt. Probiere es gerne einmal aus. Besonders in sitzenden Vorbeugen oder der Position des Kindes kann man sich schön unter der Decke „verstecken" und einkuscheln.

Bei Hatha- und Vinyasa-Yoga gibt es zwei Möglichkeiten:

1. Versuche die Asanas oder Vinyasa-Flows ganz langsam, fast wie in Zeitlupe, durchzuführen, um in einen meditativen Bewegungsfluss zu gelangen. Ganz ruhig und still gleitest du durch den Flow. Wähle dazu einfache Flows, die nicht so viel Muskelkraft fordern. Wenn du denkst, du übst langsam, dann mache es noch langsamer. Ganz lange Atemzüge helfen dir dabei, in eine bewegte Meditation zu gelangen.
2. Übe zunächst energetisch, kraftvoll und fließend, um danach leichter in die Entspannung gleiten zu können. Häufig muss die innere Anspannung erst einmal aus dem Körper herausbewegt werden, damit wir dann innerlich zur Ruhe kommen können.

Impuls

Vielen Menschen fällt es schwer, direkt in einen ruhigen Modus zu wechseln. Sie benötigen zuerst Bewegung, um dann im Vergleich dazu die Ruhe besser wahrnehmen zu können. Ein Yoga-Flow, der dich leicht ins Schwitzen bringt, kann genau das bewirken. Aber auch Schwingen, Tanzen und Schütteln kann wunderbar helfen (siehe „Praktische Übungen").

Tipp für Yogalehrer

Baue bei diesem Thema gerne einige der praktischen Übungen am Anfang oder am Ende deiner Stunde ein. Folgende Übungen sind geeignet und tun einfach nur gut: Halsmassage, Ohrmassage, Augenübung, Kopf ausstreichen, der doppelte Atemzug oder summen.

Passende Erwärmung:

Starte diese Praxis im Stehen und beginne, den ganzen Körper auszuschütteln. Du schüttelst damit erst einmal die ganze Unruhe, Anspannung etc. aus dir heraus.

Ansonsten ist auch die Erwärmung 1 gut geeignet.

Passender Bodenteil: Bodenteil 1

HATHA-YOGA

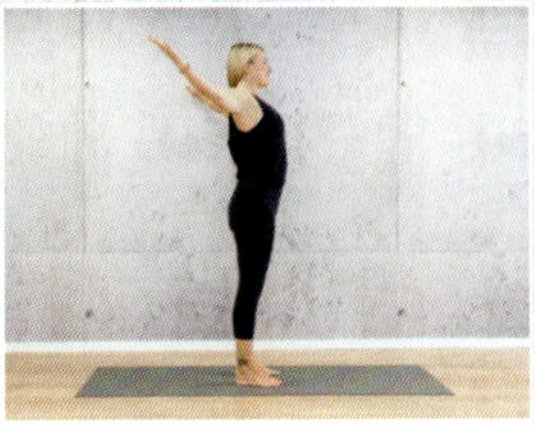

Gestreckte Berghaltung
(Arme weit öffnen)

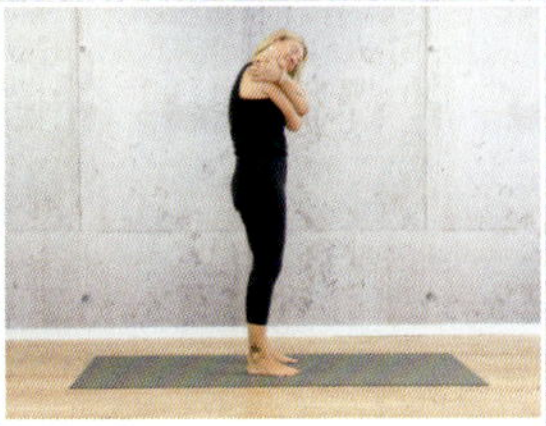

Berghaltung
(mit Umarmung)

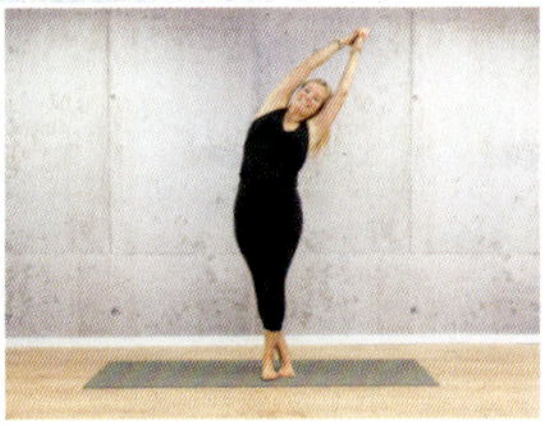

Gestreckte Berghaltung
(mit gekreuzten Beinen)

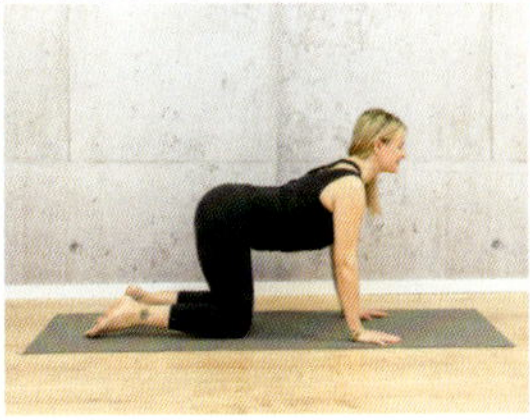

Kuh

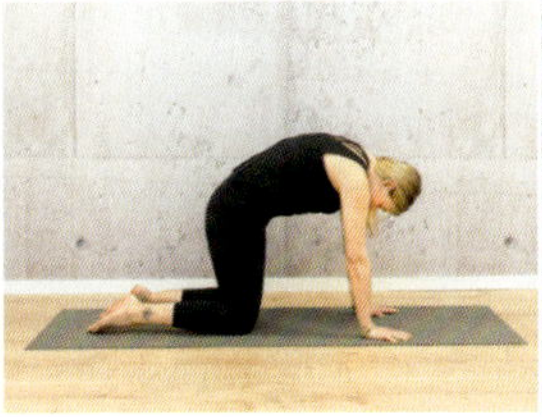

Katze

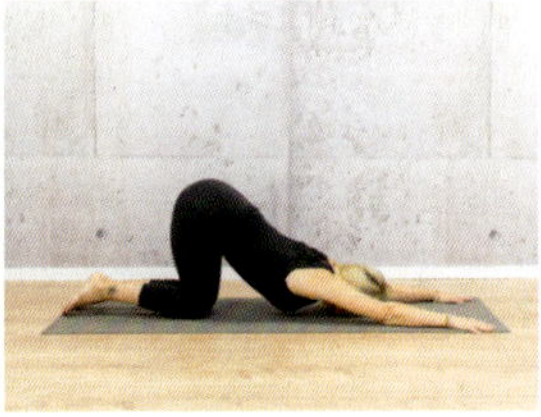

Herz-zu-Boden-Stellung

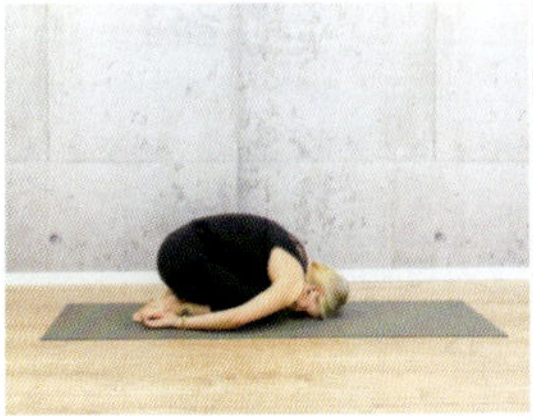

Kind

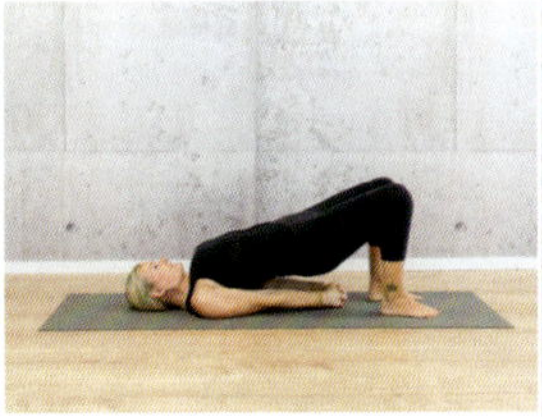

Schulterbrücke

VINYASA-YOGA *Flow*

Start

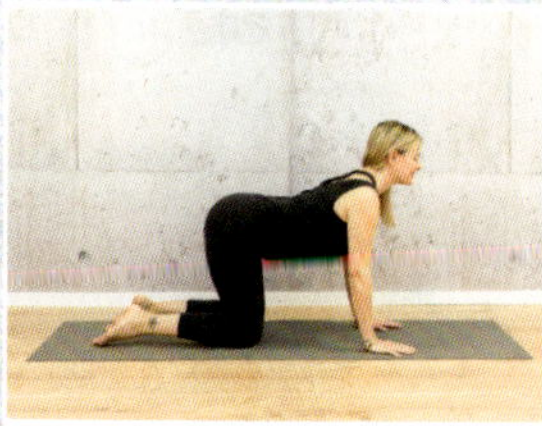

Kuh

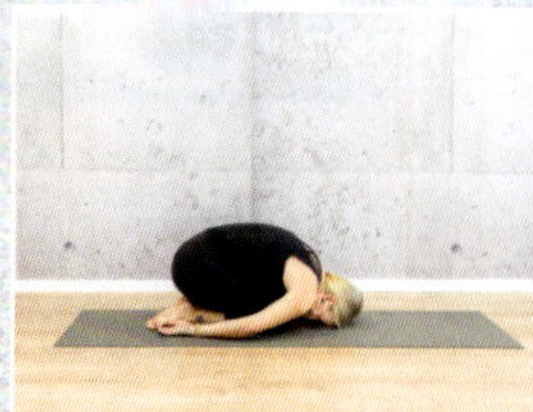

Kind

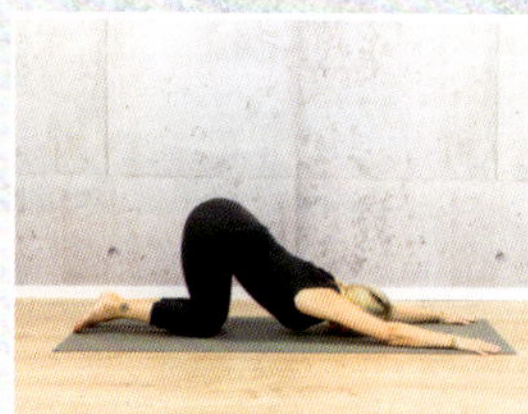

Herz-zu-Boden-Stellung

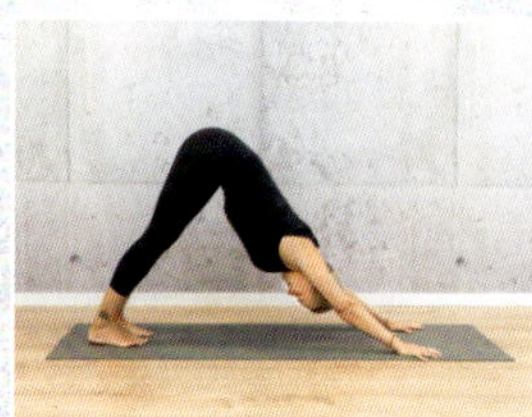

Herabschauender Hund

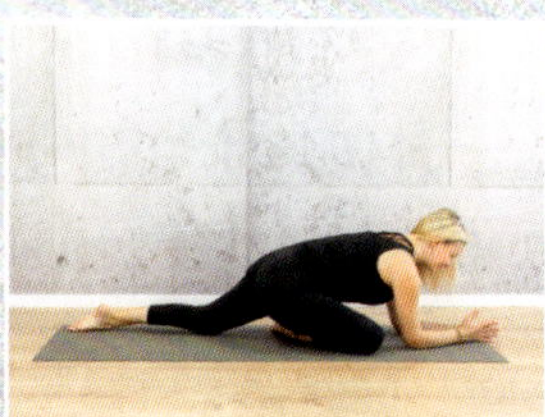

Taube

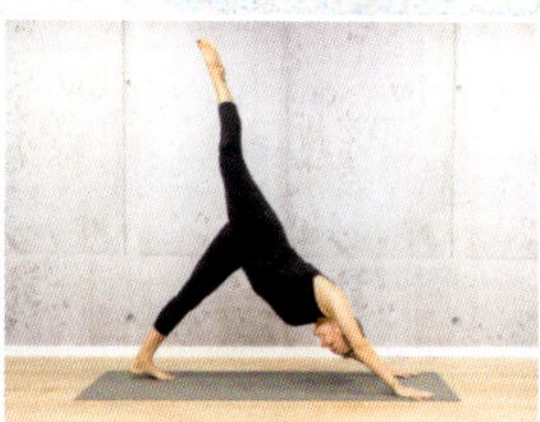

Dreibeiniger Hund

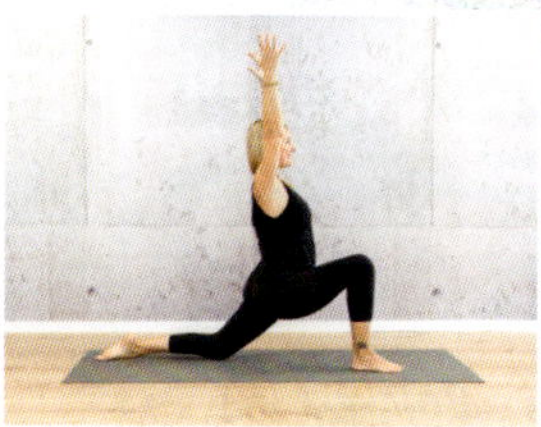

Kleiner Krieger 1

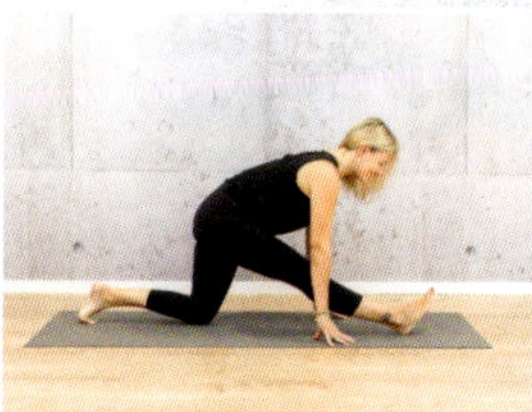

Halber Spagat

Der doppelte Atemzug

Atme durch die Nase ein und halte den Atem an. Zähle bis drei. Atme dann noch tiefer in die Lunge ein. Halte wieder und zähle bis drei. Atme ganz langsam und passiv durch die Nase aus. Spüre, was dieser Atemzug verändert hat und wie du dich fühlst.

Kalt duschen oder saunieren

Der Vagusnerv reagiert auch auf Temperaturreize. Vielleicht liebst du es, dich morgens kalt abzuduschen oder gehst gerne in die Sauna? Beides kann sich entspannend auf dein Nervensystem auswirken. Wenn du kalt duschst, kommt die Entspannung meist danach. Auch Eisbäder werden immer beliebter. Sie beruhigen das Nervensystem und stärken gleichzeitig unser Immunsystem.

Bewegen, bewegen, bewegen

Wie oben schon erwähnt, bringt uns auch Bewegung indirekt in die Entspannung. Oft muss die innere Anspannung erst einmal aus dem Körper heraus, damit wir dann innerlich zur Ruhe kommen können. Dazu kann eine fließende Yogasequenz genauso geeignet sein wie schütteln, tanzen, joggen, schwimmen oder Rad fahren (siehe auch „Praktische Übungen" im Kapitel „Lebensfreude").

Meditation

Natürlich beruhigt auch Meditation dein Nervensystem ungemein. Und dazu musst du nicht täglich eine Stunde still sitzen. Man hat herausgefunden, dass schon wenige Minuten am Tag ausreichen. Probiere es aus. Starte mit drei bis vier Minuten und beobachte deinen Atem oder rezitiere eine Affirmation im Geist. Wenn du dich dann so richtig schön tiefenentspannt fühlst, kannst du die Minuten steigern. Nimm den Druck raus und verändere deinen Blick. Ich darf jetzt meditieren. Ich gönne mir diese Ruhe. Ich sorge gut für mein Nervensystem.

Augenübung für einen entspannten Vagusnerv

Anleitung:

Diese Übung kannst du im Sitzen oder Liegen machen, eigentlich immer und überall. Blicke dazu mit leicht geöffneten oder auch geschlossenen Augen nach links. Beide Pupillen sind nun im linken Augenwinkel. Atme dabei drei- bis viermal tief ein und aus und versuche, nicht zu blinzeln.

Schließe nun deine Augen (am besten mit einer Ausatmung) und komme mit den Pupillen zurück zur Mitte. Entspanne dich für ein bis zwei Atemzüge.

Blicke nun für drei bis vier Atemzüge nach rechts. Deine Pupillen sind im rechten Augenwinkel.

Schließe deine Augen wieder für einen Moment, die Augen in der Mitte ruhend.

Wiederhole nun beide Seiten noch einmal. Blicke für drei bis vier Atemzüge nach links, schließe die Augen, bringe die Pupillen wieder in die Mitte, blicke noch einmal für drei bis vier Atemzüge nach rechts, schließe wieder und spüre nach.

Ohrmassage

Du kannst deine Ohren sanft massieren, in alle Richtungen ziehen und ausstreichen oder die folgenden Punkte ins Visier nehmen:

Massiere die Vorderseite deines Ohrs, also rund um den Eingang zum Gehörgang. Du kannst in die verschiedenen kleinen Höhlen und Wölbungen mit der Spitze des Zeigefingers gehen und hier mit sanften kreisenden Bewegungen massieren.

Danach geht es zur Rückseite deines Ohrs: Lege dazu deinen Zeigefinger hinter die untere Rückseite deines Ohrs. Massiere sanft von unten nach oben um die hintere Kurve deines Ohrs. Wiederhole die Massage von unten nach oben um die Kurve herum, indem du mit den anderen Fingerspitzen die ganze Rückseite des Ohrs massierst.

Kopf ausstreichen

Fahre langsam und sanft mit beiden Händen von der Stirn an nach oben und über deinen Hinterkopf. Mache dies einige Male. Streiche von vorne nach hinten über deinen ganzen Kopf und den Nacken und die hintere Halspartie. Mache das für ein bis zwei Minuten.

Beginne nun an der Stirn und streiche vorne über dein Gesicht, den Kiefer, den Hals hinunter bis zum Brustkorb. Hebe gerne dein Kinn etwas an und genieße Gesicht- und Halsmassage. Streiche locker und sanft. Mache auch dies für ein bis zwei Minuten.

Lippenübung

Fahre von innen mit deiner Zungenspitze rundherum, sodass du deine Lippen von innen sanft massierst. Mache in etwa fünf Runden in die eine und dann noch in die andere Richtung. Spüre nach.

Gurgeln

Vielleicht gurgelst du selten oder nur, wenn du schon Halsschmerzen oder Beschwerden hast. Aber Gurgeln lindert tatsächlich nicht nur Beschwerden im Hals oder Rachen, es hilft uns auch, das Nervensystem zu beruhigen, denn es stimuliert den Vagusnerv. Probiere es aus und gurgele eine Runde am Abend, bevor du zu Bett gehst. Es gibt wunderbare Mundwasser und Mischungen aus ätherischen Ölen, die zusätzlich deinen Hals- und Mundraum reinigen und Krankheiten vorbeugen können. Lass schöne Melodien entstehen und genieße die sanfte Massage im Hals, die durch die Bewegung des Wassers entsteht.

Wundervolle Worte für *Shavasana*

Tiefe innere Ruhe

Mache es dir nun ganz bequem für dein Shavasana.

Lasse deinen Körper schwer in den Boden hineinsinken, gib alle Restspannung an den Boden ab und schließe sanft die Augen.

Du atmest ein und aus, kommst an. Lasse los.

Stelle dir nun vor, jemand hat für dich einmal die Pausetaste gedrückt. Jenseits von Raum und Zeit kannst du dich jetzt vollkommen entspannen, deine Batterien aufladen und regenerieren.

PAUSE

Stelle dir nun eine Treppe vor, die hinunter in den Raum deiner tiefsten Entspannung und Ruhe führt.

Mit jeder Stufe, die du hinuntersteigst, gehst du ein Stück tiefer in deine innere Ruhe hinein und entspannst dich noch mehr.

10 - Dein Atem fließt ganz ruhig ein und aus.

9 - Immer weiter und immer tiefer sinkst du in einen vollkommen entspannten Zustand hinein.

8 - Ruhe breitet sich in dir aus.

7 - Lasse jetzt los.

6 - Gehe immer weiter, immer tiefer in die Entspannung hinein.

5 - Du atmest und entspannst noch mehr.

4 - Es ist ganz friedlich und ruhig in dir.

3 - Du darfst alles loslassen.

2 - Gehe immer weiter und immer tiefer.

1 - Du bist in einer tiefen inneren Ruhe und Entspannung angekommen.

Bleibe hier und genieße. Atme.

PAUSE

Tanke auf.

Schalte ab.

Ruhe.

Frieden.

Stille.

Gelassenheit.

Dankbarkeit für diesen Moment.

PAUSE

Langsam ist es Zeit, wieder zurückzukommen.

Lasse dir Zeit, um ganz langsam die Treppe wieder hinaufzusteigen.

Stufe für Stufe wirst du ein wenig wacher und kommst bewusst ins Hier und Jetzt zurück.

Atme gerne zum Abschluss noch einmal tief ein und seufzend durch den Mund aus. Wiederhole diese Atmung gerne noch zweimal.

Bewege sanft deine Hände und Füße, recke und strecke dich oder drehe dich gerne noch einmal auf deine Lieblingsseite.

Komme langsam mit geschlossenen Augen nach oben zum Sitzen.

Namasté.

Tipp

Nach Shavasana bietet es sich an, dass du eine Mantra-Meditation von drei bis zehn Minuten anfügst. Dazu wähle ein Mantra aus dem Unterkapitel „Mantra" und wiederhole (rezitiere) es für dich im Geist oder sprich (oder sing) es laut für dich. Auch das siebenmalige Singen von „Om" kann die Praxis zu diesem Thema ganz wunderbar abrunden.

Mantra

Den Vagusnerv kannst du mit einfachen Om-Chanten stimulieren.

Om

Der Klang des Om beschreibt den Urklang des Universums und bewirkt eine harmonische Schwingung, die den Körper spürbar vom Bauch bis zum Scheitel durchdringt.

Dein Mantra

Suche dir ein Wort, dein Mantra, aus. Dabei ist es völlig egal, was für ein Wort du wählst. Gut geeignet sind kurze Wörter, wie beispielsweise das Wort „Ruhe" oder „Frieden". Setze dich nun aufrecht hin, zum Beispiel auf einen Stuhl oder ein Meditationskissen. Schließe die Augen. Atme einige Male langsam ein und aus. Sag dein Mantra nun einige Male leise oder nur in Gedanken vor dich hin.

Danach konzentriere dich weitere fünf bis zehn Minuten auf dein Wort und spüre seinem Klang nach. Öffne anschließend deine Augen, recke und strecke dich und komme wieder ganz im Hier und Jetzt an.

Deine eigenen Notizen zum Thema

AUDIOPAKET

Du möchtest noch tiefer in dieses Thema eintauchen? Passende Texte mit weiteren wertvollen Impulsen für dich findest du im Audiopaket direkt zum Download auf Seite 253.

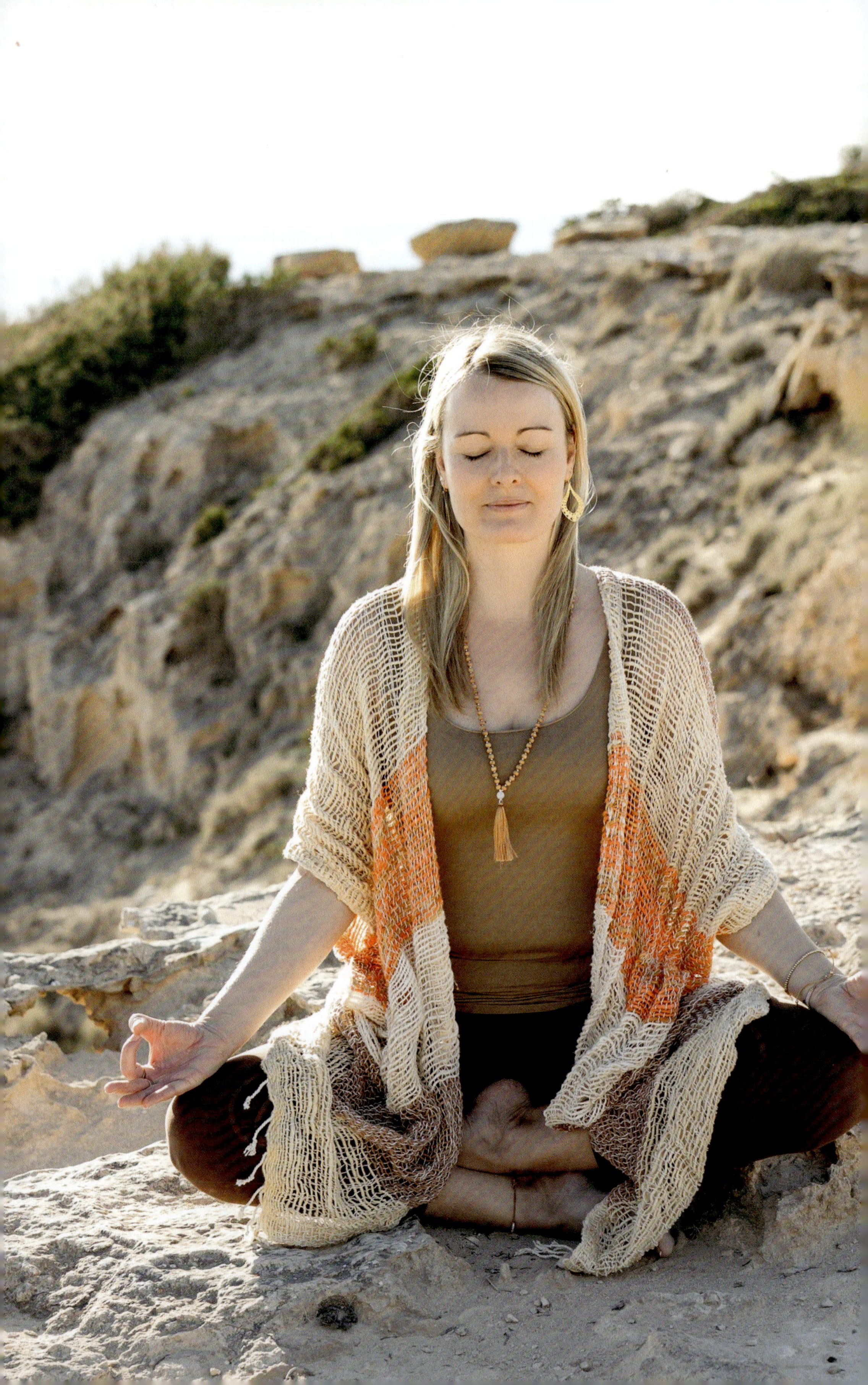

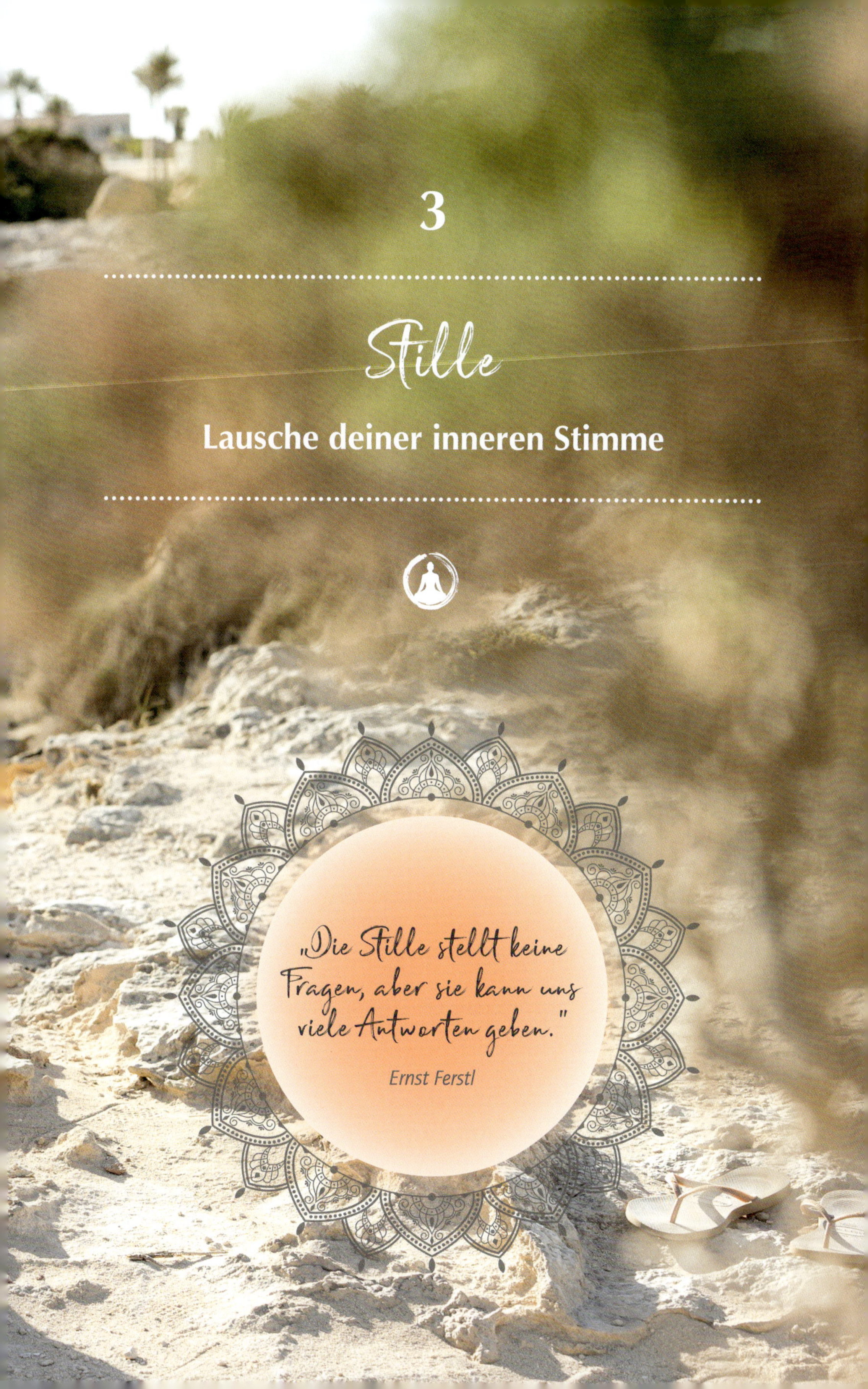

3

Stille

Lausche deiner inneren Stimme

„Die Stille stellt keine Fragen, aber sie kann uns viele Antworten geben."

Ernst Ferstl

Einleitung

Es brummt, es summt, es piepst, es rauscht, es klingelt, es knallt, es rattert und zischt. Kühlschrank, Computer, Radio, Fernseher, Waschmaschine, Verkehrsgeräusche, Blaulicht, Baustellen und so vieles mehr. Wir kennen es nicht mehr anders, denn wir haben uns an diesen hohen Geräuschpegel in dieser hektischen Zeit gewöhnt. Doch nicht nur unsere Ohren sind unfassbar vielen Reizen ausgesetzt, auch die anderen Sinne sind häufig überreizt, weil tagtäglich eine Flut von äußeren Eindrücken und Geschehnissen auf unseren Körper und unsere Sinne einwirkt. Kein Wunder also, dass dann auch irgendwann unser Geist mit der Verarbeitung von Reizen und Eindrücken überfordert ist.

Stelle dir einmal für einen Moment vor, wie viele verschieden Geräusche und optische Eindrücke in einer Großstadt an einer großen Kreuzung auf den Menschen einprasseln. Genau das Gleiche passiert auf großen Festen oder Veranstaltungen. Aber auch im Alltag sind wir einer Vielzahl an Geräuschen und Reizen ausgesetzt. Wir empfinden es schon als „normal" und bemerken den Unterschied häufig erst, wenn wir im Urlaub einmal die Stille zum Beispiel in den Bergen erleben und genießen können. Ja, die Welt ist einfach laut geworden. Schrill. Bunt. Intensiv. Hektisch und unruhig.

Ganz besonders herausfordernd ist diese Welt für hochsensible Menschen. Sie werden von Geräuschen, Lichtern und sozialen Reize noch stärker beeinflusst und das wirkt sich schneller auf ihr inneres Wohlbefinden aus. In anderen Worten: Ihnen fehlt ein Filter, der Reize abschwächt, oder ein Schallschutz um den Kopf herum. Laut Studien sind in etwa 30 Prozent der Bevölkerung hochsensibel, 40 Prozent durchschnittlich sensibel und 30 Prozent weniger sensibel. Hochsensible Menschen sind noch schneller reizüberflutet, gestresst, erschöpft und fühlen sich überstimuliert. Sie brauchen also deutlich mehr Rückzugsmöglichkeiten und Stille.

Dabei ist nicht nur die Stille für unsere Ohren gemeint. Auch die Augen, der Geist und der ganze Körper dürfen in diese Stille hineintauchen und eine Auszeit genießen.

„Die Inspiration, die du suchst, ist bereits in dir,
sei still und lausche."

Rumi

Es ist schwer zu beschreiben, wie wertvoll und heilsam Stille sein kann. Sie fühlt sich für jeden anders an. Doch einmal wirklich bewusst wahrgenommen, kann sie einen positiven Einfluss auf unser Leben ausüben. Sie führt uns in die Tiefen unseres Seins und in Zustände von vollkommener Ruhe und innerem Frieden. In ihr fühlen wir uns verbunden, zufrieden, gelassen und glückselig. In der Stille schöpfen wir Kraft für die Herausforderungen des Alltags und bekommen einen weiten Blick auf die Dinge. Stille macht frei und grenzenlos und gibt uns ein Gefühl von „Alles ist gut, so wie es gerade ist".

„Ruhig zu sein ist die höchste Errungenschaft des Selbst."

Zen-Sprichwort

Wann dieses Stundenbild besonders gut passt

Stille ist ein wundervolles Thema zum Jahresende. Gerade in der hektischen Weihnachtszeit ist das Thema ein Segen für Körper und Geist. Genieße mit diesem Thema die Winterstille.

Du kannst das Thema aber natürlich jederzeit üben, wenn du genau das brauchst: Stille in dir und im Geist.

Dieses Stundenbild eignet sich bei abnehmendem Mond. Wenn die Energie des Mondes abnimmt, beginnt eine Phase, in der wir uns mehr zurückziehen und uns den inneren Raum für Reflexion geben dürfen. In dieser Zeit dürfen wir es ruhig angehen lassen.

Bezug zu den Chakren

Stirnchakra

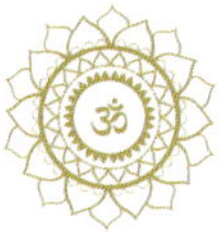

Kronenchakra

Stille finden und lokalisieren wir am deutlichsten im Geist. Daher findet sich das Thema in den beiden oberen Chakren wieder, dem **Stirn-** und dem **Kronenchakra**. Im **Stirnchakra** finden wir bei Stille Klarheit, Erkenntnis und Achtsamkeit. Und die Energie kann dann weiter nach oben fließen bis zur Scheitelkrone. Im höchsten Chakra finden wir in der Stille zusätzlich Verbundenheit, Weisheit, Licht und Freiheit.

„Stille schenkt dir inneres Licht."

Madhavi Guemos

Positive Affirmationen

Frieden beginnt bei mir.

Tief in mir ist es ganz still und ruhig.

Ich bin leise und genieße die Stille.

Mein Atem fließt still und leise.

Die Stille gibt mir Kraft.

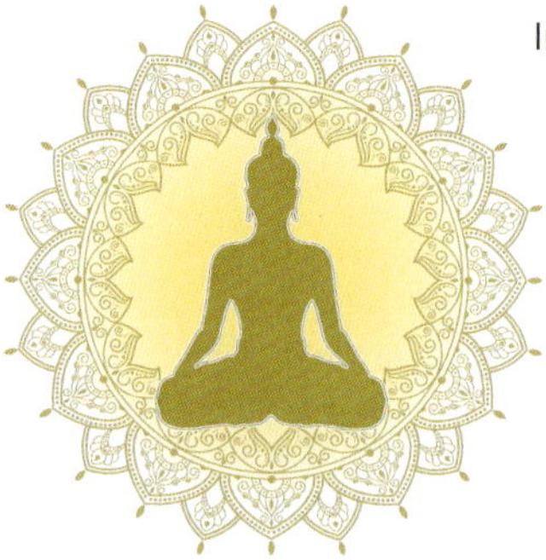

In der Stille finde ich Antworten.

Ich nehme die Stille in mir auf.

Ich ruhe in mir.

Ich tauche ab in die Stille meines Seins.

In der Stille erholt sich meine Seele.

Fragen zur Selbstreflexion

- Wo und wie kann ich Stille in meinem Leben finden?
- Mit welchen Menschen kann ich Stille genießen?
- Welche Dinge und Aktivitäten schenken mir Stille? Wo ist es mir zu laut, zu hektisch oder einfach zu viel?
- Welche Gefühle oder Empfindungen verbinde ich mit Stille?
- Wo im Körper kann ich die Stille besonders gut spüren oder wahrnehmen?

Einstimmungen/Meditationen

Die stille Atmung

Setze dich in einen bequemen Sitz deiner Wahl.

Lasse deine Wirbelsäule wachsen und richte dich auf. Lasse die Schultern entspannt nach unten fallen und stelle dir gerne den dünnen Faden vor, der dich noch mehr in die Aufrichtung bringt.

Schließe nun sanft deine Augen, entspanne dein Gesicht und komme an.

PAUSE

Atme, wenn möglich, immer durch deine Nase.

Nimm nun einmal wahr, welche Geräusche das Atmen macht. Vielleicht hörst du den Luftstrom, der in die Nase strömt, und eine sanftes Rauschen beim Ausatmen.

PAUSE

Beginne nun, deine Atemgeräusche immer leiser werden zu lassen. Versuche so leise zu atmen, dass du gar kein Geräusch mehr hörst. Du atmest ganz sanft ein und aus.

Lass Stille entstehen. Atme ruhig und gleichmäßig weiter.

PAUSE

Wenn du magst, kannst du die Übung noch etwas steigern. Stelle dir vor, direkt vor deinen beiden Nasenlöchern liegt eine Feder und diese darf nicht bewegt werden.

Atme so still und sanft und vorsichtig, dass sich die Feder nicht bewegt.

Atme und genieße die Stille in dir und um dich herum.

„Tauche in die Stille deines Seins. Atme."

Quelle: unbekannt

Atempausen

Setze dich in einen bequemen Sitz deiner Wahl.

Schließe sanft deine Augen, entspanne dein Gesicht und komme an.

Atme bewusst ein und aus. Beobachte deinen Atem einige Atemzüge lang.

PAUSE

Zwischen deiner Einatmung und der Ausatmung kannst du Stille finden.

Nutze die große Kraft der Kumbhakas (Atempausen), um in einen tiefen Zustand der Ruhe und Stille zu kommen.

Atme ein und fülle deine Lungen mit frischer Lebensenergie. Halte diese Fülle so lange, wie es für dich angenehm ist. Genieße.

Atme aus und lass deine Lungenflügel ganz leer werden. Spüre die Leere und Stille in dir.

Atme weiter. Fülle. Stille. Leere. Stille.

Es ist völlig normal, dass ein gewisser Atemhunger entsteht. Nimm ihn wahr und entscheide intuitiv, wann du wieder deine Lungen füllen möchtest.

Atme eine Weile so weiter und dehne deine Kumbhakas aus, wenn es sich gut anfühlt.

Mit Kumbhakas kannst du ein wenig die Zeit anhalten. Genieße diese Pause in Stille, die dir deine Atmung schenkt.

Praxisteil

Allgemeine Hinweise und Tipps

Das Thema eignet sich besonders gut für besinnliche Yin-Yoga-Stunden, aber auch in einer Hatha- oder Vinyasa-Yoga-Klasse können wir den Fokus auf Stille richten und Momente der Ruhe genießen.

Wir alle kennen diese kleinen Geräusche beim Yogaüben. Ein Fuß, der über die Matte gezogen wird, ein Quietschen, ein Stöhnen, ein kurzes Lachen oder Räuspern. Natürlich können wir nicht alle Geräusche unterbinden und es darf natürlich auch noch gehustet werden, wenn der Körper das Bedürfnis hat. Aber: In dieser Yogastunde steht das Thema „Stille" im Fokus und daher dürfen wir einmal bewusst versuchen, so wenig Geräusche wie möglich zu machen, wenn wir üben und uns auf der Matte bewegen. Das erfordert ein bisschen Konzentration und bewusstes Bewegen des Körpers. Aber es lohnt sich. Deine Praxis wird viel leiser und achtsamer sein als zuvor. Und die Stille im Raum ist magisch.

Um in die Stille abzutauchen, sind einfache Sequenzen, die schon häufig geübt wurden, besonders geeignet. Zum Beispiel Sonnengrüße oder einfache Flows wie Krieger 1 - Krieger 2 - friedlicher Krieger. Es kann auch ausreichen, einfach in Stille von einer Asana in die nächste zu fließen, zum Beispiel vom seitlichen Winkel in den friedlichen Krieger. Oder von der Kuh in die Katze oder dem herabschauenden Hund ins Brett und zurück.

Passende Erwärmung: Erwärmung 3

Passender Bodenteil: Bodenteil 3

Tipp für Yogalehrer

Unterrichte Sonnengrüße oder einfache Flows, indem du sie in der ersten Runde noch genau ansagst. Verwende dann in der zweiten Runde schon weniger Worte. In den darauffolgenden Runden lass die Teilnehmer dann in Stille üben. Der Atemfluss darf sie leiten.
Erinnere die Teilnehmer außerdem während der Praxis immer wieder daran, in eine ganz sanfte, ruhige und geräuschlose Atmung zu gehen. Erinnere die Teilnehmer daran, so wenige Geräusche beim Üben auf der Matte zu machen, wie nur möglich. Wiederhole häufiger, damit nicht so viel gesprochen werden muss und sich Teilnehmer mehr auf sich selbst und das stille Üben konzentrieren können. Weniger Ausrichtung und Variation als in anderen Stunden sind hier sinnvoll. Hier ist weniger mehr. Gib den Schülern nicht so viel Input, damit sie leichter in die Stille abtauchen können.

HATHA-YOGA

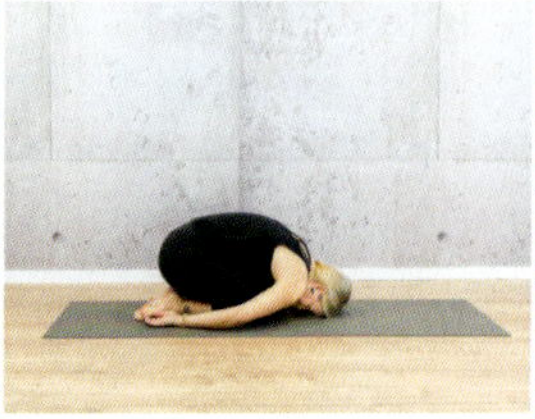

Kind

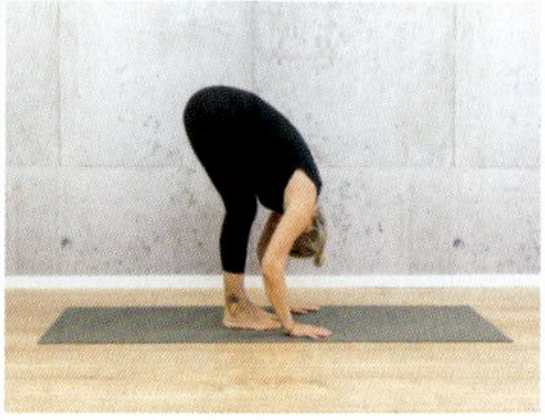

Stehende Vorwärtsbeuge

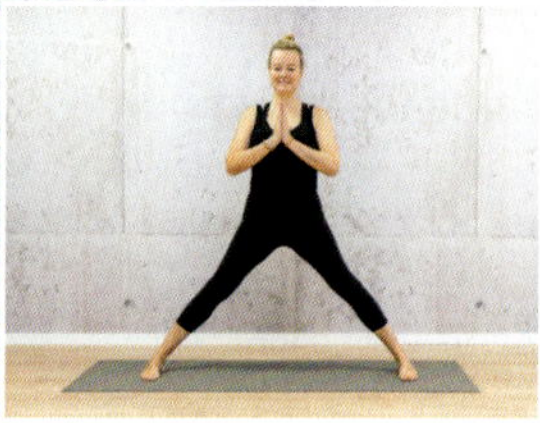

Grätsche

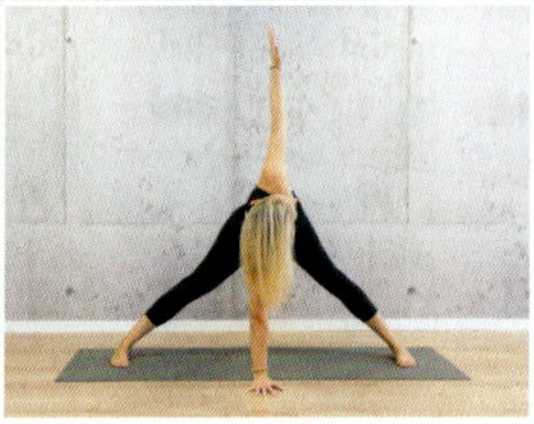

Windmühle (mit weit geöffneten Beinen)

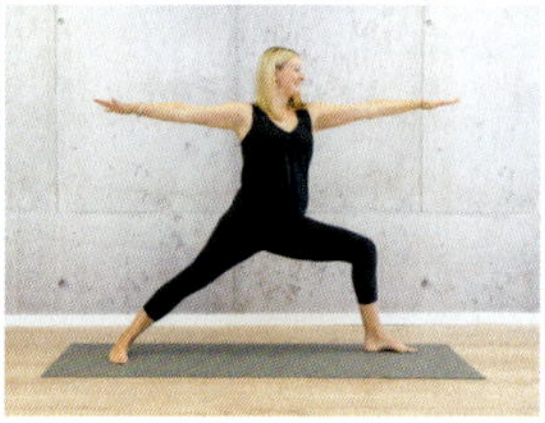

Krieger 2

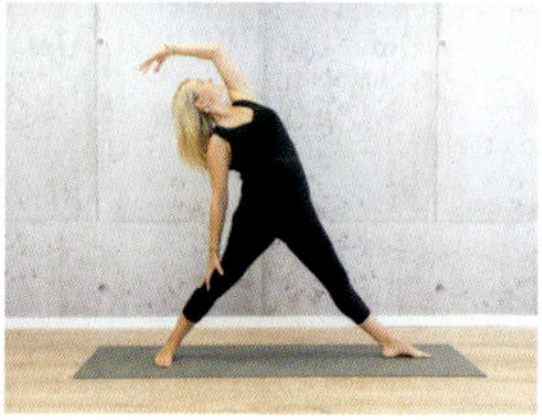

Friedlicher Krieger

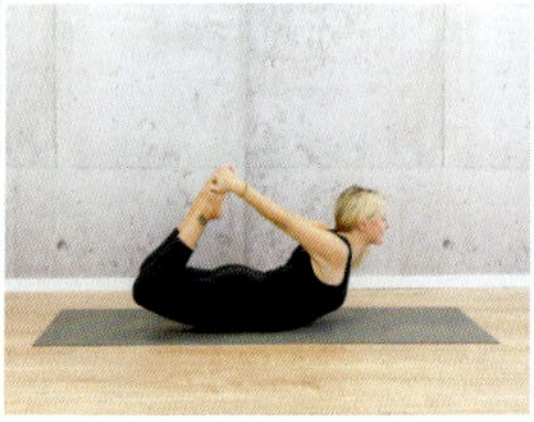

Bogen

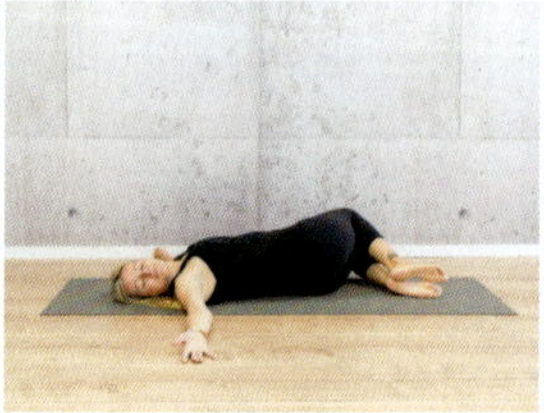

Krokodil

Start

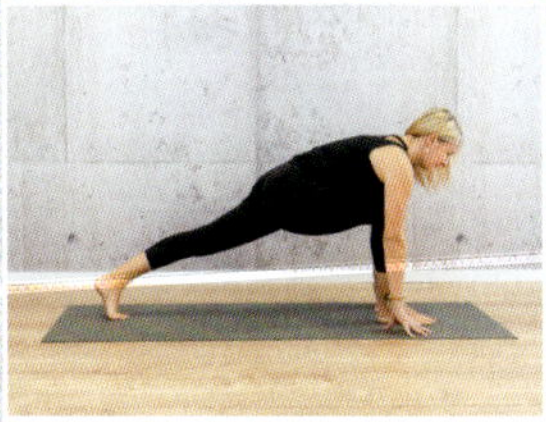

Sprinter

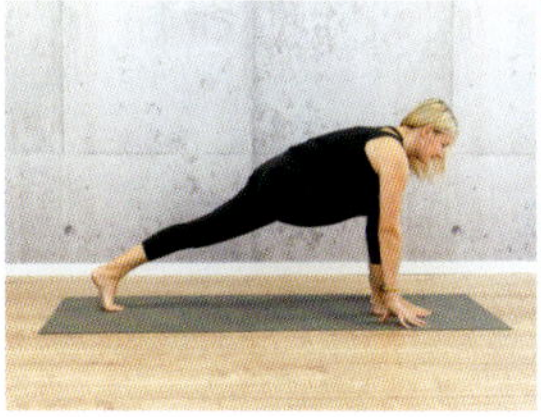

Sprinter

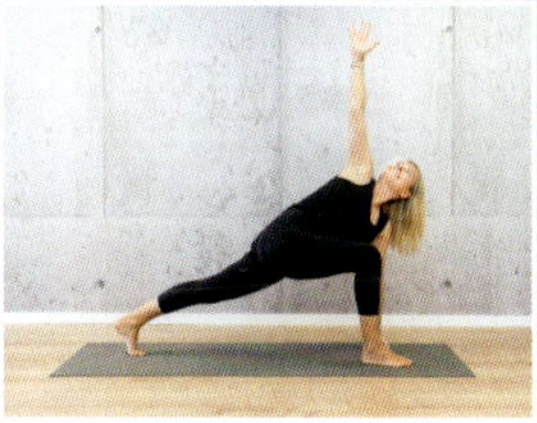

Gedrehter seitlicher Winkel

VINYASA-YOGA
Flow

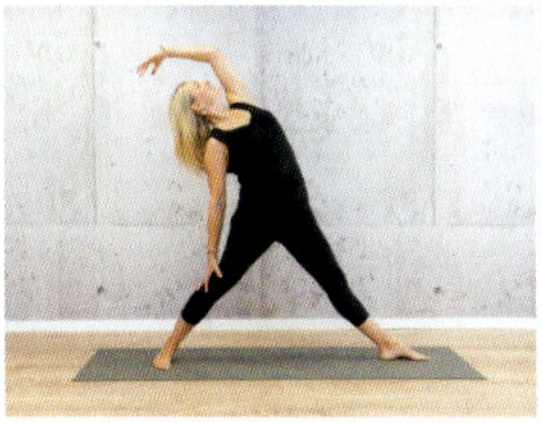

Friedlicher Krieger

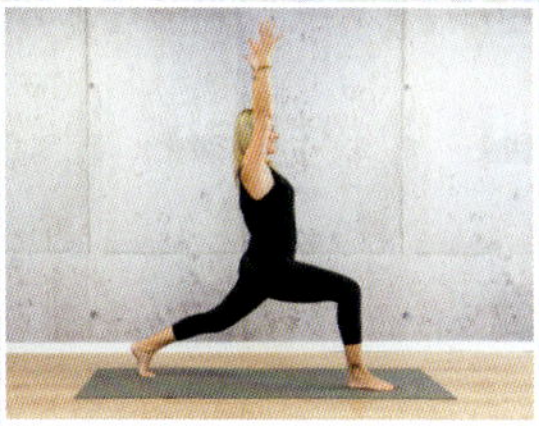

Krieger 1

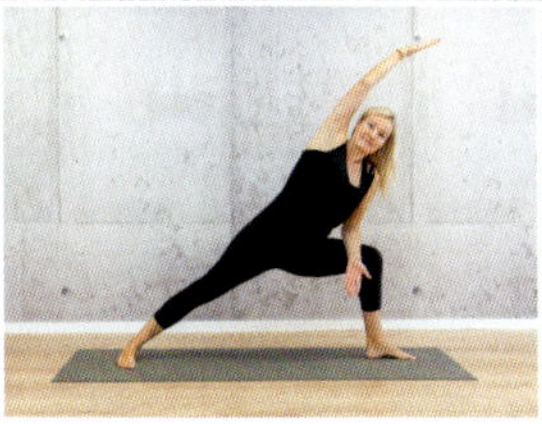

Seitlicher Winkel

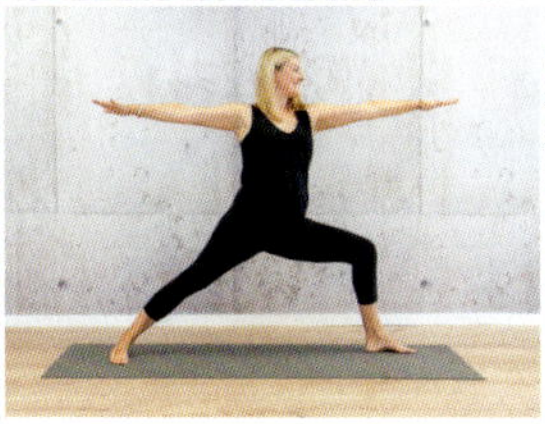

Krieger 2

YIN-YOGA

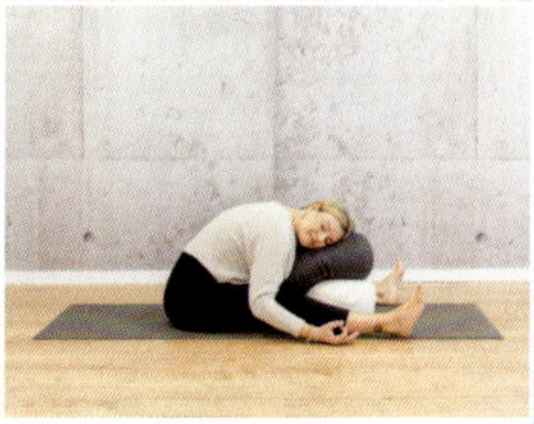

Raupe

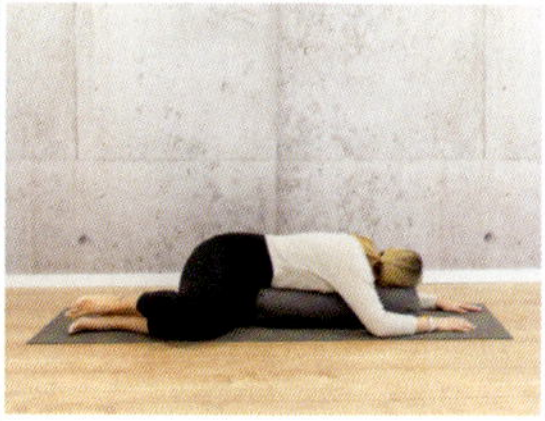

Gedrehte Wurzel (in Bauchlage)

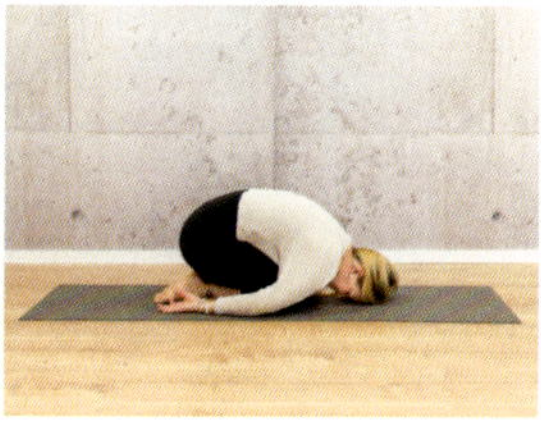

Kind

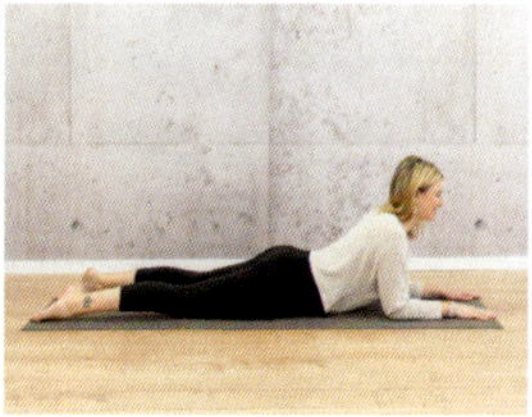

Sphinx

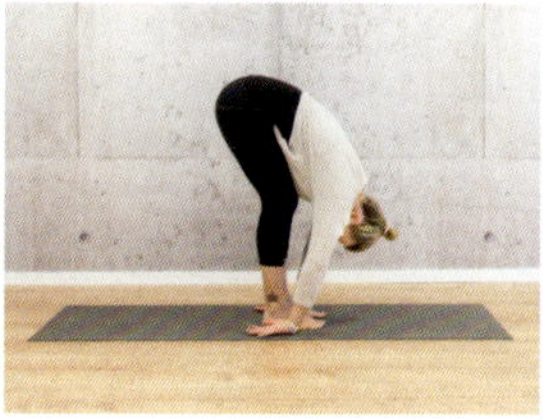

Stehende Vorwärtsbeuge

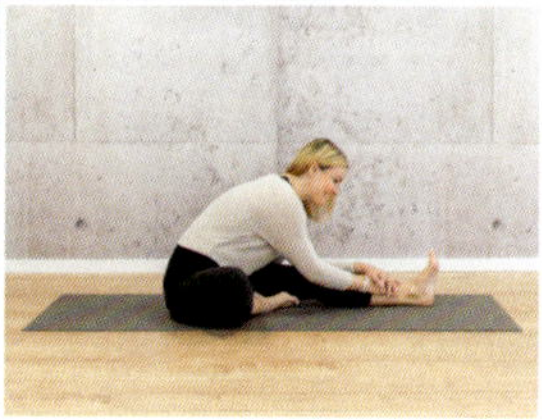

Halber Schmetterling

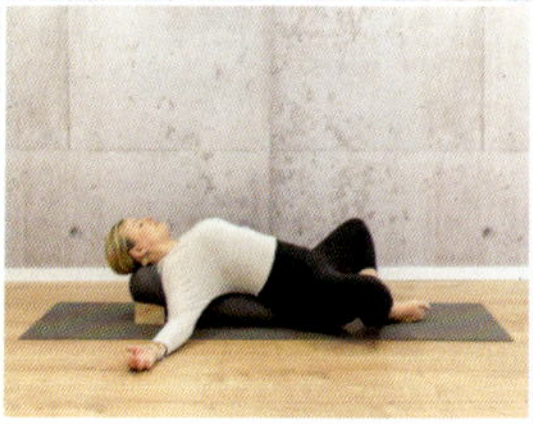

Sattel

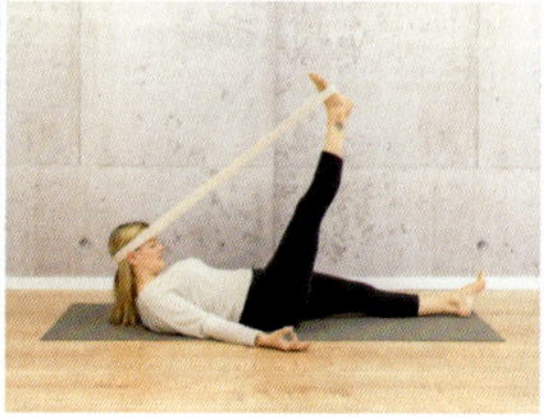

Schaukel (mit Nackengurt)

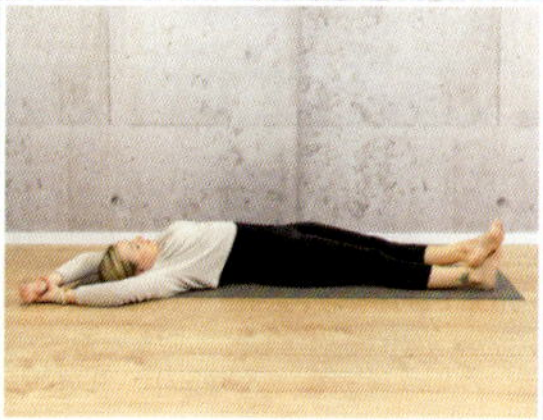

Banane

Praktische Übungen für den Alltag oder einen Workshop

Stille-Rituale am Morgen

Morgens beim Aufwachen direkt auf das Smartphone schauen und sich von neuen Nachrichten aus der Welt beunruhigen lassen. So muss der Tag nicht starten!

Wie wäre es mit einer kurzen Meditation nach dem Aufstehen? Oder einer kleinen Yogaeinheit zum Wachwerden und Mobilisieren? Einer Atemübung? Auch Tagebuchschreiben/Journaling am Morgen kann wunderbar helfen, mit klarem Geist in den Tag zu starten, dich klar auszurichten und zu erkennen, was gerade da ist. Dankbarkeit solltest du jeden Morgen praktizieren, sobald du aufwachst und in den neuen Tag startest, der dir geschenkt wird (siehe Kapitel „Dankbarkeit" in YOGA Inspiration – 30 kreative Stundenbilder für Lehrende).

Stille Urlaube

Wie wäre es einmal mit einem Urlaub, in dem du die Stille ganz bewusst erleben kannst, sogar mehrere Tage am Stück, wenn gewünscht? Häufig gehen diese Urlaube mit Schweigen einher. Es gibt wenig bis kein Kontakt nach außen und wenig Interaktion mit anderen, auch kein Blickkontakt. Es gibt verschiedene Anbieter und Klöster für solche Auszeiten. Von einem Wochenende bis mehrere Wochen ist alles möglich.

Vielleicht hast du auch schon von Vipassana gehört. Dies ist eine 2500 Jahre alte Meditationstechnik, mit der man „die Dinge so sieht, wie sie sind". Meist sind es zehn Tage, die man ähnlich wie ein Mönch lebt, zahlreiche Stunden meditiert und den Blick nach innen richtet.

Einen Schweige- und Stille-Tag kannst du aber auch einfach selbst für dich an einem Wochenende einbauen, wenn du alleine wohnst oder deine Lieben unterwegs sind.

Rückzugsorte/-räume schaffen

Hast du einen Ort in deiner Wohnung, an dem du ungestört atmen, meditieren und Yoga machen kannst? Es muss kein ganzer Raum sein, aber eine schön eingerichtete Ecke, in der deine spirituellen Begleiter wie Kerzen, Tagebuch, Bücher, Yogamatte, Decke, Mala etc. direkt zugänglich sind. Ein kleiner Ort für dich, an dem du ungestört Stille finden kannst. Hierzu ist es wichtig, dass du deine Lieben vorher einweihst und ihnen erklärst, was dieser Raum für dich bedeutet und dass es wichtig ist, dass du hier auch einmal ungestört gut für dich und dein Wohl sorgen kannst. Danach wirst du wieder mit vollen Batterien für deine Lieben da sein können.

Dieser Ort muss nicht in der Wohnung sein. Vielleicht hast du auch einen Kraftort in deiner Nähe in der Natur.

Dieser Ort kann auch in deinem Geist erschaffen werden/sein. Es ist dein innerer sicherer Ort der Stille und Geborgenheit. Hier kannst du dich in deiner Vorstellung austoben und diesen Ort genau so einrichten, wie es sich für dich gut anfühlt. Stelle ihn dir so real wie möglich vor. Was siehst du? Was fühlst du? Wie ist der Raum eingerichtet? Welche Farben sind präsent? Was riechst du? Komme innerlich immer an diesen Ort zurück, wenn deine Seele Rückzug und Stille braucht.

„Aus Frieden in mir wird Stille geboren."

Quelle: unbekannt

Reize reduzieren

1. Schallschutzkopfhörer oder Ohrstöpsel besorgen und bei langen Autofahrten, im Flugzeug, auf Konzerten, im Stadion oder auch einfach zum konzentrierten Arbeiten tragen.
2. Sonnenbrille nicht vergessen, um zu viele Lichtreize zu vermeiden.
3. Radio ausschalten. Es muss nicht immer etwas dudeln.
4. Weniger soziale Medien konsumieren und weniger Zeit vor Bildschirmen verbringen. Durch den hohen Anteil an „Blaulicht" wird Reizüberflutung begünstigt; wir können nicht mehr gut entspannen und schlafen schlechter ein.

Test für Hochsensibilität machen

Sehr viele Menschen fühlen sich anders, angreifbarer oder besonders sensibel, wissen aber nicht, dass sie hochsensibel sind. Circa 30 Prozent der Menschen sind sehr sensibel, 40 Prozent mittelmäßig sensibel und 30 Prozent wenig sensibel. Aufschluss geben kann hier zum Beispiel dieser Test:

https://hochsensibel-test.de/

Im Internet gibt es noch zahlreiche weitere Tests zum Thema „Hochsensibilität", die aber alle ähnlich aufgebaut sind.

Tipp

Solltest du eine vage Vermutung haben, dass du eventuell hochsensibel bist, so mache auf jeden Fall den Test, um dich selbst besser zu verstehen und dein Leben dementsprechend zu gestalten.

Natur

Gehe so oft wie nur möglich in die Natur. Raus in den Wald und über weite Wiesen. Genieße die Stille und Ruhe abseits des Trubels. Ziehe dich heraus aus der hektischen und lauten Welt.

Wenn es in deiner Nähe einen See gibt, dann sitze am See und genieße die Stille, die ein See ausstrahlt. Plane solche Momente der Stille bewusst ein und speichere sie in deinem Kalender.

Meditation

Es gibt so unendlich viele wunderbare Möglichkeiten, in eine Meditation einzutauchen und Stille zu erfahren. Da gibt es die stille Meditation im Sitzen oder Liegen, Gehmeditationen, Tanzmeditationen, Meditationen mit einem Mantra, geführte Meditationen, Atemmeditationen und so viele mehr. Osho hat sein Orangenes Buch den verschiedenen Formen von Meditation gewidmet. Darin beschreibt er zum Beispiel, dass allein das Beobachten von Wolken in einen meditativen Zustand führen kann. Probiere es aus (siehe Osho, 2008).

Digital Detox

Wie wäre es, wenn du einmal eine Woche komplett auf Social Media verzichtest? Du kannst bei Facebook, Instagram und Co. deinen Freunden und Followern Bescheid geben, dass du eine Woche weg sein wirst und inspirierst sie sogar, dies auch einmal zu tun.

Wundervolle Worte für *Shavasana*

Stille in deinem ganzen Körper

Mache es dir nun ganz bequem für dein Shavasana.

Lasse deinen Körper dafür schwer in den Boden hineinsinken, schließe sanft beide Augen und spüre deine Atmung.

PAUSE

Wie fließt der Atem? Lasse deine Atmung wieder ganz sanft und still werden.

PAUSE

Du begibst dich nun auf eine Reise durch deinen wundervollen und einzigartigen Körper.

Richte deine Aufmerksamkeit auf deine Füße. Nimm deine Füße zuerst bewusst wahr und entspanne sie dann. Spüre, wie sie ganz still und ruhig daliegen.

Wandere mit deiner Aufmerksamkeit zu deinen Beinen. Spüre deine Beine. Spüre die Stille in deinen Beinen.

Lenke deine Aufmerksamkeit nun auf dein Gesäß. Spüre dein Gesäß und entspanne. Stille.

Genauso machst du es mit deinem Hüft- und Beckenraum. Spüre, entspanne und nimm Stille wahr.

Spüre auch deinen Bauch. Nimm ihn wahr und entspanne auch hier vollkommen. Stille.

Spüre und entspanne deinen Brustkorb. Stille Atmung auf und ab. Ganz sachte und ruhig.

Nimm nun deinen ganzen Rücken wahr und lasse hier los. Entspannt sinkt dein Rücken immer tiefer und tiefer in den Boden hinein. Auch in den Rücken kehrt Stille ein.

Spüre deine Arme und Hände und entspanne auch hier in Stille.

Wandere nun mit der Aufmerksamkeit zu deinem Hals und deinem Nacken. Entspanne und lasse los. Alles ist still und ruhig.

Nun wandere hinauf zu deinem Kopf. Spüre und entspanne deine Kopfhaut, deine Ohren und Schläfen und dein ganzes Gesicht. Stille in deinem Gesicht. Stille in deinem Geist.

Du darfst nun deinen ganzen Körper noch mehr entspannen. Immer weiter und immer tiefer in deine Stille abtauchen. Du darfst dich entspannen. Spüre achtsam, wie du immer ruhiger wirst und sich die Stille in dir und um dich herum ausbreitet.

Immer weiter und immer tiefer sinkst du in deine Entspannung hinein.

PAUSE

Langsam ist es Zeit, wieder zurückzukommen.

Spüre diesen Moment des Aufwachens aus deinem Shavasana noch einmal ganz achtsam und bewusst.

Bewege sanft deine Hände und Füße, recke und strecke dich oder drehe dich gerne noch einmal auf deine Lieblingsseite.

Langsam kommst du mit geschlossenen Augen nach oben ins Sitzen, um deine Yogapraxis zu beenden.

Bedanke dich nun gerne bei deinem Körper, deinem Geist und deiner Atmung für die wundervolle heilsame Stille.

Namasté.

Mantra

Om Shanti

Shanti bedeutet Frieden bzw. innere Ruhe. Wir singen das Mantra, um den eigenen inneren Frieden, Gelassenheit und Stille in uns zu finden.

Das ‚O' harmonisiert dabei die Körpermitte, das ‚A' berührt deinen Herzraum und mit dem ‚I' erreichst du Nase und Kopf. Zusammen erzeugen die drei Klänge einen Zustand von Ruhe und Freude, aus dem du viel Kraft schöpfen kannst. Besonders entspannend wirkt das Shanti-Mantra, wenn du deine Handflächen vor dem Herzen in die Namasté-Geste (Anjali Mudra) hältst und das Mantra insgesamt 108-mal wiederholst. Probiere es gleich aus und genieße auch die Stille nach dem Chanten ganz aufmerksam und bewusst.

Deine eigenen Notizen zum Thema

AUDIOPAKET

Du möchtest noch tiefer in dieses Thema eintauchen? Passende Texte mit weiteren wertvollen Impulsen für dich findest du im Audiopaket direkt zum Download auf *Seite 253.*

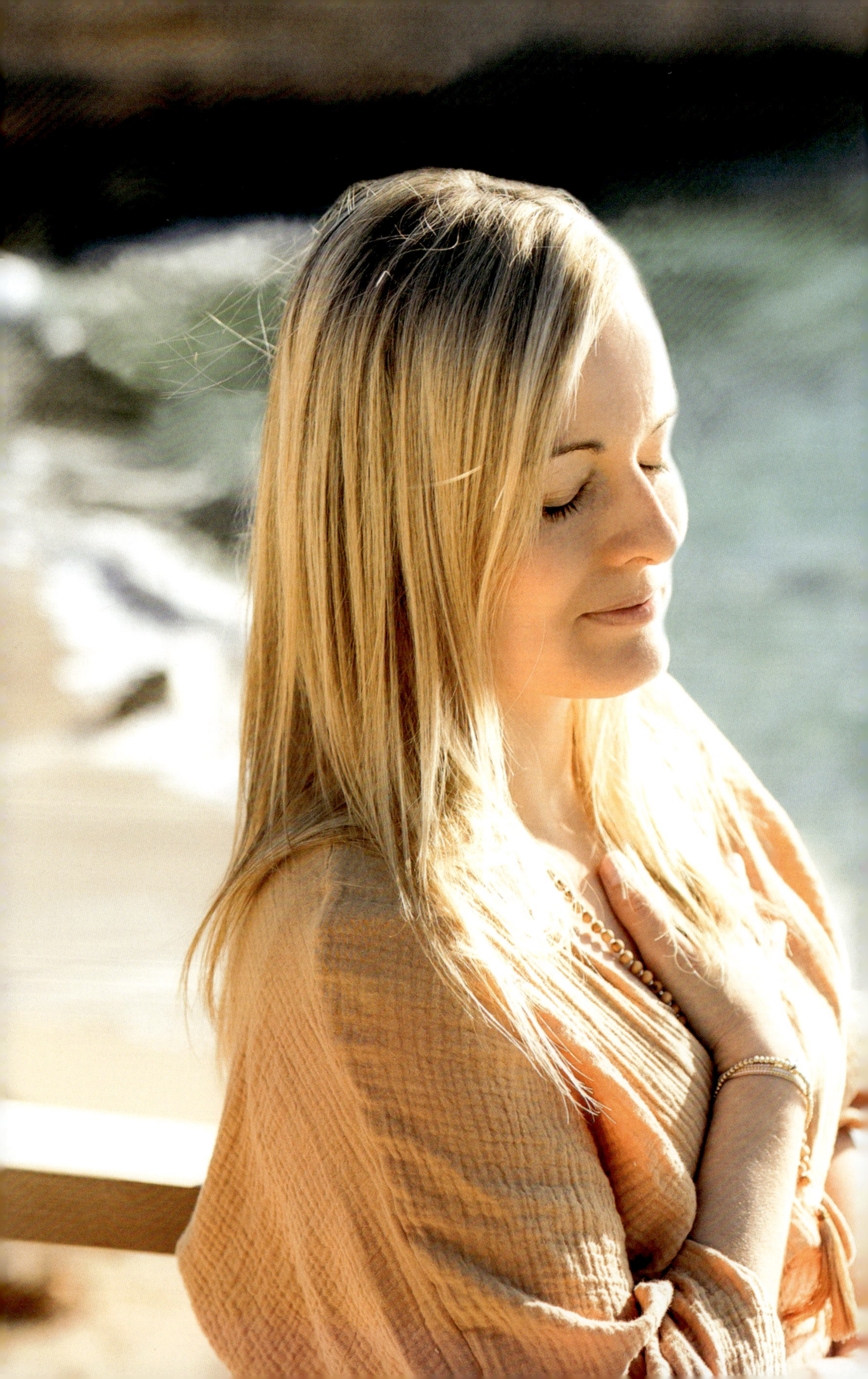

4

Verbundenheit

Alles ist eins – von der Trennung in die Einheit

„Alles ist miteinander verbunden. Du bist ein Teil von allem. Alles ist ein Teil von dir."

Quelle: unbekannt

Einleitung

Unsere Welt ist einsamer geworden. Allein zu Hause im Homeoffice, unpersönliche Onlinemeetings und -konferenzen, Chatten statt sich zu treffen, Einkäufe online tätigen, anstatt in den nächsten Laden zu gehen, online Yoga üben, anstatt die positive Energie der Gemeinschaft in einer Gruppe zu spüren. Die meisten von uns sind viel zu beschäftigt, die Welt wird immer schneller und auch unverbindlicher.

Dabei sind wir Menschen eigentlich von Geburt an soziale Wesen und brauchen Nähe, Geborgenheit, liebevolle Kontakte und Freundschaften, ja einfach ein intaktes soziales Umfeld, welches uns bereichert und stützt. Man hat herausgefunden, dass ein stabiles soziales Umfeld dem Menschen Halt und Stabilität gibt und dass dies sogar die Lebenserwartung erhöht[1].

„Im Grunde sind es doch die Verbindungen mit Menschen, die dem Leben seinen Wert geben."

Wilhelm von Humboldt

In der heutigen Zeit, in der wir mit unserer Aufmerksamkeit immer wieder im Außen landen, leiden nicht nur die Verbindungen und persönlichen Kontakte zu anderen Menschen. Auch der innere Kontakt und die Verbundenheit mit und zu uns selbst sind häufig nicht stark ausgeprägt oder wurden nie wirklich erfahren. Leider lernen wir in der Schule nicht, wie man achtsam und bewusst eine vertrauensvolle und wertschätzende Verbundenheit zum eigenen wahren Selbst herstellen kann. Im Alltag hat oder nimmt man sich häufig nicht die nötige Zeit, um tiefer in Kontakt zum eigenen Selbst zu kommen. Unser Alltag ist meist überladen mit Arbeit, Erledigungen und zahlreichen Freizeitaktivitäten.

Doch die gute Nachricht ist: Man kann es lernen, die Verbindung nach innen bewusst herzustellen und zu stärken, zum Beispiel durch regelmäßige Meditation, Achtsamkeitsübungen, Atembeobachtung oder Yoga. Das ist der erste Schritt. Leider liegen die Prioritäten im Alltag oft auf anderen Dingen und die Menschen schaffen es im Durchschnitt nur einmal pro Woche, zum Yogakurs zu gehen. Eine stabile, wertschätzende, achtsame und liebevolle Verbindung zu deinem wahren Kern kann sich jedoch positiv auf alle Lebensbereiche auswirken. Du kannst in stressigen Momenten mehr bei dir bleiben und bewusst agieren, anstatt sofort auf jeden Reiz zu reagieren. Du kannst besser auf deine Bedürfnisse eingehen, weil du sie kennst. Gefühle lassen sich leichter erkennen und annehmen.

1 *Vgl. Buettner, 2010*

Hier setzen wir an, es geht also in diesem Kapitel darum, zunächst eine tiefe Verbundenheit zum eigenen Selbst entstehen zu lassen und dieses Gefühl dann im zweiten Schritt auch mehr und mehr im Außen wahrzunehmen, um dann in der letzten und höchsten Stufe ein Einheitsbewusstsein zu erfahren.

„Liebe dich selbst, so wie du bist. Du bist wunderbar."

Louise Hay

In der Yogaphilosophie lesen wir immer wieder von Atman und Brahman. Dabei ist Atman die Individualseele, das innere Selbst, der jedem Menschen inne liegende Kern, der sich entfalten möchte. Atman durchläuft den Kreislauf der Wiedergeburt und ist zunächst abgespalten von Brahman, der göttlichen Universalseele. Erst, wenn im Laufe der Wiedergeburten irgendwann alles Karma erreicht wurde, wird Atman in den Zustand der Erleuchtung (Samadhi) kommen.

Atman kannst du auch mit einem Tropfen Wasser vergleichen, der irgendwann wieder ins große Ganze, ins Meer, zurückkehrt und Einheit und Verbundenheit erfährt.

Kommen wir nun noch einmal zurück zu dir und deinem Atman, deiner Seele auf dem Weg zur Verschmelzung mit Brahman, dem universellen großen Ganzen. Es ist wichtig, einmal genauer hinzuschauen und herauszufinden, was Verbundenheit bzw. Einssein für dich, also dein inneres Selbst, eigentlich bedeutet.

Wie kannst du Verbundenheit und das Gefühl von Einheit in deinem Leben erfahrbarer machen? Wo und wie kannst du Verbundenheit spüren?

„In unserer Essenz sind wir alle eins.
Trennung ist eine Illusion."

Albert Einstein

Verbundenheit kann entstehen, wenn sich zwei Menschen anlächeln oder sich tief in die Augen blicken. Verbundenheit kann auch bedeuten, dass man mit jemandem die gleiche Ansicht teilt oder sogar ähnliche Dinge auf seinem Weg erlebt hat. Gemeinsam ein Stück des Weges gehen oder gemeinsame Momente teilen. Freundschaft und Familie ist für viele von uns Verbundenheit. Andere Menschen wiederum fühlen sich in der Natur sehr verbunden mit allem, was existiert. In Gedanken beieinander sein und sich vom anderen gesehen fühlen. Oft entsteht Verbundenheit durch gemeinsame Interessen und Hobbys oder weil man im Leben die gleiche Krankheitsphase durchlebt hat. Manchmal fühlt man sich mit einem Menschen verbunden und kann kaum beschreiben, warum. Man schwingt also auf der gleichen Frequenz oder die Chemie stimmt einfach. Und ab und an ist da dieses tiefe und warme Gefühl der Verbundenheit im Herzen. Daher beschreiben viele Menschen die Liebe auch mit einem Gefühl der tiefsten Verbundenheit. Wusstest du, dass unser Herz ein 5000-fach stärkeres elektromagnetisches Feld hat als unser Gehirn? Es kann wie ein Magnet wirken und die Verbundenheit zwischen zwei Herzen entstehen lassen.

„Jeder Kontakt mit einem anderen Menschen hat einen Sinn. Vorhandenes zu verstärken. Fehlendes zu ergänzen. An Andersartigem zu wachsen oder sich selbst zu erkennen."

Rüdiger Schache

Wenn du gerade dieses Buch in den Händen hältst, dann teilst du wahrscheinlich eine große Liebe und Verbundenheit zu Yoga mit mir. Yoga bedeutet übersetzt „anjochen". Hier ist die Verbindung von Körper, Geist und Seele gemeint, die im Yoga erfahrbar wird. Hier schließt sich der Kreis. Yoga hilft uns, die Verbundenheit mit uns selbst, unserem Körper, unserem Geist und unserer Seele zu erleben und schafft gleichzeitig auch den Raum, diese Verbundenheit mit anderen Menschen und der ganzen Welt zu fühlen.

Verbundenheit ist das Gegenteil von Trennung und dem Gefühl, nicht dazuzugehören oder in irgendeiner Art und Weise abgespalten oder anders zu sein. Wir Menschen sind alle so einzigartig und verschieden und dann doch wieder so gleich, denn wir alle streben nach Liebe und Anerkennung und letztendlich tiefer Verbundenheit. Es geht darum, das eigene Herz durch Liebe und Mitgefühl so weit zu öffnen, dass diese Essenz der Einheit erfahrbar wird. So sind wir dann alle eins und energetisch miteinander verbunden.

Verbundenheit versteckt sich im Alltag in vielen kleinen Sätzen wie:

„Ich bin in Gedanken bei dir."

„Es ist schön, dass es dich gibt."

„Ich fühle mit dir."

„Ich bin immer für dich da."

„Ich habe dich vermisst."

„Sag Bescheid, wenn du gut angekommen bist."

„Wir gehören zusammen."

„Ich möchte Zeit mit dir verbringen."

„Du bist mir wichtig."

Das Wunderschöne ist, dieses Gefühl der Einheit und des „Einsseins" kennen wir mehr oder weniger und eher unbewusst alle noch. Du fragst dich jetzt woher? Wir alle haben es gefühlt, als wir noch im Bauch unserer Mutter waren. Hier war alles gut und wir waren behütet. Es war warm, wir fühlten uns geborgen und waren eins mit der Mutter. Dieses Gefühl von absoluter Geborgenheit und Wärme geht dann zum ersten Mal ein Stück weit verloren, wenn wir geboren werden, also den Körper der Mutter verlassen und uns plötzlich in einer kalten Umgebung mit ganz viel grellem Licht wiederfinden. Das erste Mal erfahren wir hier ein Gefühl von Trennung. Durch liebevolle Zuwendung und dem Erkennen von Bedürfnissen des Babys kann die Mutter hier wieder viel Urvertrauen und tiefe Verbundenheit herstellen bzw. erhalten. Doch sind wir leider nicht komplett davor geschützt, Erfahrungen von Trennung und Ablehnung zu machen. Die gesellschaftliche Entwicklung steuert einen großen Beitrag dazu bei, dass sich Menschen mehr getrennt als verbunden fühlen. Eine natürliche Abgrenzung kann und ist natürlich in bestimmten Fällen auch wichtig. Keine Frage. Doch ist Verbundenheit ein Urbedürfnis und Liebe ein großes Geschenk für die Menschheit. Mit diesem Kapitel bringen wir mehr Verbundenheit in uns und unser Umfeld.

„Für jede Schönheit gibt es irgendwo ein Auge, das sie sieht.
Für jede Wahrheit gibt es irgendwo ein Ohr, um sie zu hören.
Für jede Liebe gibt es irgendwo ein Herz, das sie empfängt."

Iwan Panin

Wann dieses Stundenbild besonders gut passt

Verbundenheit ist eines der Kernthemen im Yoga und daher immer passend und inspirierend. Besonders in der Weihnachtszeit sind Liebe und Verbundenheit tolle Themen für Yogastunden. Auch um den Tag der deutschen Einheit würden sich diese Themen gut einfügen. Arbeite mit diesem Kapitel, wenn du dich auf irgendeine Art und Weise getrennt oder einsam fühlst im Leben.

Das Stundenbild ist ein tolles Thema für Schwangerschaftsyoga, Thai-Yoga-Workshops oder einen Frauenkreis.

Bezug zu den Chakren

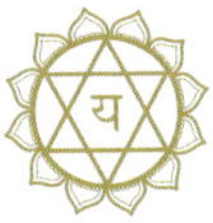
Herzchakra

Kronenchakra

Tiefe Verbundenheit und Liebe empfinden wir im Herzen. Daher wird mit diesem Thema das **Herzchakra** angeregt. Durch regelmäßige Meditation (z. B. Herzmeditation) kann die Liebe dann aufsteigen bis zum höchsten siebten Chakra, um sich dort zu entfalten.

„Höre auf dein Herz, nicht auf deinen Verstand. Deine Seele kennt den Weg."

Rumi

Im **Kronenchakra** geht es um Verbundenheit mit einer höheren Kraft/Instanz/Brahman (dem Göttlichen, dem Universum ...), Einheitsbewusstsein, Erleuchtung, das große Ganze wird erfahrbar. Daher aktiviert dieses Thema auch unser oberstes Chakra.

Positive Affirmationen

Der andere ist ein Teil von mir und umgekehrt.

Liebe und Verbundenheit tragen mich durchs Leben.

Ich bin mit dem Göttlichen verbunden.

Ich bin eins mit allem, was ist.

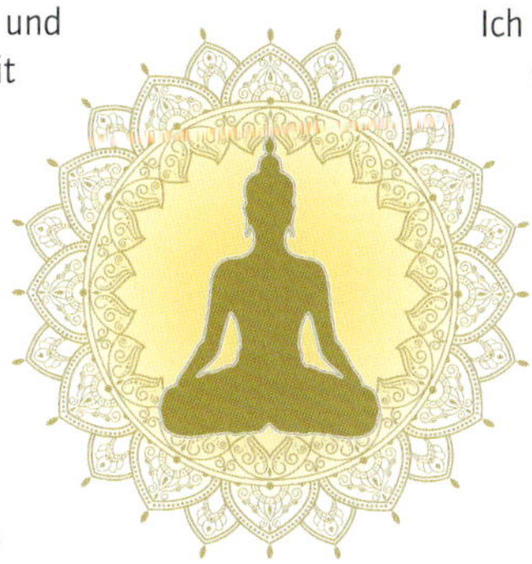

Liebe durchströmt mich.

Ich bin ein Teil vom großen Ganzen.

Ich bin genug und überall willkommen.

Mein Herz ist offen und weit.

Ich gehöre dazu.

Ich bin willkommen.

Ich bin verbunden.

Fragen zur Selbstreflexion

- Wie stark fühle ich mich mit mir selbst verbunden?
- Was hilft mir, mich selbst mehr zu finden und bei mir zu bleiben?
- Mit welchen Menschen und Lebewesen fühle ich mich besonders tief verbunden?
- Wenn ich an einen Menschen denke, mit dem ich verbunden bin, was fühle ich dabei im Körper und wo fühle ich es?
- Was im Leben bringt mich in die Einheit und Ganzheit? Was bringt mich in die Trennung und Abgrenzung?
- Wenn Abgrenzung ein Thema ist, warum möchte ich mich abgrenzen?
- Wo steht die Verbundenheit zu mir selbst im Vordergrund und in welchen Lebensbereichen suche ich Kontakt in einer Gemeinschaft?
- Bin ich wirklich allein, wenn ich Zeit mit mir selbst verbringe? Oder sind Verbundenheit und Liebe immer bei mir?
- Wie kann ich das Wunder der Verbundenheit mehr im Alltag spüren?
- In welchen Gemeinschaften/Gruppen fühle ich mich willkommen und dazugehörig? Wo eher nicht?

*„Liebe deinen Nächsten wie dich selbst.
In Wahrheit gibt es keinen Unterschied zwischen euch."*

Mahatma Gandhi

Einstimmungen/Meditationen

Der Weg nach innen

Setze dich in einen aufrechten Sitz deiner Wahl.

Richte deine Wirbelsäule gut in der Länge auf, lasse deine Schultern entspannt nach hinten und unten sinken.

Schließe nun sanft deine Augen, entspanne dein Gesicht und komme im Hier und Jetzt an.

Nimm deinen Atem wahr. Du atmest ein und aus.

Über deine Atmung nimmst du die Luft aus deiner Umgebung auf. Sie fließt von außen nach innen.

Zuerst durch die Nasenflügel, dann durch den Rachen hinunter in die Luftröhre und dann in deine Lungen, die rechts und links neben deinem Herzen wohnen.

Die Luft geht den Weg von außen nach innen direkt zu deinem Herzen.

Wenn du dir Zeit nimmst und deinem Atem folgst, wirst du immer wieder und immer mehr bei dir selbst ankommen. Der Atem zeigt dir immer und überall den direkten Weg zu deinem wahren inneren Selbst. Du musst ihm nur folgen.

Atme weiter und folge dem Weg.

PAUSE

Spüre, wie du mehr und mehr bei dir ankommst und die Verbindung zu dir selbst stärker und spürbar wird. Tauche ein in deine wunderschöne innere Welt.

PAUSE

Mit jedem tiefen Atemzug verbindest du dich noch mehr mit dir selbst.

Verbundenheit.

Liebe.

Für dich da sein.

Bei dir sein.

Einfach sein.

Genieße nun diese wundervolle Verbindung zu deinem inneren Selbst noch für einige ruhige Atemzüge.

Ich bin bei mir

Setze dich in einen aufrechten Sitz deiner Wahl.

Dies kann der Schneidersitz, der Lotussitz oder auch der Fersensitz sein.

Richte deine Wirbelsäule gut in der Länge auf, lasse deine Schultern entspannt nach hinten und unten sinken.

Atme entspannt ein und aus. Lasse los und komme bei dir an.

Mache dir bewusst, dass du der wichtigste Mensch in deinem Leben bist. Dein ganzes Leben verbringst du mit dir. In deinem einzigartigen Körper, mit deinem Geist und deiner Seele.

Warum also nicht immer liebevoll für dich selbst sorgen und in tiefer Verbundenheit mit dir selbst leben?

Beginne nun, die folgende Affirmation im Rhythmus deiner Atmung einzubinden:

„Ich bin bei mir."

Einatmen: „Ich bin...", ausatmen: „... bei mir."

Wiederhole das Mantra weiter in deinem Geist und atme ruhig weiter.

PAUSE

Nimm wahr, wie die Worte das innere Band zu dir selbst immer stärker machen und wie du mehr und mehr bei dir ankommst.

Herzensverbindung

Setze dich in einen aufrechten Sitz deiner Wahl.

Dies kann der Schneidersitz, der Lotussitz oder auch der Fersensitz sein.

Richte deine Wirbelsäule gut in der Länge auf, lasse deine Schultern entspannt nach hinten und unten sinken.

Schließe nun sanft deine Augen und komme bei dir an. Komme in deiner wunderschönen inneren Welt an.

PAUSE

Lege nun eine Hand oder beide Hände auf dein Herz. Spüre die Berührung, die Wärme und den leichten Druck. Berührung schafft Verbindung.

PAUSE

Spüre, wie du noch tiefer in deine innere Welt und dein Herz eintauchst. Du bist bei dir und in dir.

PAUSE

Nun mache dir bewusst, dass in allen Menschen auf dieser Erde ein solches Herz im Brustkorb schlägt.

All diese Herzen sehnen sich nach tiefer Verbundenheit, Liebe und Mitgefühl.

PAUSE

Stelle dir nun vor, dass alle Herzen energetisch miteinander verbunden sind. Vielleicht magst du dir sogar vorstellen, dass nun alle im gleichen Takt schlagen.

Komme immer mehr von der Trennung in die Einheit.

Bleibe noch für einige Atemzüge in dieser innigen Verbundenheit mit deinem Herzen und zu all den anderen wundervollen Menschen in deinem Leben.

Praxisteil

Allgemeine Hinweise und Tipps

Erinnere dich während der Praxis immer wieder daran, bei dir zu bleiben, dich zu spüren, deiner Seele zu lauschen und liebevoll und achtsam mit deinem Körper umzugehen.

Zu diesem Thema passen Rückbeugen sehr gut, da sie unser Herz öffnen. Rückbeugen stehen auch dafür, dass wir uns verletzlich zeigen, denn wir offenbaren hier die verwundbaren Bereiche wie Herz und Lungen, die für unser Leben von großer Bedeutung sind. Nicht selten wollen wir unser Herz schützen oder bauen Herzmauern, nachdem wir eine schmerzhafte Erfahrung gemacht haben. Verbundenheit ist nur dann wirklich erfahrbar, wenn wir diese Mauern sprengen und unser Herz für uns selbst und andere Menschen öffnen.

Hier macht es Sinn, viel mit dem Yogagurt zu arbeiten und die Hände öfter zu binden (d. h. die Hände ineinander zu verschränken in den sogenannten Flechtgriff oder Räuberleitergriff).

Passende Erwärmung: Erwärmung 2

Passender Bodenteil: Bodenteil 2

Tipp für Yogalehrer

Lade die Teilnehmer immer wieder dazu ein, die Energie der Gemeinschaft im Raum zu spüren. Das Zusammensein mit Menschen, die den gleichen Yogaweg gehen, kann uns viel Kraft geben. Gemeinsam atmen, die Gemeinschaft und die Verbundenheit durch Yoga spüren. Gemeinsam entspannen und gemeinsam Kraft tanken.
Unterrichte hier gerne ruhige Yogaklassen, die die Teilnehmer immer wieder in eine tiefe Verbindung zu sich selbst kommen lassen.
Das Mantra „Lokah Samastah Sukhino Bhavantu" sollte in deiner Yogastunde zum Thema „Verbundenheit" nicht fehlen. Erkläre die Bedeutung (siehe passendes Mantra auf S. 115) und besprich es am Ende der Stunde gemeinsam mit den Teilnehmern.

HATHA-YOGA

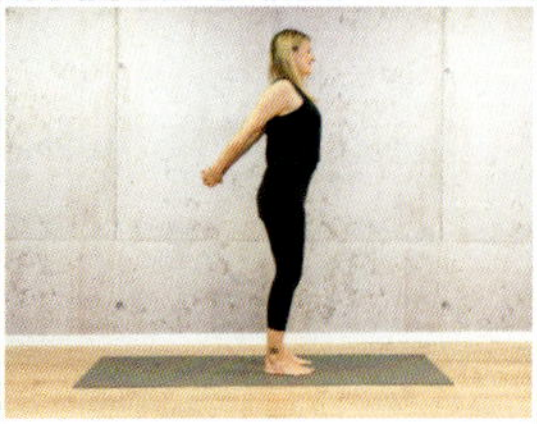

Gebundene Herzöffnung
(im Stand)

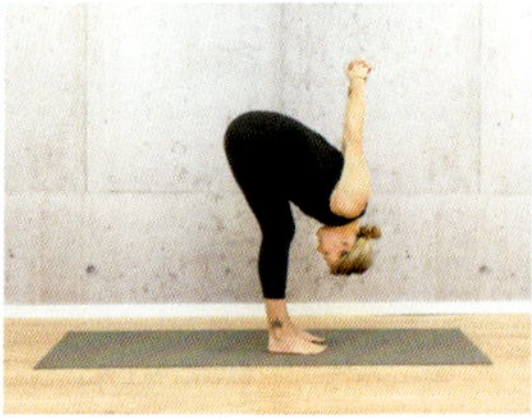

Gebundene Herzöffnung
(mit Vorwärtsbeuge)

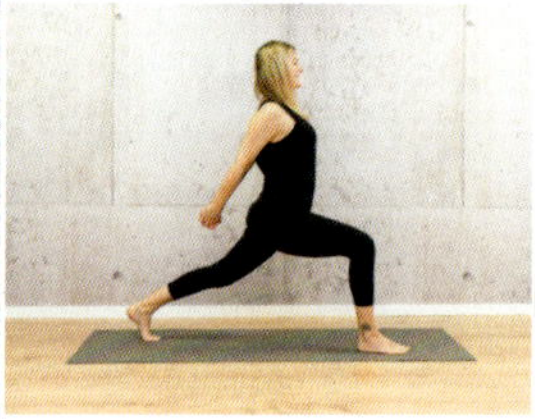

Krieger 1
(Hände gebunden)

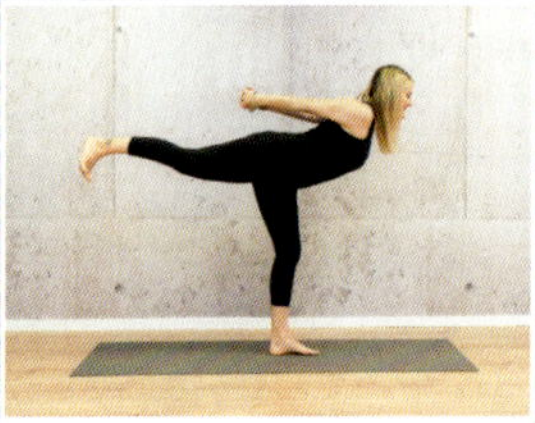

Krieger 3
(Hände gebunden)

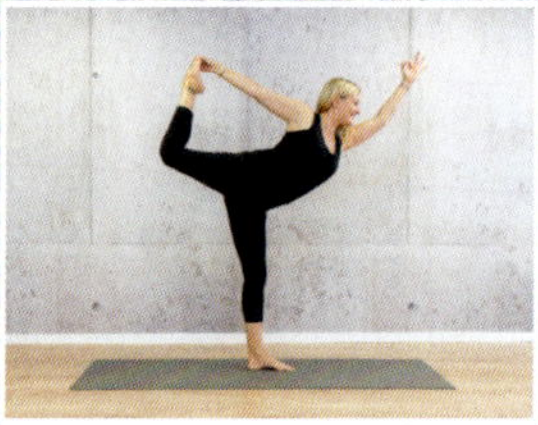

Tänzer

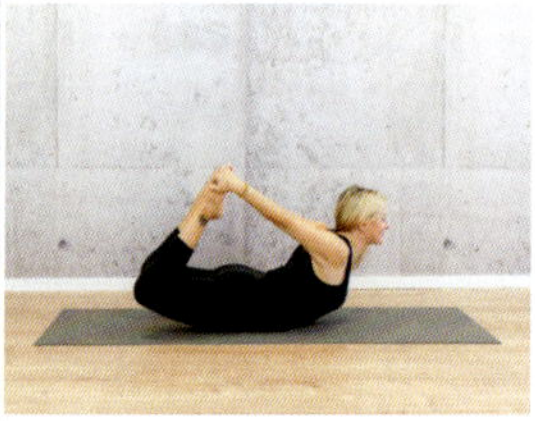

Bogen

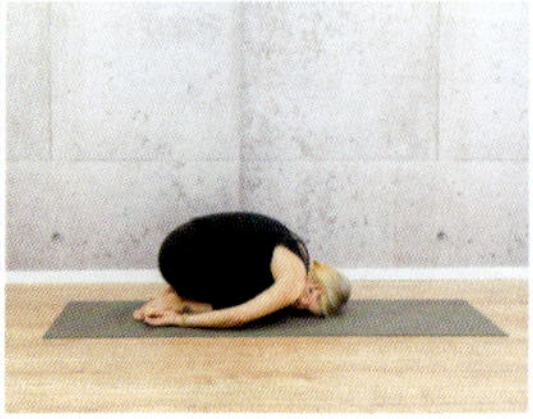

Kind

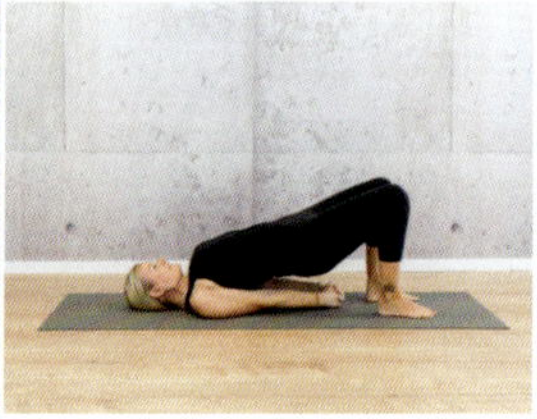

Schulterbrücke

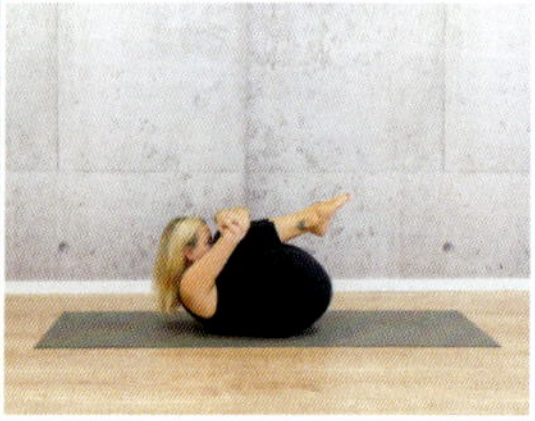

Igel

VINYASA-YOGA
Flow

Start

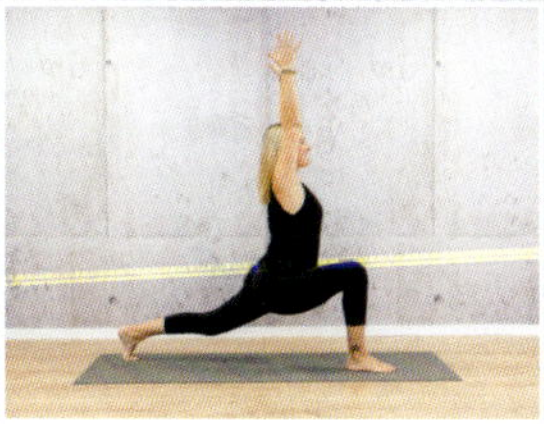

Low Lunge
(mit gehobenen Armen)

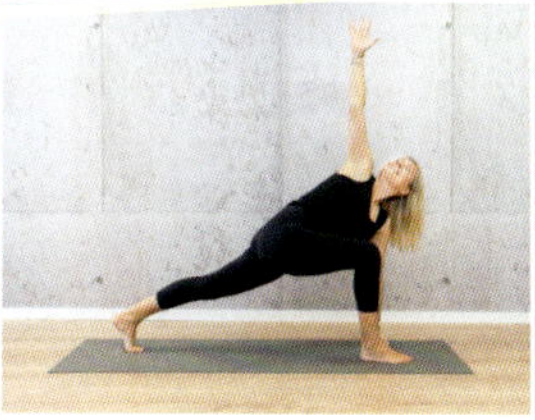

Gedrehter seitlicher Winkel

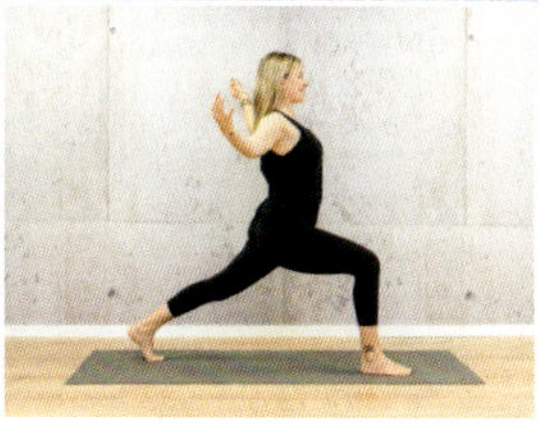

Krieger 1
(Arme weit öffnen)

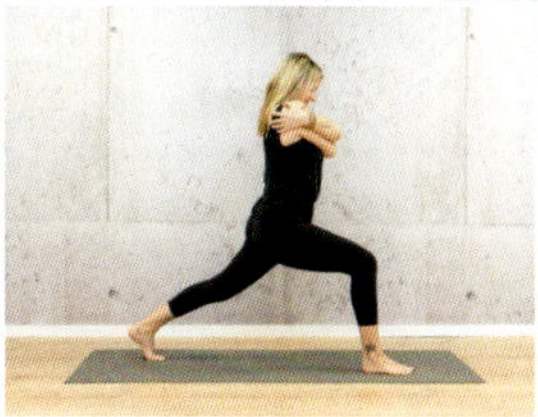

Krieger 1 (Umarmung)

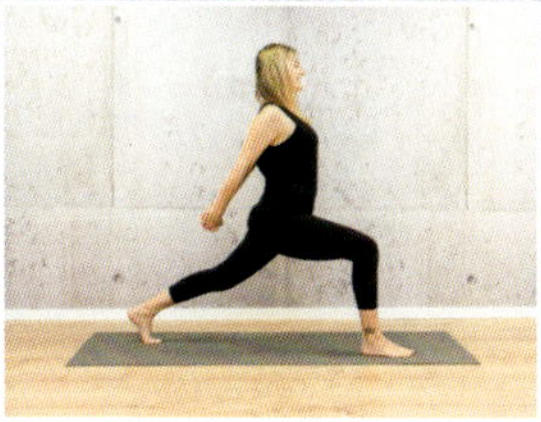

Krieger 1
(Hände gebunden)

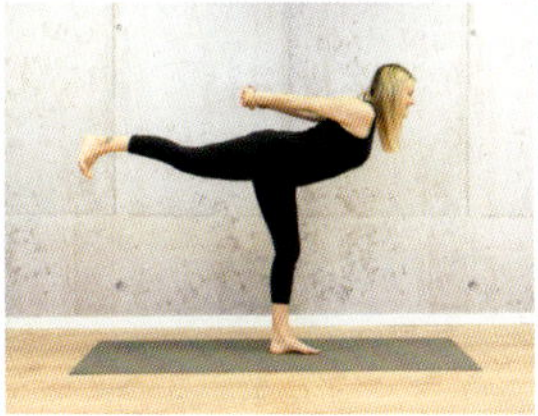

Krieger 3
(Hände gebunden)

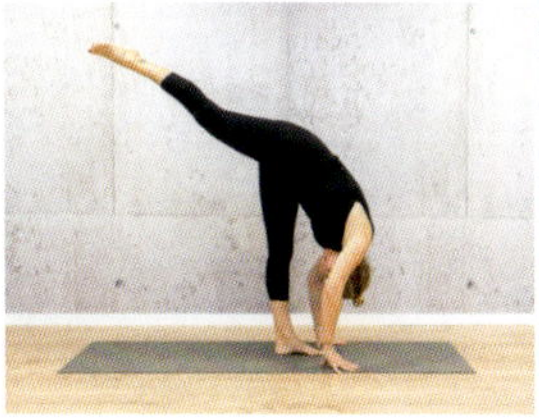

Stehender Spagat

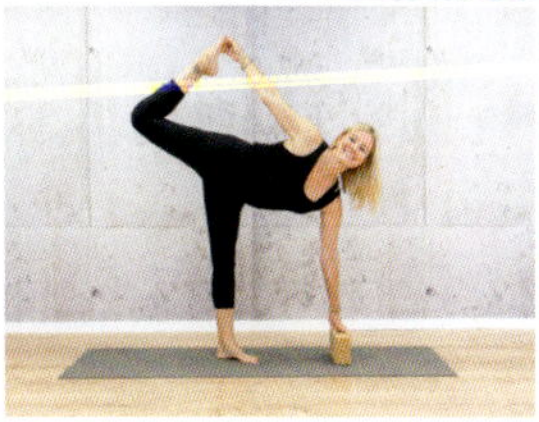

Gebundener Halbmond

YIN-YOGA

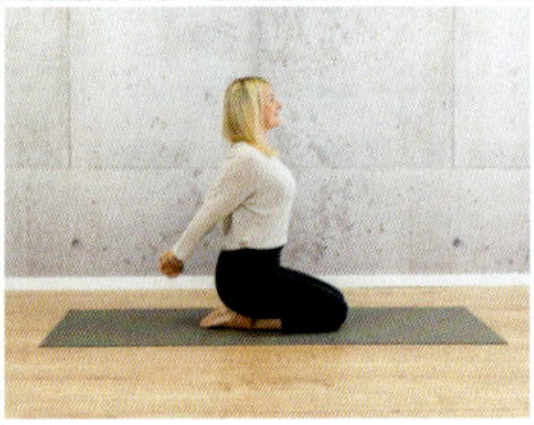

Herzöffnung
(im Fersensitz)

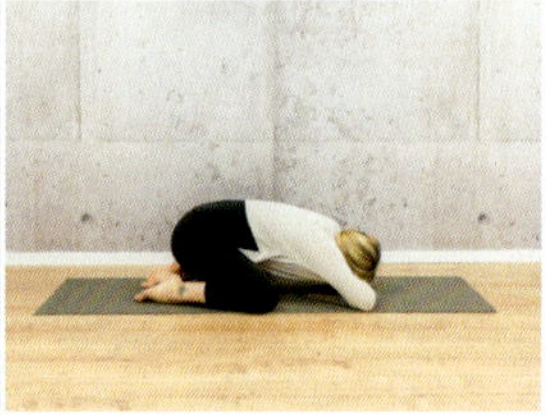

Froschkind

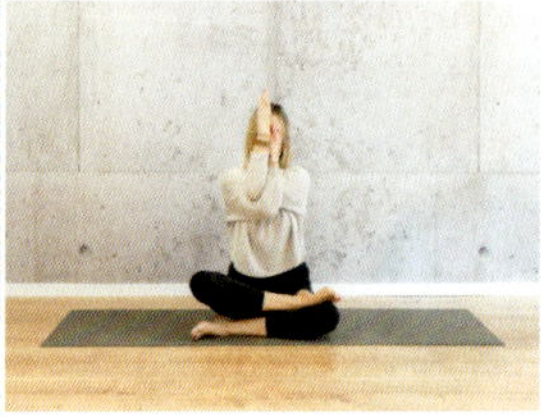

Quadrat
(mit Adlerarmen)

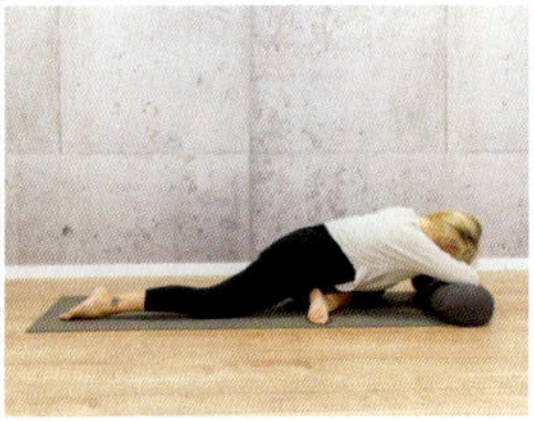

Schwan

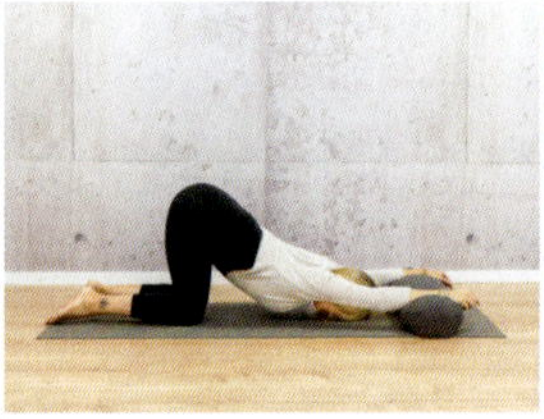

Herz-zu-Boden-Stellung

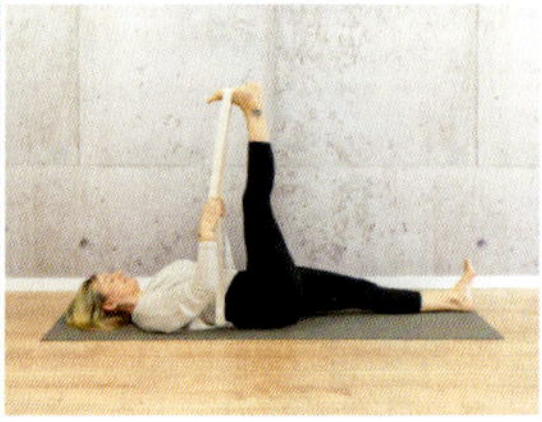

Beinrückseitendehnung (mit Gurt)

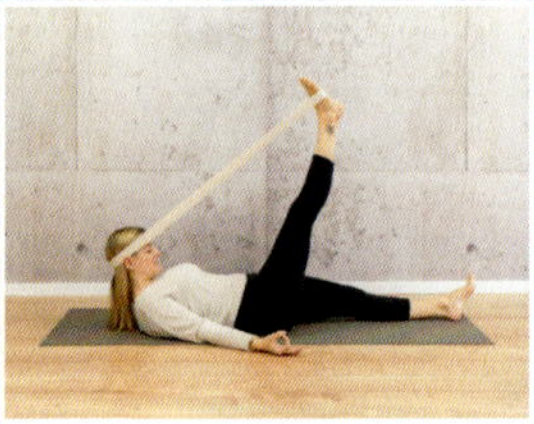

Schaukel
(mit Nackengurt)

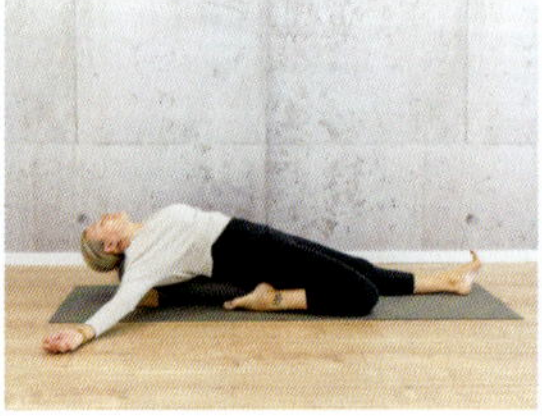

Halber Sattel

Praktische Übungen für den Alltag oder einen Workshop

Im Kreis sitzen und verbinden

Diese Übung kannst du mit ein paar Freunden oder einer Yogagruppe machen. Setzt euch dazu im Kreis hintereinander. Nun legt jeder seine Hände von hinten auf den Brustkorb des Vordermanns. Mit geschlossenen Augen versucht man hier den Herzschlag, die Atembewegung und die Verbindung zum anderen und zur ganzen Gruppe zu spüren.

„Öffne dich für die Erfahrung der tiefen Verbundenheit mit dir und mit allen anderen Lebewesen."

Kerstin Huber-Steinhorst

Kleine Herzmeditation

Setze dich aufrecht und bequem hin. Die Augen sind geschlossen.

Richte nun deine ganze Aufmerksamkeit nach innen und konzentriere dich für einige Atemzüge ganz auf deinen Atem. Komme in deiner wundervollen inneren Welt an.

Atme tief und ruhig durch die Nase ein und aus, bis dein ganzer Körper vollkommen locker und entspannt ist.

Spüre nun, dass dein Atem dir immer den Weg zu deinem Herzen zeigt.

Lege gerne beide Hände auf dein Herz und lenke deine Aufmerksamkeit auf den Herzraum.

Bleibe mit deiner vollen Aufmerksamkeit bei deinem Herzen und verbinde dich mit ihm.

Lausche deinem Herzen.

Führe die Meditation so lange fort, wie du magst.

Partnerübung – In die Augen blicken

Suche dir einen Herzensmenschen (im Kurs einen anderen Teilnehmer) und setze dich ihm gegenüber, sodass ihr euch in die Augen sehen könnt. Stellt euch gerne einen Timer und schaut euch dann für drei Minuten ununterbrochen in die Augen. Bleibt dabei, auch wenn es sich zunächst etwas komisch und fremd anfühlt. Öffnet euch für die Erfahrung der Verbundenheit.

Die Sprachen der Liebe erkennen

Liebe und Verbundenheit drückt jeder Mensch auf seine ganz individuelle Weise aus. Der eine spürt Verbundenheit über Zärtlichkeit und Berührungen, der nächste braucht viel Lob und Anerkennung. Manche Menschen drücken ihre Liebe mit Hilfsbereitschaft oder mit Geschenken aus, die von Herzen kommen. Wiederum andere wünschen sich ganz viel gemeinsame Zeit, also reine Präsenz und Aufmerksamkeit mit den Herzensmenschen und fühlen sich dann besonders verbunden. Schaue gerne einmal achtsam hin, wie deine Freunde oder Familienmitglieder ihr Gefühl der Verbundenheit ausdrücken. Du wirst staunen, wie unterschiedlich es sein kann. Doch der Kern bleibt immer der gleiche: Liebe und tiefe Verbundenheit.

Verbundenheit im Alltag finden

Im Alltag findest du unfassbar viel Verbundenheit, wenn du dich dafür öffnest. Das Lächeln eines anderen Menschen auf der Straße oder im Supermarkt hatten wir schon. Doch Verbundenheit steckt auch in ganz vielen anderen Situationen im Alltag. Beim gemeinsamen Warten an der Kasse, an der Bushaltestelle oder im Aufzug. Während einer gemeinsamen Projektarbeit oder in einem gemeinsamen Meeting. Und auch beim Treffen am Kaffeeautomaten.

Verbundenheit versteckt sich im Alltag in vielen kleinen Sätzen. Vielleicht wirst du sie schon heute irgendwo hören:

„Ich bin in Gedanken bei dir."

„Es ist schön, dass es dich gibt."

„Ich fühle mit dir."

Noch mehr Beispiele findest du oben in der Einleitung des Kapitels.

Mental verbunden sein

Auch in deinen Gedanken oder mithilfe deiner Vorstellungskraft kannst du stets mehr Verbundenheit in dein Leben integrieren. Dazu denke zum Beispiel an deine Familienmitglieder, deinen Partner oder einen Herzensfreund und spüre und fühle das innere Band, welches euch verbindet. Denke an all die wundervollen Talente und Eigenschaften, die euch in der Familie, Partnerschaft oder Freundschaft verbinden. Denke an deinen Verein, deine Band, deine Nachbarschaft oder eine Gemeinschaft und spüre dankbar in diese Verbindung hinein. Verbundenheit gibt uns Kraft und das Gefühl, dazuzugehören.

Impuls

Die Metta-Meditation kann hier eine ganz wundervolle Methode sein, die dir dabei hilft, dich mit einem oder mehreren Menschen zu verbinden und ihnen gute Wünsche zu senden. Du findest sie in meinem ersten Buch YOGA Inspiration im Kapitel „Selbstliebe"

Wundervolle Worte für *Shavasana*

Als ich mich selbst zu lieben begann ...

Ein Gedicht von Charlie Chaplin für mehr Verbundenheit zu dir selbst, gelesen von Charlie Chaplin an seinem 70. Geburtstag am 16. April 1959.

Als ich mich selbst zu lieben begann,
konnte ich erkennen, dass emotionaler Schmerz und Leid
nur Warnungen für mich sind, gegen meine eigene Wahrheit zu leben.
Heute weiß ich: Das nennt man AUTHENTISCH SEIN.

Als ich mich selbst zu lieben begann,
verstand ich, wie sehr es jemanden beeinträchtigen kann,
wenn ich versuche, diesem Menschen meine Wünsche aufzuzwingen,
auch wenn ich eigentlich weiß, dass der Zeitpunkt nicht stimmt
und dieser Mensch nicht dazu bereit ist - und das gilt auch,
wenn dieser Mensch ich selber bin.
Heute weiß ich: Das nennt man RESPEKT.

Als ich mich selbst zu lieben begann,
habe ich aufgehört, mich nach einem anderen Leben zu sehnen
und konnte sehen, dass alles um mich herum
eine Aufforderung zum Wachsen war.
Heute weiß ich, das nennt man REIFE.

Als ich mich selbst zu lieben begann,
habe ich verstanden, dass ich immer und bei jeder Gelegenheit,
zur richtigen Zeit am richtigen Ort bin
und dass alles, was geschieht, richtig ist -
von da an konnte ich gelassen sein.
Heute weiß ich: Das nennt man SELBSTVERTRAUEN.

Als ich mich selbst zu lieben begann,
habe ich aufgehört, mich meiner freien Zeit zu berauben,
und ich habe aufgehört, weiter grandiose Projekte für die Zukunft zu entwerfen.
Heute mache ich nur das, was mir Spaß und Freude macht,
was ich liebe und was mein Herz zum Lachen bringt,
auf meine eigene Art und Weise und in meinem Tempo.
Heute weiß ich, das nennt man EINFACHHEIT.

Als ich mich selbst zu lieben begann,
habe ich mich von allem befreit, was nicht gesund für mich war,
von Speisen, Menschen, Dingen, Situationen
und von Allem, das mich immer wieder hinunterzog, weg von mir selbst.
Anfangs nannte ich das „Gesunden Egoismus",
aber heute weiß ich, das ist SELBSTLIEBE.

Als ich mich selbst zu lieben begann,
habe ich aufgehört, immer recht haben zu wollen,
so habe ich mich weniger geirrt.
Heute habe ich erkannt: das nennt man BESCHEIDENHEIT.

Als ich mich selbst zu lieben begann,
habe ich mich geweigert, weiter in der Vergangenheit zu leben
und mich um meine Zukunft zu sorgen.
Jetzt lebe ich nur noch in diesem Augenblick, wo ALLES stattfindet,
so lebe ich heute jeden Tag und nenne es ERFÜLLUNG.

Als ich mich zu lieben begann,
da erkannte ich, dass mich mein Denken
armselig und krank machen kann.
Doch als ich es mit meinem Herzen verbunden hatte,
wurde mein Verstand ein wertvoller Verbündeter.
Diese Verbindung nenne ich heute WEISHEIT DES HERZENS.

Wir brauchen uns nicht weiter vor Auseinandersetzungen,
Konflikten und Problemen mit uns selbst und anderen fürchten,
denn sogar Sterne knallen manchmal aufeinander
und es entstehen neue Welten.
Heute weiß ich: **DAS IST DAS LEBEN!**

Namasté.

„Solange uns die Menschlichkeit miteinander verbindet, ist es völlig egal, was uns trennt."

Ernst Ferstl

Mantra

Om

Om, das wohl bekannteste aller Mantras steht für Erleuchtung, Licht, Verbundenheit zu einer höheren Instanz (Gott, Universum ...). Es verbindet alles mit allem und bringt uns in die Einheit.

Lokah Samastah Sukhino Bhavantu

Übersetzt bedeutet Lokah Samastah Sukhino Bhavantu so viel wie „Mögen alle Wesen Glück und Harmonie erfahren." oder „Mögen alle Lebewesen auf dieser Erde glücklich und frei sein. Mögen meine Worte, Taten und Gedanken zu diesem Glück beitragen.".

Lokah *- Welt, Universum*
Samastah *- alle Lebewesen, das Ganze, jeder*
Sukhino *- Freude, Glück, frei von Leiden*
Bhav *- der Zustand göttlicher Liebe oder Einheit*
Antu *- so soll es sein*

Tipp für Yogalehrer

Sprich zum Abschluss der Stunde gerne die folgenden guten Wünsche für deine Teilnehmer aus: „Mögen deine Gedanken über andere stets liebevoll sein, deine Worte für das Gegenüber achtsam und voller Mitgefühl, und mögen deine Taten aus deinem Herzen kommen."

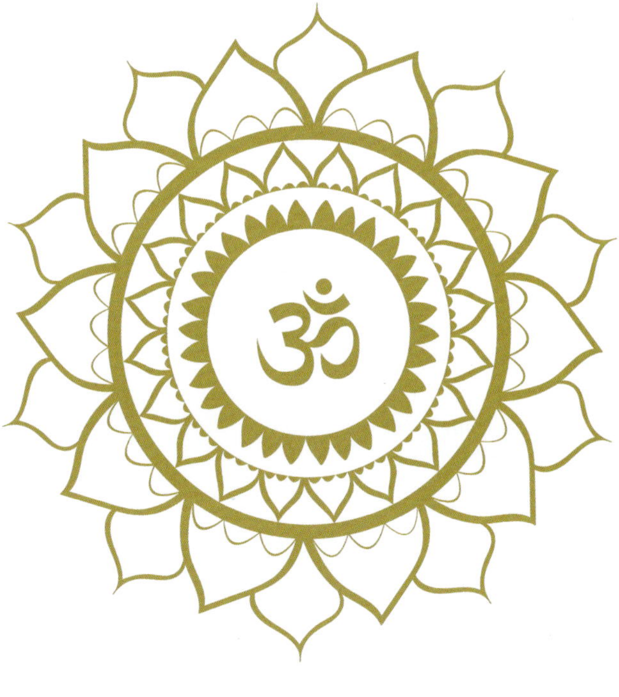

Deine eigenen Notizen zum Thema

AUDIOPAKET

Du möchtest noch tiefer in dieses Thema eintauchen? Passende Texte mit weiteren wertvollen Impulsen für dich findest du im Audiopaket direkt zum Download *auf Seite 253.*

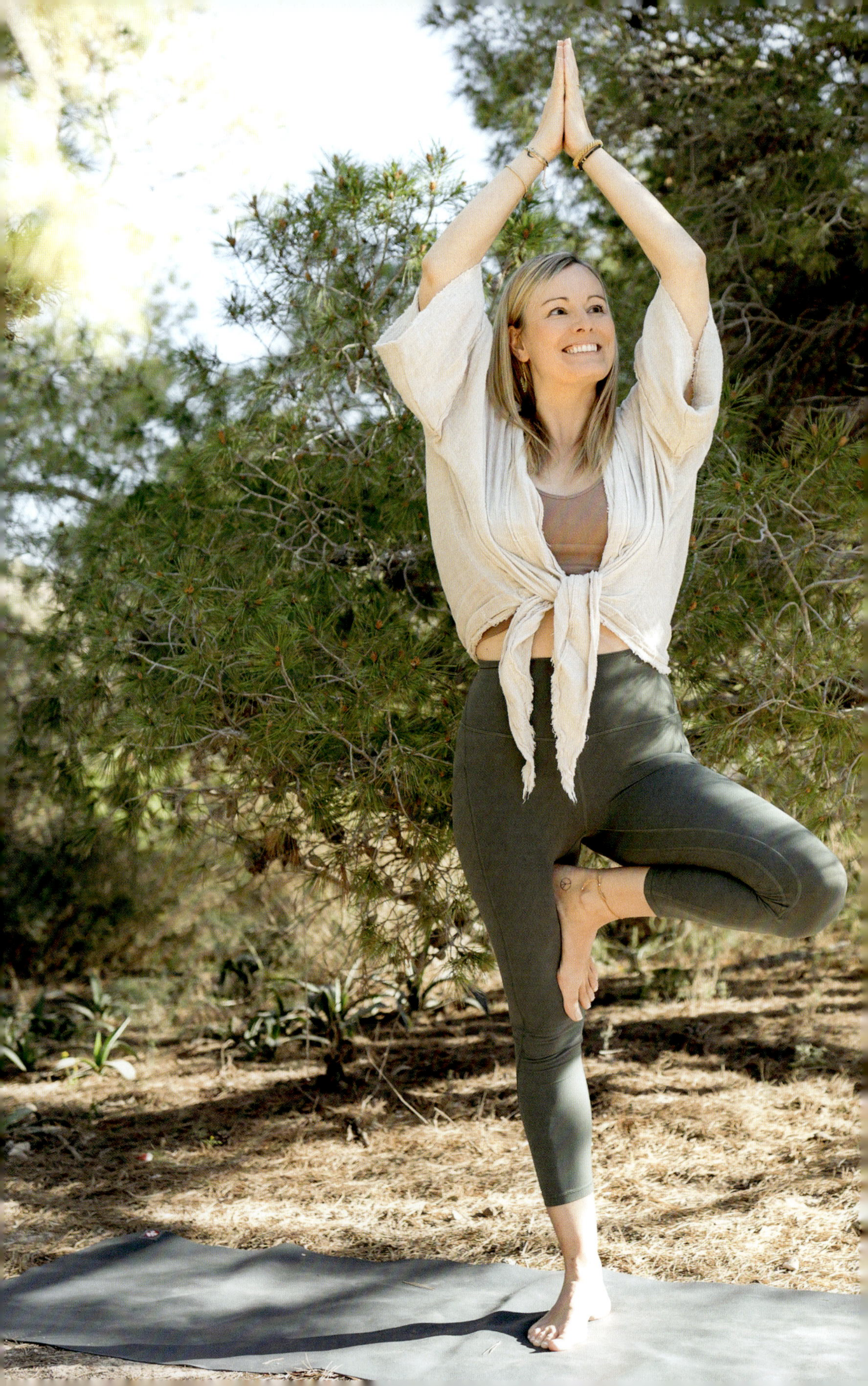

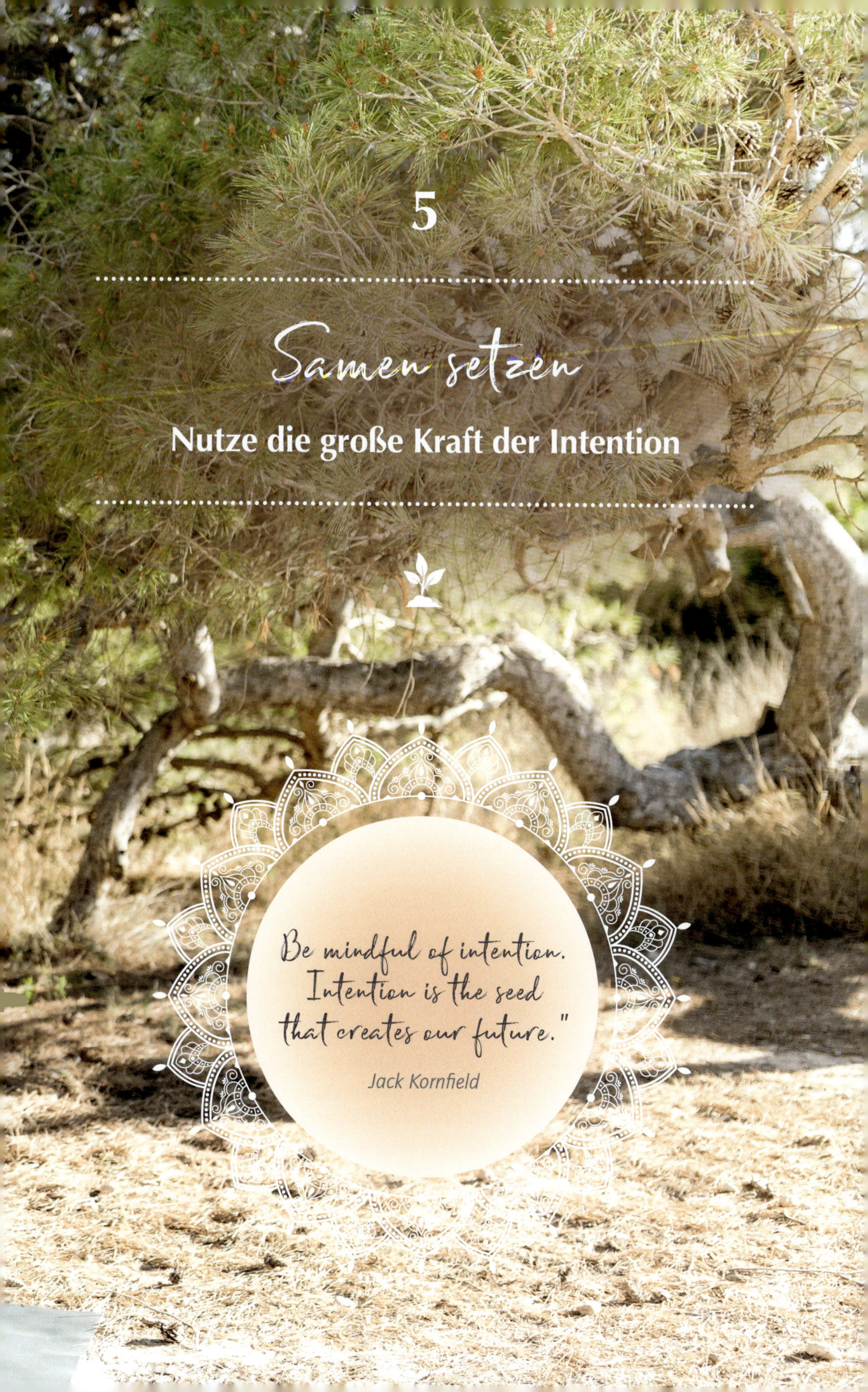

5

Samen setzen

Nutze die große Kraft der Intention

„Be mindful of intention. Intention is the seed that creates our future."

Jack Kornfield

Einleitung

Als ich vor vielen Jahren meine ersten Yogaklassen besucht habe, war es für mich erst einmal komisch, wenn ich zu Beginn einer Stunde eine Intention setzen bzw. ein Sankalpa machen sollte. Was genau war damit gemeint und welchen Sinn sollte es machen?

Dazu ist es wichtig, erst einmal zu verstehen, was eine Intention überhaupt ist und wie sie wirken kann.

Eine Intention, wir sprechen im Yoga auch von einem Sankalpa, ist ein klar und positiv formuliertes Ziel, eine Absicht, ein Wille, ein Wunsch oder auch ein bestimmtes Gefühl – etwas ganz Persönliches, dem du Aufmerksamkeit schenken möchtest. Du formulierst diese Intention zu Beginn einer Yogaeinheit und nimmst sie mit in die Praxis. Während der Yogastunde bringst du dann durch die körperliche Bewegung Energie ins Fließen und setzt deine innere Kraft frei. Indem du deine Konzentration bewusst auf deine Intention ausrichtest, lenkst du die freigesetzte Kraft in eine ganz bestimmte Richtung – ganz wichtig: in deine Richtung.

„Our intention creates our reality."

Wayne Dyer

So verstreust du deine Energie bzw. deinen Samen nicht einfach irgendwie, sondern gibst ihr Bestimmung und Zweck. Du kannst dir eine Intention wie eine Art persönlichen Kompass vorstellen, der dir und deiner Energie immer wieder die Richtung anzeigt.

Die Intention holt Yoga von der Matte ins Leben und umgekehrt. Es ist vergleichbar mit dem Pflanzen eines Samenkorns. Du setzt dieses Korn in die Erde, um danach eine bestimmte Pflanze wachsen zu lassen.

Es gibt aber auch ganz praktische Gründe, warum Intentionen ein wirkungsvolles Werkzeug sind: Du stärkst so deine Konzentration auf etwas. Außerdem hilft dir eine klare Absicht auch durch schwierige Yogahaltungen hindurch und holt dich zurück auf die Matte, wenn die Gedanken abschweifen.

Eine Intention kann noch viel mehr: Sie ist wie ein Puzzleteil, das Yoga zu einem Werkzeug der persönlichen Weiterentwicklung macht. Neben deinem Körper aktivierst du auch Geist und Seele und gehst die Praxis so ganzheitlich an.

Mit einer klaren Intention tust du nichts mehr automatisch und unbewusst, sondern du nutzt deine Aufmerksamkeit und Energie bewusst für ein selbstbestimmtes Sein und Handeln.

Ich habe wie gesagt auch eine Weile gebraucht, bis mir die Kraft der Intention wirklich bewusst geworden ist. Rückblickend war das aber für mich der Schritt, der Yoga noch mehr zu einer ganzheitlichen Praxis transformiert hat. Und durch das Formulieren einer Intention, was gleichbedeutend mit dem Pflanzen eines Samenkorns ist, bekommen deine Yogapraxis und vielleicht dein ganzes Leben einen tieferen Sinn. Stelle dir einen Garten vor, in dem du ganz bewusst die Pflanzen gießt und nährst, die dir im Leben wichtig sind – das hat mir hier sehr geholfen.

Schauen wir dazu einmal, was im Frühling geschieht.

Der Frühling ist die Jahreszeit, in der die Natur wieder zum Leben erwacht. Kraftvoll sprießen die kleinen Pflanzen aus der Erde. Leuchtende und kraftvolle Farben kommen zum Vorschein, die in der Sonne strahlen und uns verzaubern.

Doch diese wundervollen Pflanzen wachsen und gedeihen nicht einfach so von selbst. Jede Pflanze benötigt ein Samenkorn, welches bewusst gesät wird. Und nicht nur das. Dieses Samenkorn benötigt auch ganz bestimmte Bedingungen, um dann mit Leichtigkeit und Freude keimen zu können. Licht, Wärme, Wasser und einen nährenden Boden.

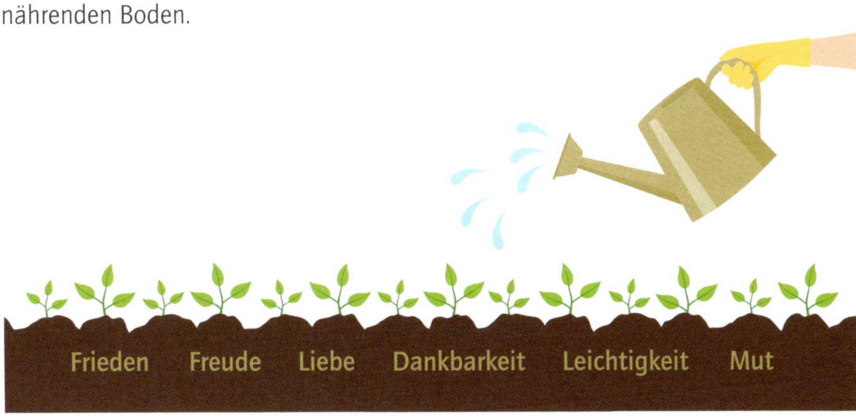

„Dein Leben hängt davon ab, welchen Samen du Wasser gibst."

Quelle: unbekannt

Positive Affirmationen

Ich ernte, was ich säe.

Ich selbst gestalte meinen Lebensgarten.

Ich nähre die Pflanze der Liebe (der Freude, der Dankbarkeit uvm.) in mir.

Ich lenke mein Leben in eine positive Richtung.

Ich gieße die Leichtigkeit und tanze durchs Leben.

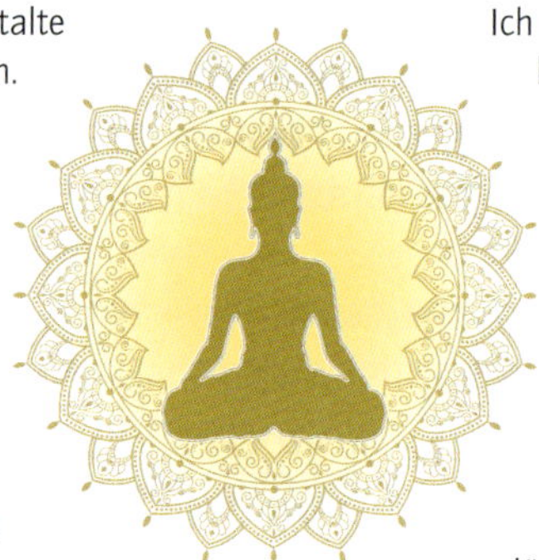

Ich richte mich bewusst aus.

Heute setze ich den Samen für …

Jederzeit kann ich meinem Leben eine neue Richtung geben.

Alles, was ich erlebe, lässt mich wachsen.

Heute übe ich Yoga, weil …

Fragen zur Selbstreflexion

- Warum übe ich heute Yoga?
- Welche Samen möchte ich in meinem Garten säen? (Formuliere eine Intention.)
- Welche Themen/Dinge in meinem Leben möchte ich säen, pflegen und nähren?
- Welche Bedingungen brauche ich bzw. braucht mein Thema, um wachsen und gedeihen zu können?
- Welche Ressourcen brauche ich, um meinen Garten zum Blühen zu bringen? Raum? Zeit? Energie? Sonne? Materialien? Menschen? Orte?
- Was nährt mich?
- Was in meinem Leben darf mehr Raum und Zeit zum Wachsen bekommen?
- Kann ich meinen blühenden Garten in meinen Träumen und Visionen sehen?

Einstimmungen/Meditationen

Atemübung mit Affirmation

Setze dich in einen aufrechten Sitz deiner Wahl.

Dies kann der Schneidersitz, der Lotussitz oder auch der Fersensitz sein.

Richte deine Wirbelsäule gut in der Länge auf und lasse deine Schultern entspannt nach hinten und unten sinken.

Schließe nun sanft deine Augen, entspanne dein Gesicht und komme im Hier und Jetzt an.

Du kommst hier im Raum auf deiner Yogamatte an, aber auch ganz bei dir selbst.

Beginne nun, deine Atmung zu beobachten.

Du kommst von außen nach innen. Spüre dich für einen Moment.

Nimm wahr, wie du atmest. Beobachte jeden Atemzug, als wäre es der erste Atemzug, den du in deinem Leben machst. Jeder Atemzug ist etwas ganz Besonderes und Einzigartiges und kommt so nie wieder zurück.

Du atmest - du bist.

Spüre eine tiefe Dankbarkeit für deinen Atem und dein Leben.

Du atmest - du bist.

PAUSE

Beginne nun, eine der Affirmationen in den Atemrhythmus miteinfließen zu lassen.

Zum Beispiel: Ich richte mich bewusst aus.

Einatmen: „Ich richte mich ...", ausatmen: „bewusst aus".

Wiederhole diese Affirmation für einige Minuten im Rhythmus deiner Atmung.

Lasse deine Intention wachsen (eine etwas längere Einstimmung)

Setze dich in einen aufrechten Sitz deiner Wahl.

Richte deine Wirbelsäule gut in der Länge auf, lasse deine Schultern entspannt nach hinten und unten sinken.

Schließe nun sanft deine Augen und atme entspannt ein und aus.

PAUSE

Richte den Blick mehr und mehr nach innen.

Gibt es eine Sache oder ein Gefühl, welcher bzw. welchem du heute in deinem Leben Aufmerksamkeit schenken möchtest? Oder welche Intention hast du für die heutige Yogapraxis? Warum bist du hier?

PAUSE

Wandere nun mit der Aufmerksamkeit zu deinem **Wurzelchakra**. Es sitzt mittig auf Höhe deines Scham- und Steißbeins. Es steht für unsere Erdung, Verwurzelung und ist unsere stabile Basis.

Stelle dir nun vor, dass du hier ein Samenkorn für dein inneres Wachstum in die Erde setzt. Mache dir dabei bewusst, dass du jeden Tag wächst und dich weiterentwickelst. So wird es auch dieser Samen tun. Nach der Aussaat beginnst du nun, deinen Samen regelmäßig zu gießen und zu pflegen.

Wandere nun mit der Aufmerksamkeit zu deinem **Sakralchakra**. Es sitzt in etwa zwei Fingerbreit unter deinem Bauchnabel. Stelle dir dabei vor, dass aus deinem Samen eine ganz kleine zarte Pflanze entstanden ist, die nun bis zum zweiten Chakra reicht. Diese kleine Pflanze steht für das Wunder der Schöpfung, Geburt und Kreativität. Deine Pflanze hat Wurzeln gebildet und sich so sicher und geborgen gefühlt, dass sie wachsen konnte.

Stelle dir nun vor, wie deine Pflanze weiter hinaufwächst.

Wandere dabei mit der Aufmerksamkeit zu deinem Nabelchakra. Es sitzt etwas über deinem Bauchnabel, dort wo deine Brustwirbelsäule beginnt.

Hier erhält deine Pflanze ganz viel Licht und positive Energie aus deinem Nabelchakra. Es steht für unsere Stärke, unseren Mut und unser inneres Leuchten.

So viel Licht bringt deine Pflanze zum Wachsen.

Sie ragt nun hinauf bis zum **Herzchakra**. Hier wird sie mit ganz viel Liebe, Mitgefühl, Dankbarkeit und Güte beschenkt. Das bringt deine Pflanze dazu, sich mehr und mehr zu öffnen.

Sie gedeiht weiter und ragt nun bis zum Halschakra. Sie spürt, dass sie ihrer inneren Stimme folgen soll und sich weiter zum Ausdruck bringen darf. Sie öffnet ihre Blüte ganz leicht.

Durch dein Nähren wächst sie weiter bis zum **Stirnchakra**. Hier erkennt sie mehr und mehr, wer sie ist, was sie braucht und wird sich ihrer selbst bewusst. Dies wiederum führt zu weiterem starken Wachstum und Öffnen.

Sie ragt nun hinauf bis zum **Kronenchakra**. Hier entfaltet sie all ihre wunderschönen leuchtenden Blätter und öffnet ihre atemberaubende Blüte. Sie leuchtet, sie strahlt, sie funkelt und bringt nun ihr Licht in die Welt.

Genieße noch einen Moment das Erblühen im **Kronenchakra**. Stelle dir dazu gerne das Symbol einer tausendblättrigen Lotusblüte vor.

Lege dazu, wenn du möchtest, noch deine Handgelenke an der Innenseite aneinander, sodass sich die beiden Daumen und die beiden kleinen Finger berühren. Halte die Hände nun im Lotus Mudra vor dein Herz.

Praxisteil

Allgemeine Hinweise und Tipps

Die Yogapraxis zu diesem Thema sollte im Liegen oder in der Position des Kindes beginnen. Hier können wir uns erden und mit dem Boden verbinden. Hier setzen wir den Samen/unsere Intention in die Erde. Danach darf es langsam nach oben ins Sitzen oder in den Vierfüßlerstand gehen. Es ist ein Aufwachen wie aus einem Winterschlaf: Wir beginnen zu wachsen, schauen uns um und richten uns aus. Später in der Praxis wirst du weiter nach oben wachsen, aufstehen und im Stand üben. Spüre dabei, wie du über die Füße geerdet bist. Die Beine helfen dir, fest und stabil zu stehen. Richte dein Becken auf, indem du sanft dein Schambein anhebst. Hebe dein Herz, lasse deine Schultern nach hinten und unten schmelzen. Deine Kopfkrone zieht nach oben.

Wichtig ist es also, dich zunächst gut zu erden und zu verwurzeln, dann im weiteren Verlauf der Praxis mehr und mehr aufzublühen und zu leuchten. Übe also zuerst erdende, dann stehende und öffnende Haltungen.

Wenn du die Praxis langsam vom Boden her immer mehr nach oben gelenkt hast und im Stand angekommen bist, bietet es sich natürlich an, hier erst einmal einige Sonnengrüße zu machen, um dich der Sonne entgegen zu strecken. Denn jede Pflanze oder Intention braucht Licht zum Wachsen.

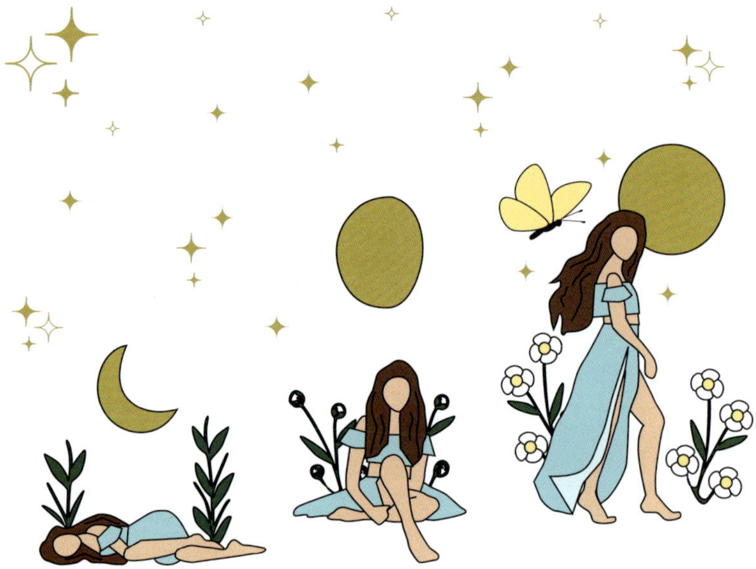

Tipp für Yogalehrer

Erinnere die Teilnehmer während der Praxis immer wieder an ihre Intention. Frage sie, ob sie noch bewusst mit ihrer Intention üben und ihren Fokus darauf halten können? Frage sie auch gerne, ob sie die Ausrichtung während der Praxis verändert haben, ob eine neue Intention dazu gekommen ist, warum sie heute Yoga üben.

Passende Erwärmung: Erwärmung 3

Passender Bodenteil: Bodenteil 3

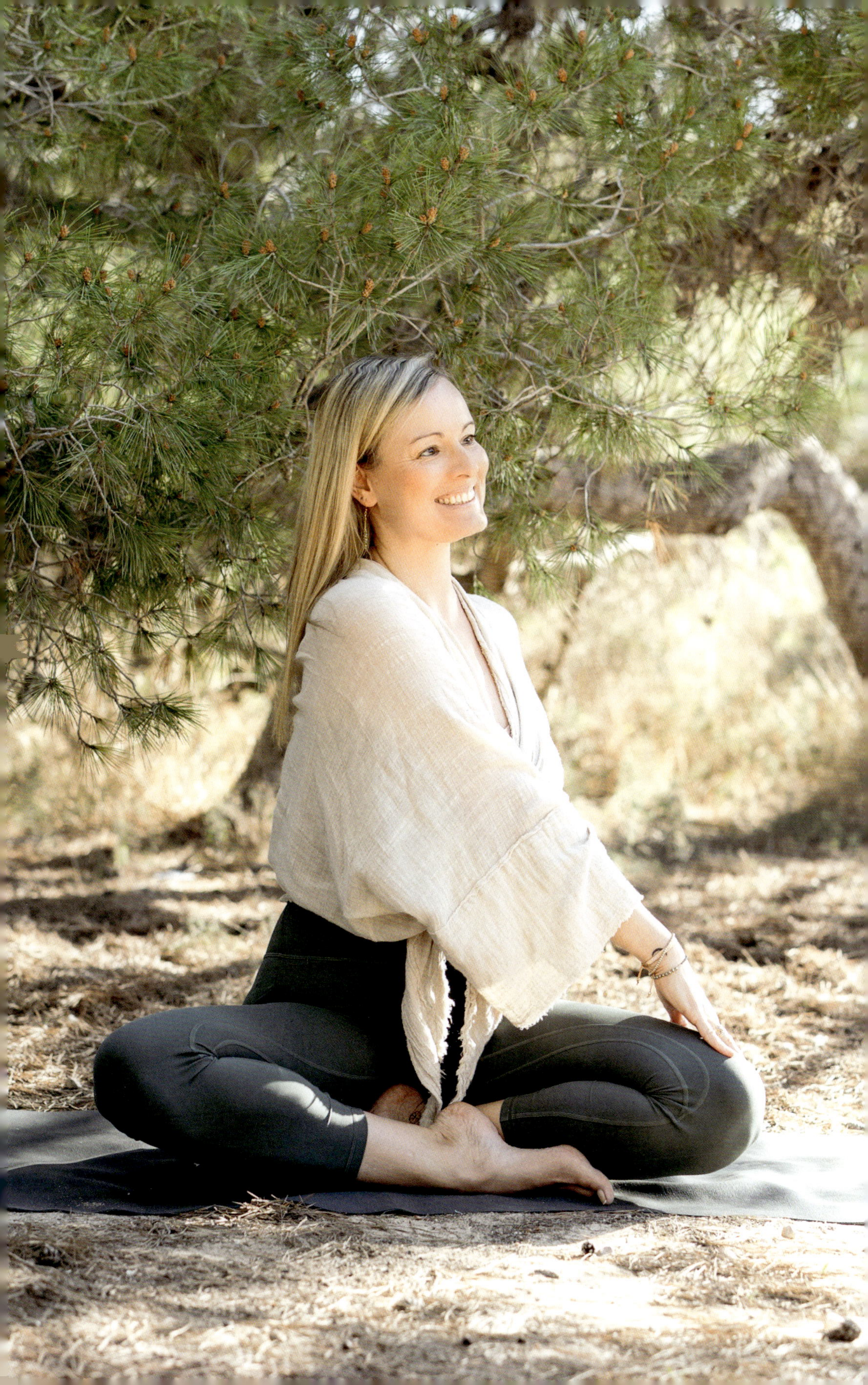

HATHA-YOGA

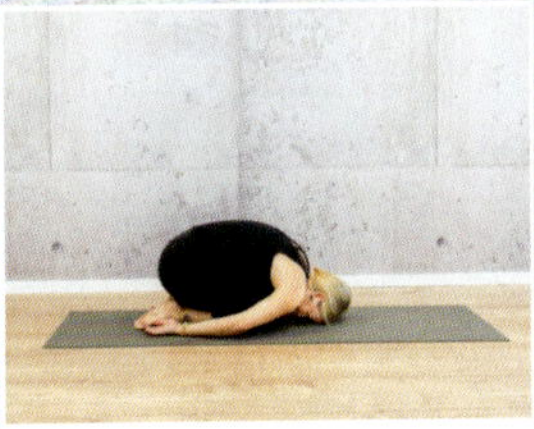

Kind

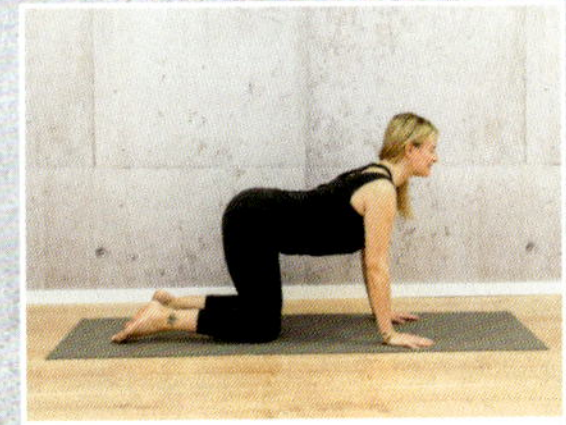

Kuh

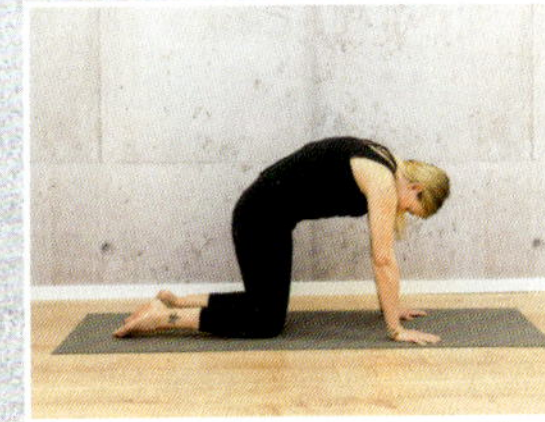

Katze

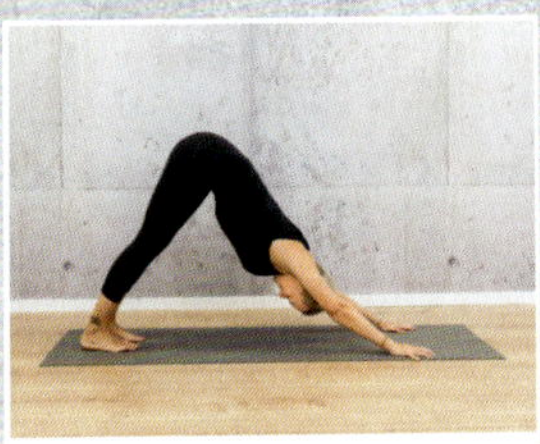

Herabschauender Hund

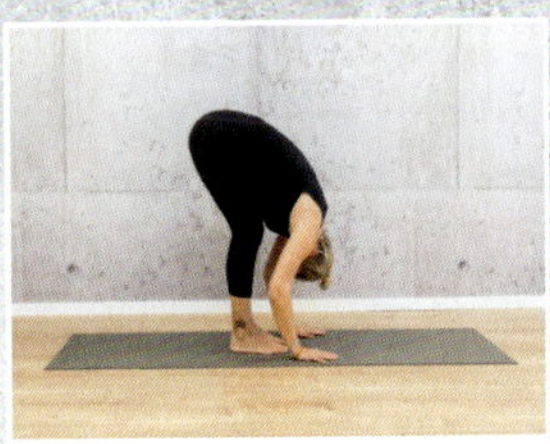

Stehende Vorwärtsbeuge

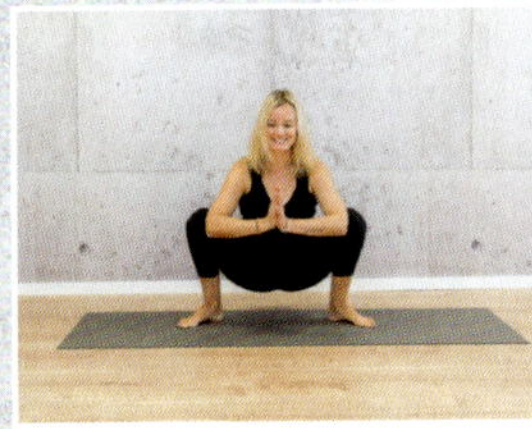

Tiefe Hocke

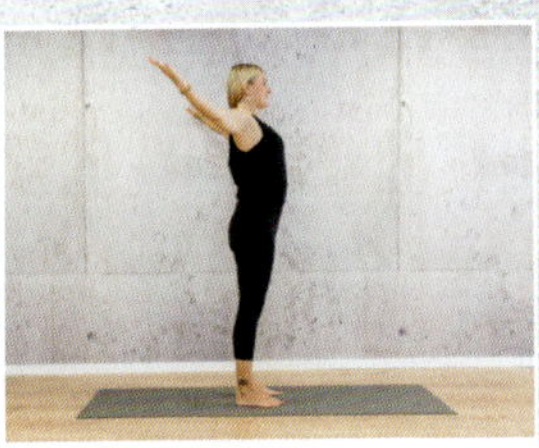

Gestreckte Berghaltung (Arme weit öffnen)

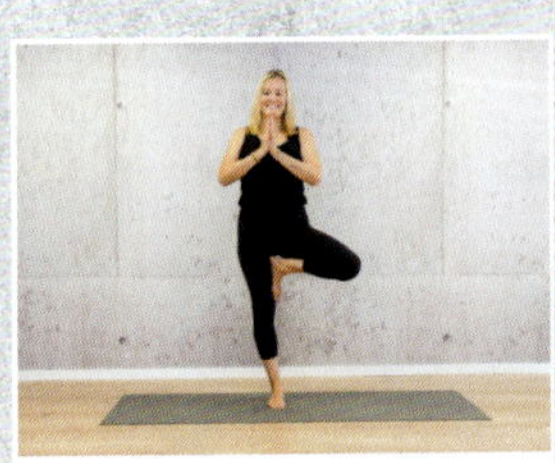

Baum

VINYASA-YOGA Flow

Start →

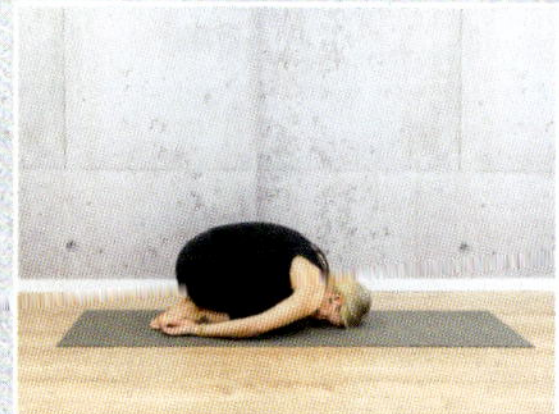

Kind

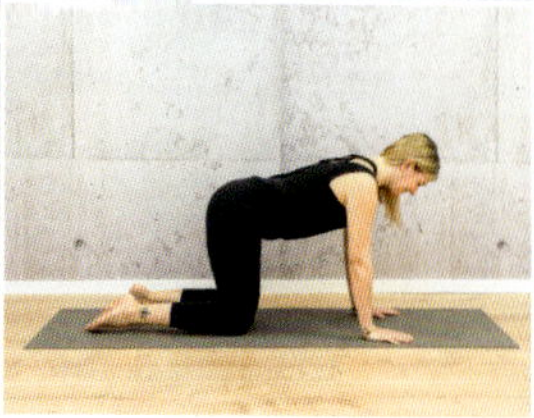

Vierfüßlerstand

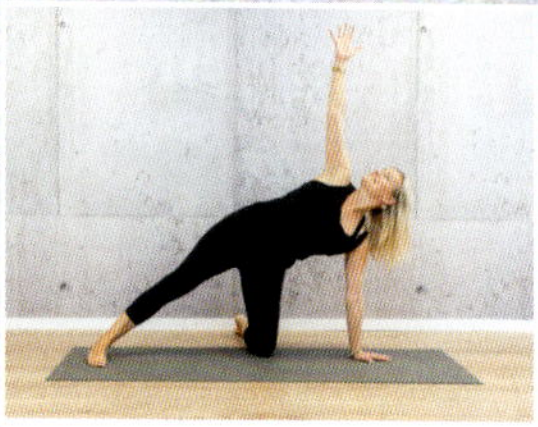

Balkenhaltung

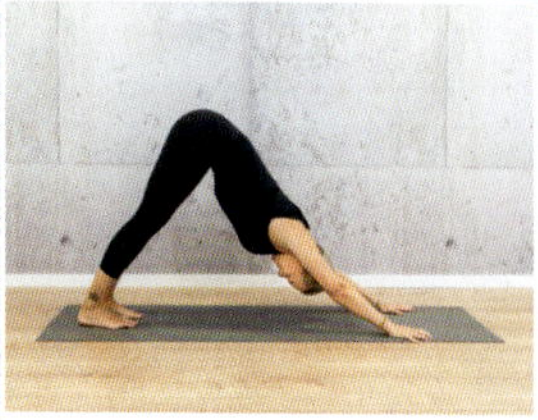

Herabschauender Hund

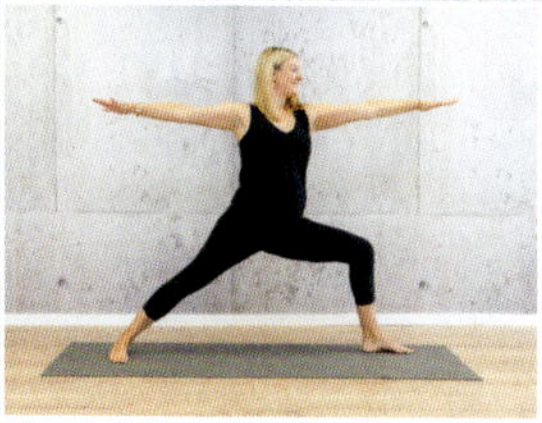

Krieger 2

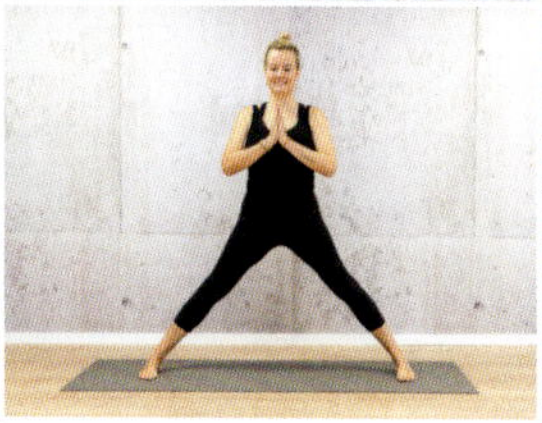

Grätsche

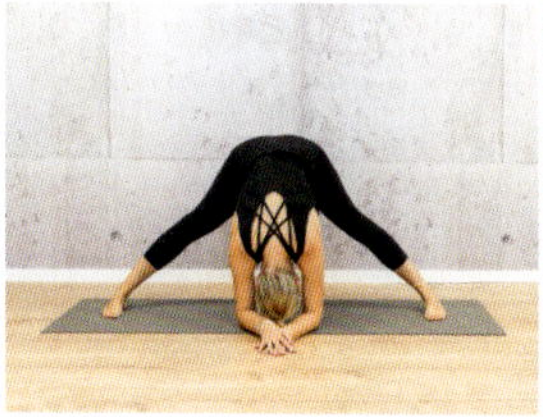

Grätsche Vorbeuge

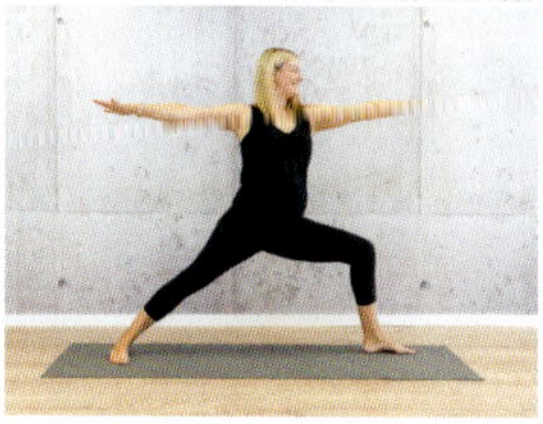

Krieger 2

YIN-YOGA

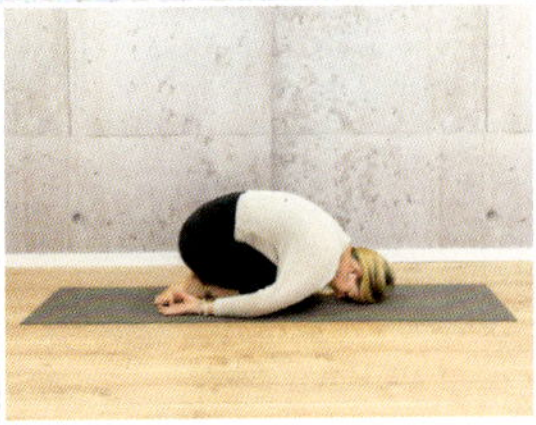

Kind

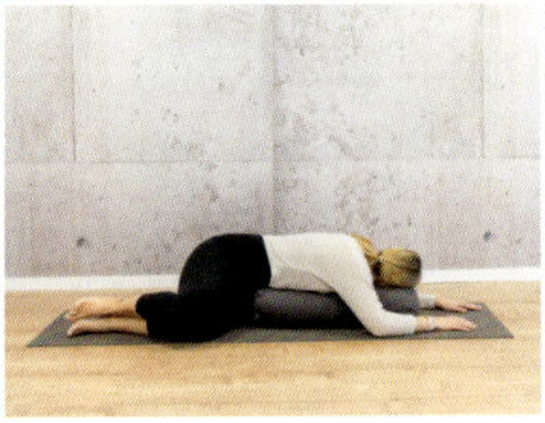

Gedrehte Wurzel
(in Bauchlage)

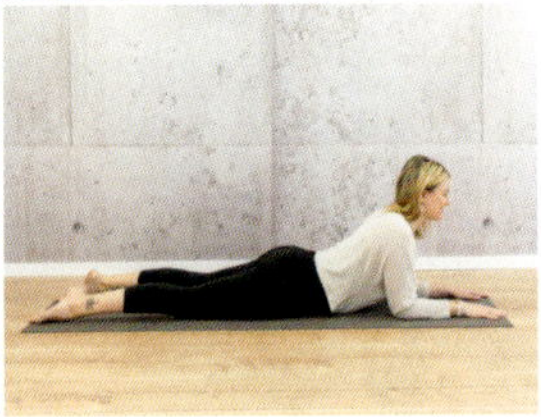

Sphinx

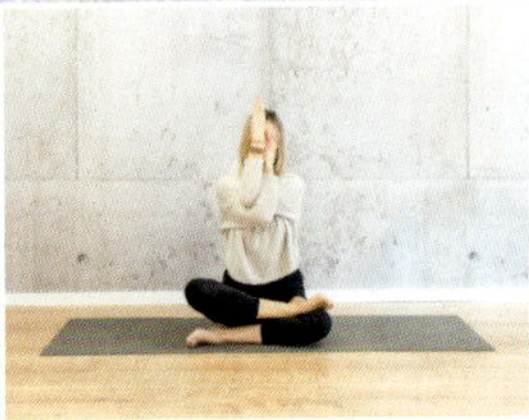

Quadrat
(mit Adlerarmen)

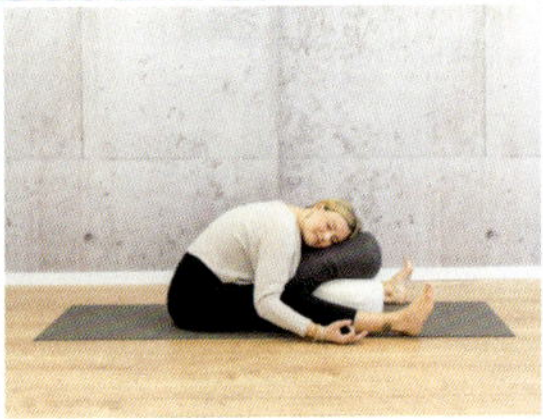

Raupe

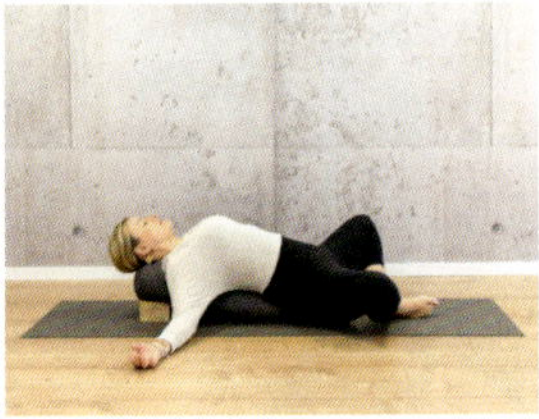

Sattel

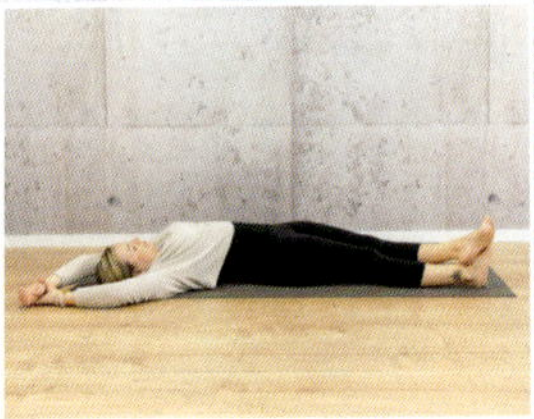

Banane

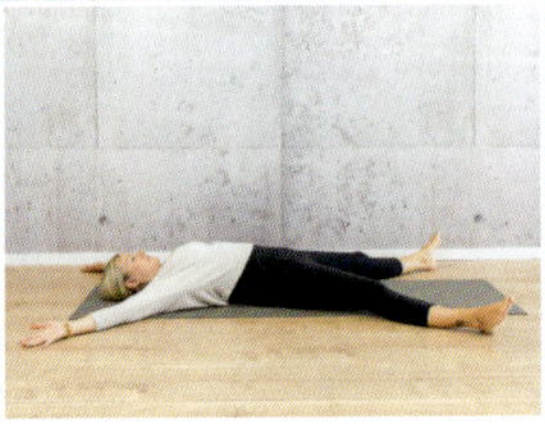

Pentagramm

Praktische Übungen für den Alltag

Dein Garten der Intentionen

Gärtnerst du gerne und hast Lust, etwas für dich selbst anzupflanzen? Deinen ganz eigenen kleinen Garten?

Besorge dir ausreichend kleine Gefäße, Erde und Samen und lege los. Doch dieses Mal beschrifte deine Pflanzen nicht mit „Petersilie", „Sonnenblumen" oder „Kresse", sondern mit „Lebensfreude", „Liebe", „Leichtigkeit" oder „Dankbarkeit". Ab jetzt wirst du jeden Tag, wenn du dich um deine Pflanzen kümmerst, daran erinnert, was du in deinem Leben groß ziehen möchtest und was in deinem Garten wachsen soll. Bleibe dran und kümmere dich liebevoll um deine Pflanzen und somit auch um dich selbst.

Impuls

Seit einiger Zeit züchte ich selbst meine eigenen Sprossen/Microgreens. Sie haben unheimlich viele Nährstoffe und Kraft ins sich. Meine Intention dahinter ist, dass ich gut für mich und meine Gesundheit sorge und meinem Körper alles geben möchte, was er braucht.

Intentionsglas füllen

Besorge dir ein schönes Gefäß oder Glas. Schreibe für alle Dinge, die du in deinem Leben wachsen lassen möchtest, einen kleinen Zettel und lege ihn in dein Intentionsglas. Schaue dir die Zettel regelmäßig an, um deine Richtung im Leben nicht zu verlieren.

Du kannst deine Intentionszettelchen auch mit dem Samen aus der vorherigen praktischen Übung (siehe oben) zusammen in die Erde pflanzen. Dann siehst du sie ganz bildlich wachsen in der nächsten Zeit.

Bewusste Ausrichtung

Um die volle Kraft der Intention zu nutzen, ist es unerlässlich, dein Leben bewusst in eine bestimmte Richtung zu steuern. Nur durch das bewusste Lenken der Aufmerksamkeit wird sich hier eine Veränderung und Wirkung einstellen. Dies bedeutet auch, mehr Zeit für deine Themen und Dinge einzuplanen. Du möchtest mehr Liebe und Mitgefühl in dein Leben bringen? Dann triff dich häufiger mit Menschen, die Liebe und Mitgefühl ausstrahlen, oder übe Yoga, um etwas für deine Selbstliebe zu tun.

Du möchtest mehr Leichtigkeit spüren? Dann plane regelmäßig Zeit ein, in der du Dinge tust, die dir Leichtigkeit schenken. Nimm dir täglich Zeit, um ein Lied lang zu tanzen oder deinen Körper auszuschütteln. Gehe in die Natur oder beginne ein neues Hobby, was dich unbeschwert sein lässt und dir Freude bereitet.

Du möchtest endlich weniger Stress und dafür mehr Entspannung und Ruhe in dein Leben ziehen? Dann nimm dir regelmäßig Zeit, um genau das zu bekommen, zum Beispiel, indem du jede Woche zum Yoga, in die Sauna, zur Massage oder zur Meditation gehst.

So hart das klingen mag, aber von nichts kommt in diesem Falle auch nichts. Wenn wir Intentionen setzen, müssen wir danach auch die Aufmerksamkeit dort halten.

Machen ist wie wollen, nur noch viel effektiver.

Tipp

Beleuchte und beobachte in diesem Zusammenhang einmal ganz offen und ehrlich ein Thema, das uns alle angeht. Und zwar das Thema „Ausreden". Welche Ausreden und Gedanken machen sich in dir breit, wenn du dein Leben neu in Richtung deiner Intentionen ausrichten sollst? „Dafür habe ich doch gar keine Zeit."; „Ich weiß nicht, wie ich das angehen soll."; „Ich mache doch schon so viel." ... Hier gilt ganz klar und deutlich: Damit die Energie wirklich zum Fließen kommt, bedarf es Aufmerksamkeit und bewussten Ausrichtens. Machen! Keine Ausreden mehr.

Wundervolle Worte für *Shavasana*

Ein warmer Sommerregen

Mache es dir nun ganz bequem für dein Shavasana.

Lasse deinen Körper schwer in den Boden hineinsinken, schließe sanft beide Augen und spüre deine Atmung.

Stelle dir vor, du hast nun all deine Intentionen und Samen gesetzt. Wenn es noch etwas gibt, was du formulieren möchtest, dann tue dies nun im Geist.

PAUSE

Stelle dir jetzt vor, es ist Sommer. Dir ist angenehm warm. Du liegst am Strand oder auf einer Sommerwiese. Du bist vollkommen entspannt.

Einige Wolken erkennst du am Himmel. Sie verdichten sich langsam. Du bleibst entspannt liegen. Es beginnt langsam zu tröpfeln.

Die Tropfen werden zu einem angenehm warmen Sommerregen.

Stelle dir vor, dieser Regen beinhaltet alles, was deine Intentionen und Samen zum Wachsen brauchen. In ihm ist auch alles vorhanden, was du zum Aufblühen und Gedeihen brauchst.

Lass dich nun von diesem warmen Regen nähren. Genieße den nährenden Regen auf deiner Haut.

PAUSE

Langsam ist es Zeit, wieder zurück ins Hier und Jetzt zu kommen.

Atme gerne noch einmal tief ein und seufzend durch den Mund aus. Wiederhole diese Atmung gerne noch zweimal.

Bewege sanft deine Hände und Füße, recke und strecke dich oder drehe dich bei Bedarf noch einmal auf deine Lieblingsseite.

Langsam kommst du mit geschlossenen Augen nach oben ins Sitzen.

Nimm gerne noch einmal deine Hände in der Gebetshaltung (Anjali Mudra) vor dein Herz. Deine Daumen berühren das Brustbein. Bedanke dich bei Körper, Geist, Atmung und Seele für die heutige Praxis.

Namasté.

Tipp für Yogalehrer

Vielleicht kennst du den Regenmacher. Es ist ein Instrument/Rohr (meist aus Holz), welches man kaufen oder selbst basteln kann. Der Regenmacher erzeugt ein wundervolles Geräusch von Tropfen. Nutze ihn in Shavasana, um die frisch gesäten Samen und Intentionen zu gießen. Die Geräusche wirken entspannend auf die Teilnehmer.

Mantra

Ong Namo, Guru Dev Namo

Das Mantra verbindet uns mit der Kraft der Schöpfung und geleitet uns vom Dunkeln ins Licht. So wie der Samen langsam aus der dunklen Erde ans Licht hervorkommt und sich im Sonnenlicht zur Pflanze weiterentwickelt, so darfst auch du immer wieder in deinem Leben aus der Dunkelheit zurück ins Licht finden. Dieses Mantra lässt deine Intention ans Licht wachsen und lädt sie mit Energie auf.

Aad Guray Nameh, Jugaad Guray Nameh, Sat Guray Nameh, Siri Guru Devay Nameh

***Aad Guray Nameh** ist ein Schutzmantra aus dem Kundalini-Yoga nach Yogi Bhajan. Es wird dir helfen, gute Menschen und gute Gelegenheiten in dein Leben zu ziehen. Außerdem beschützt es dich und umgibt dich mit einem strahlenden Licht.*
Ungefähre Übersetzung: Ich verneige mich vor der Urweisheit. Ich verneige mich vor der Weisheit, die seit Ewigkeiten wahr ist. Ich verneige mich vor der Weisheit. Ich verneige mich vor der großen unsichtbaren Weisheit.

Deine eigenen Notizen zum Thema

AUDIOPAKET

Du möchtest noch tiefer in dieses Thema eintauchen? Passende Texte mit weiteren wertvollen Impulsen für dich findest du im Audiopaket direkt zum Download *auf Seite 253.*

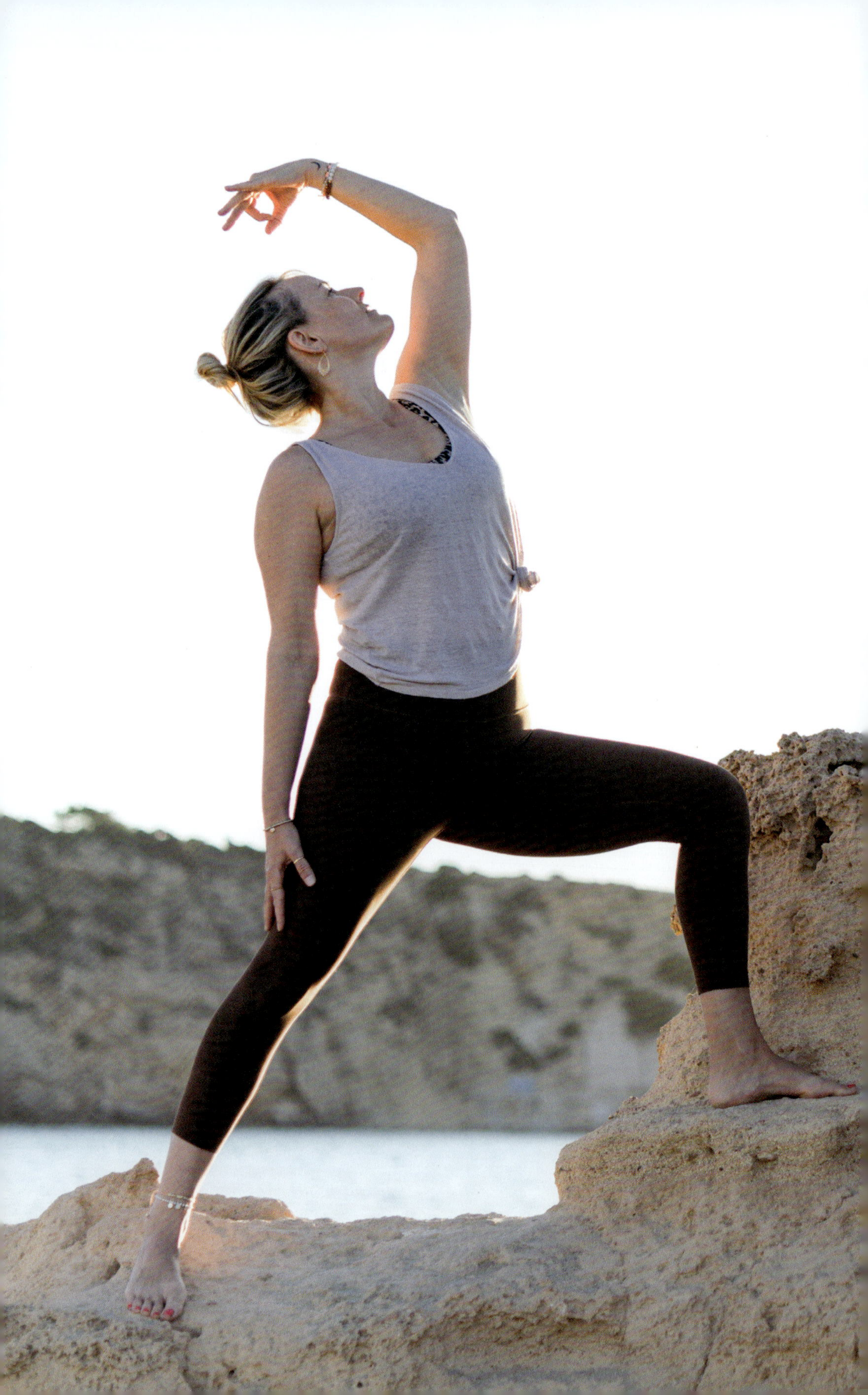

6

Flow

Wenn du Raum und Zeit vergisst

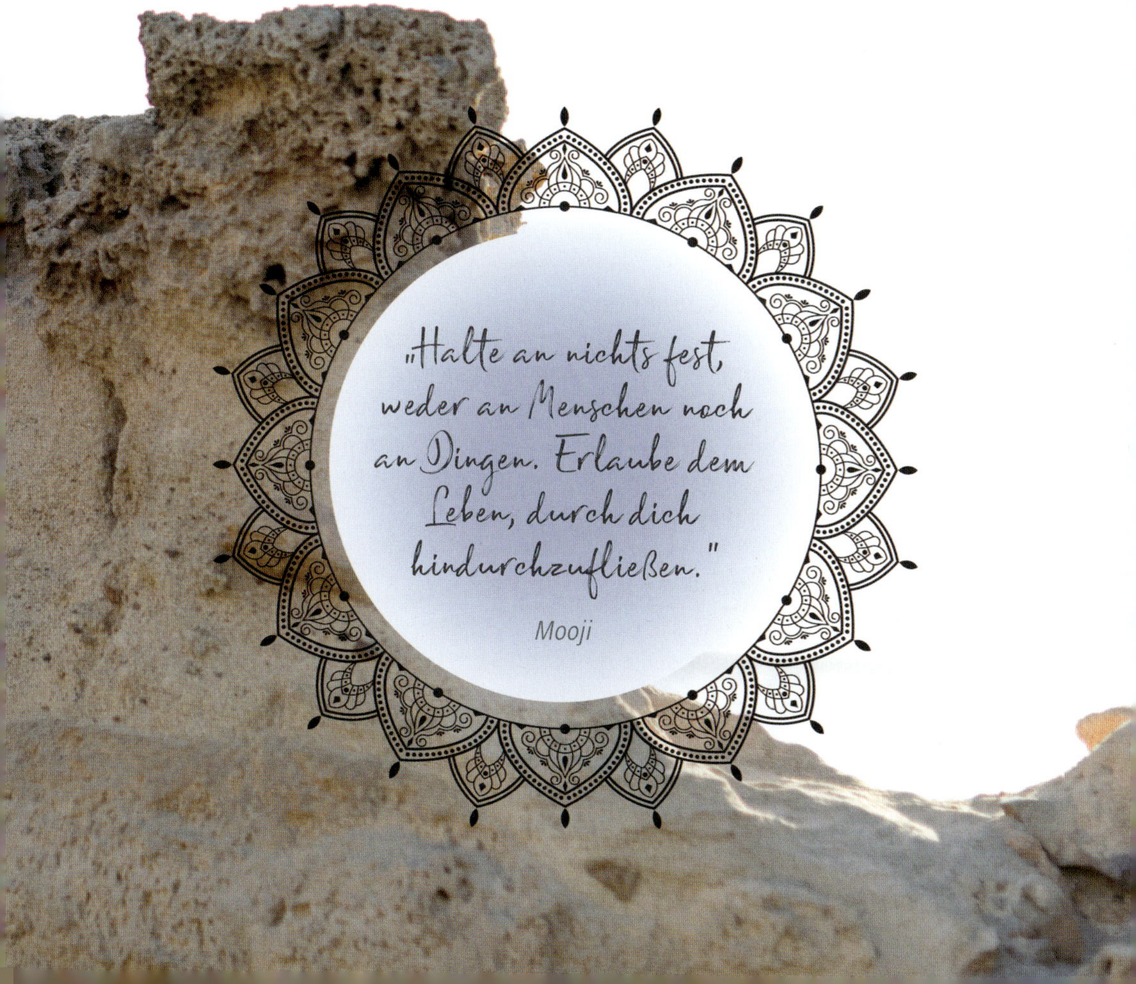

„Halte an nichts fest, weder an Menschen noch an Dingen. Erlaube dem Leben, durch dich hindurchzufließen."

Mooji

Einleitung

Schließe bitte einmal kurz deine Augen, atme einige Male tief ein und aus und spüre achtsam in dich hinein. Was ist gerade alles präsent in deinem Leben? Stelle dir nun vor, wie sich langsam alles fügt und regelt, ganz wie von selbst. Alle Sorgen verschwinden, Aufgaben sind erledigt, Konflikte lösen sich auf. Es läuft rund. Alles fließt. Keine Hindernisse, keine Ängste, keine Blockaden.

Wie wunderbar und herrlich leicht könnte das sein?

Kennst du diesen Zustand in dir oder in deinem Leben? - Man nennt ihn *Flow*.

Auch wenn ein Mensch völlig in einer Sache oder auch Lebensphase aufgeht, eins wird mit dem Moment, wenn er Raum und Zeit vergisst, dann ist er schon mittendrin in seinem ganz unfassbar schönen Flow-Zustand. Menschen können auf ganz unterschiedliche Weisen in diesen Zustand gelangen. Der eine fühlt sich im Flow, wenn er ein Musikstück spielt, der nächste fühlt es beim Klettern in den Bergen, beim Joggen oder beim Tanzen, Malen, Knüpfen einer Mala oder beim Töpfern. Bei all diesen Tätigkeiten ist es möglich, in das Gefühl eines Flows zu kommen. Es geht also um eine Tätigkeit, die dich beflügelt und dich in diesen wunderbaren Zustand versetzt, in dem du alles um dich herum vergisst und ganz präsent im Hier und Jetzt bist.

Als Kind haben wir diesen Zustand ständig erlebt. Zum Beispiel beim Spielen, beim Buddeln, beim Klettern oder Kreativsein. Der Geist fokussiert sich ganz klar auf diese eine Sache und wir tauchen vollkommen ein. Ein Kind blendet alles um sich herum aus. Stundenlang buddelt es mit einem Stöckchen in der Erde herum und hört nicht, dass die Mutter schon dreimal gerufen hat, dass es jetzt Zeit ist, nach Hause zu gehen. Es war im Flow, hat Raum und Zeit und sogar Mama vergessen. Dies gleicht auch einem hypnotischen Zustand, in dem die Kinder bis zum Alter von acht Jahren häufiger sind. Ein wunderbarer Zustand, in dem man tief entspannen kann und nur einer Sache nachgeht, zum Beispiel dem Buddeln. Wir erinnern uns, dass Yoga genau das ist. Patanjali beschreibt es so:

Yogas Chitta Vritti Nirodha

Übersetzt bedeutet dies: Yoga ist die Ausrichtung des Geistes auf genau eine Sache. Und diese klare Ausrichtung soll dann aufrechterhalten werden.

Leider verlieren wir im Laufe des Lebens mehr und mehr diese wundervolle Gabe, bei allem, was wir tun, in den Flow zu kommen. Wir lernen, dass wir nicht ständig abwesend sein sollen, wenn jemand uns anspricht. Wir tun mehrere Dinge gleichzeitig und haben allgemein einfach viel zu viele To-dos im Kopf. Leider verlieren wir auf unserem Weg häufig auch das Wissen darüber, was uns im Leben eigentlich in einen solchen Flow bringt oder früher gebracht hat.

„Wir sind viel mehr damit beschäftigt, Raum und Zeit zu verplanen, als Raum und Zeit im Flow-Zustand zu vergessen."

Kerstin Huber-Steinhorst

Das Einzige aber, was im Leben wirklich sicher ist, ist die Veränderung. In dem Moment, in dem wir uns im Flow-Gefühl wiederfinden, haben wir dieses Wissen tief in uns verinnerlicht. Flow kann nur stattfinden, wenn wir darauf vertrauen, dass das nächste, was passiert, zu unserem Besten geschieht. Wir lassen los, geben uns hin und tauchen hinein. Wenn wir hingegen versuchen, zu kontrollieren, können wir nicht in den Flow kommen. Unsicherheiten, Ängste, Sorgen oder auch Anspannungen verhindern Flow-Erfahrungen.

„Alles, was im Leben zu uns kommt, kommt, um dann wieder zu gehen und uns etwas zu lehren. Nicht nur das Geld in unserer Tasche, auch Dinge, Ideen, Menschen und Gelegenheiten. Alles kommt zur rechten Zeit und geht dann auch wieder. Das nennt man den Flow des Lebens. In diesem Flow-Zustand zu sein, bedeutet, sich bewusst darüber zu sein, dass dieser Fluss des Lebens in jedem Moment in Bewegung ist. Im Flow zu sein heißt, alles, was kommt, anzunehmen und das Beste daraus zu machen, bevor es wieder geht. Es bedeutet, alles freizulassen und loszulassen, wenn die Zeit gekommen ist. Wenn wir festhalten, blockieren wir den Flow nur und fühlen Druck und Angst. Jedes Mal, wenn du Druck fühlst, schau genauer hin, was du gerade nicht loslassen kannst. Wenn du es dann doch tust, kannst du dich entspannen."

Quelle: unbekannt

Yoga bietet eine wunderbare Möglichkeit, in einen Zustand des Flows zu gelangen. Und damit ist nicht nur Vinyasa-Flow-Yoga gemeint. Das meditative Fließen von einer Asana in die nächste kann auch wunderbar im Yin-Yoga zu einem Flow-Zustand führen. Wichtig ist nur, dass du vollkommen in dieser Tätigkeit aufgehst und präsent bleibst. Der Atem begleitet dich dabei mit seinem Rauschen und seinen fließenden Bewegungen. Auch unser Atem ist in einem ständigen Flow, wenn wir ihn nicht anhalten oder uns verspannen.

„Wenn in deinem Leben nichts mehr fließt, dann fließt immer noch dein Atem. Folge ihm, er zeigt dir den Weg in den Flow."

Kerstin Huber-Steinhorst

Wann dieses Stundenbild besonders gut passt

Dieses Thema kann im ganzen Jahr deine Yogapraxis bereichern. Den meisten Menschen fällt es jedoch im Sommer leichter, einen Bezug zum Flow-Zustand zu bekommen, da sie im Sommer mehr Zeit im Freien verbringen oder in den Urlaub fahren. Viele Menschen erleben den inneren Zustand des Flows leider nur noch in ihrem Urlaub, da das restliche Jahr von Arbeit, Druck und Stress geprägt ist und sich dadurch eher „festgefahren" und eng anfühlt. Gerade in stressigen Zeiten ist das Stundenbild hilfreich - oder aber im Winter, um gerade dann wieder mehr fließende Leichtigkeit ins Leben zu ziehen.

Das Stundenbild passt gut bei Vollmond, denn die Energie des Mondes erreicht nun ihren Höhepunkt. Nutze diese Kraft und lasse deiner Kreativität freien Lauf. Genieße den Flow.

Bezug zu den Chakren

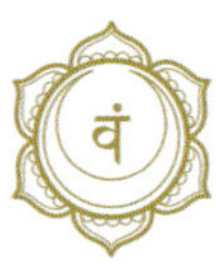

Sakralchakra

Das Thema aktiviert unser **Sakralchakra**, denn dieses steht für unsere Kreativität und Schöpferkraft, die hier ins Fließen kommen darf. Kreativität ist ein fließender Prozess. Der Maler stellt sich immer wieder neu auf sein Bild ein, gibt sich dem Prozess hin, lässt sich treiben. Im Bereich des zweiten Chakras befinden sich aber auch unsere Geschlechtsorgane und insbesondere bei Frauen geht es hier natürlich auch um den Zyklus und den stetigen Wandel. Das Chakra lädt uns ein, mit dem Leben zu fließen, die Veränderungen anzunehmen und sich den Wellen des Lebens (siehe Kapitel 6) hinzugeben.

Positive Affirmationen

Es darf fließen.

Jede Phase ist willkommen.

Ich lasse mich fallen.

Ich komme leicht in den Flow.

Alles ist im Fluss.

Ich gebe mich hin.

Ich lasse mich treiben.

Ich öffne mich für Flow-Erfahrung.

Ich liebe meinen Flow.

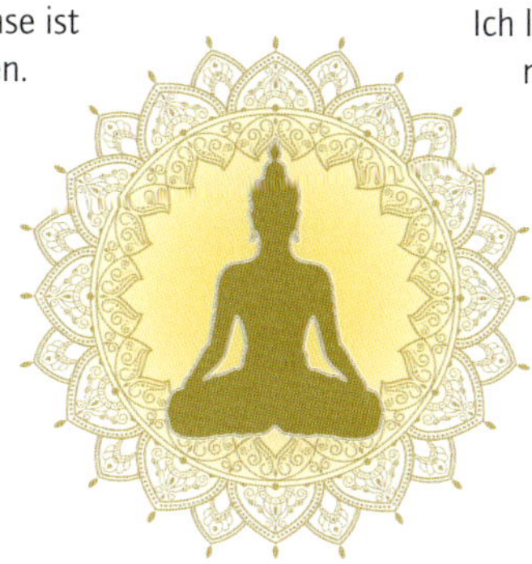

Fragen zur Selbstreflexion

- Wo habe ich in meinem Leben schon Flow-Erfahrungen gemacht?
- Welche Tätigkeiten, Hobbys oder Dinge helfen mir, in den Flow zu kommen?
- Wie fühlt sich Flow für mich an?
- Was hat mich als Kind in den Flow gebracht?
- Was hindert mich daran, in den Flow zu kommen?
- Was möchte ich häufig noch festhalten oder kontrollieren?

Einstimmungen/Meditationen

Alles im Fluss

Setze dich in einen aufrechten Sitz deiner Wahl.

Dies kann der Schneidersitz, der Lotussitz oder auch der Fersensitz sein.

Richte nun deine Wirbelsäule gut in der Länge auf, lasse deine Schultern entspannt nach hinten und unten sinken.

Komme bei dir an.

Wie geht es deinem Körper?

PAUSE

Wie geht es dir mental?

PAUSE

Wie geht es dir in deiner emotionalen Welt?

PAUSE

Schaue einfach einmal ganz achtsam darauf, was gerade in deinem Leben präsent ist.

PAUSE

Stelle dir nun vor, dass alles beginnt, sich wie von selbst zu regeln.

Das, was eben noch deine Sorge war, hat sich jetzt zum Guten gewendet.

Wie durch ein Wunder ist dein Kalender leerer geworden, Konflikte lösen sich wie von selbst, deine Aufgaben sind erledigt und du hast Zeit und Raum für die schönen Dinge des Lebens.

Stelle dir vor, wie sich alles fügt. Alles klärt sich, löst sich auf oder wendet sich zum Guten.

Fühle diesen Fluss des Lebens innerlich.

Spüre, wie du mehr und mehr entspannen kannst und innerlich zur Ruhe kommst.

Alles wendet sich zum Guten. Du lässt dich treiben. Alles fließt.

Praxisteil

Allgemeine Hinweise und Tipps

Das Thema eignet sich natürlich ganz hervorragend für eine Vinyasa-Flow-Yoga-Praxis, aber auch im Hatha- oder Yin-Yoga kann dieses Thema wunderbar eingebunden werden, denn eines ist sicher: Der Atem ist immer im Fluss und zeigt uns den Weg in den Flow. Wenn wir uns vollkommen auf den Atem konzentrieren, sind wir innerlich im Flow, auch wenn wir länger in einer Asana verweilen.

„Körper und Geist verändern sich ständig. In der nächsten Sekunde bist du nicht mehr der Mensch, der du vorher warst. Alles in dir fließt und so auch in deinem Leben."

Kerstin Huber-Steinhorst

Yogis, die regelmäßig Ashtanga-Yoga praktizieren und dabei immer wieder die gleiche Serie von Asanas üben, berichten häufig davon, dass sie mit der Zeit einen tiefen Flow-Zustand erreichen und dabei vom eigenen Atem getragen werden.

Erinnere dich während deiner Praxis immer wieder daran, den Atem zu spüren und ihm zu folgen.

„Dein Atem führt dich in und durch den Flow. Lass dich einfach tragen."

Kerstin Huber-Steinhorst

Vielleicht kennst du das Format „Yoga-Music-Flow", welches ein wundervolles Beispiel dafür ist, dass man Mithilfe von Bewegung und Musik in einen Flow-Zustand gelangen kann.

Tipp

Starte deine Lieblingsplaylist und übe frei Yoga zur Musik. Lass dich überraschen, welche Abfolgen und Bewegungen entstehen können, wenn du dich einfach treiben lässt und mit der Musik mitgehst.

Passende Erwärmung: Erwärmung 3

Passender Bodenteil: Bodenteil 3

*„Immer,
wenn du beginnst,
deine Aufmerksamkeit auf
den Atem zu richten, bist du
nicht mehr weit entfernt von
einem meditativen Flow.*

Kerstin Huber-Steinhorst

HATHA-YOGA

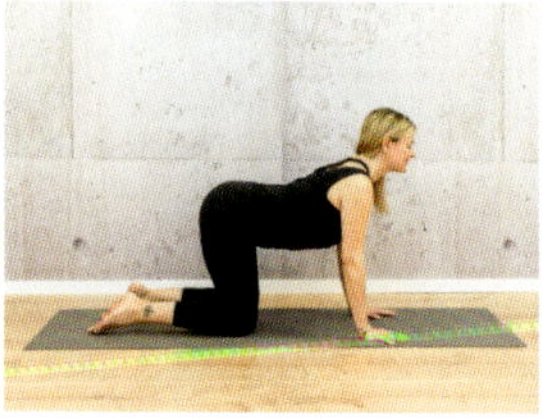

Kuh

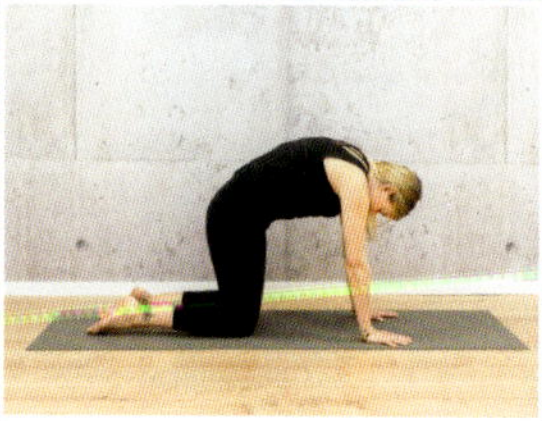

Katze

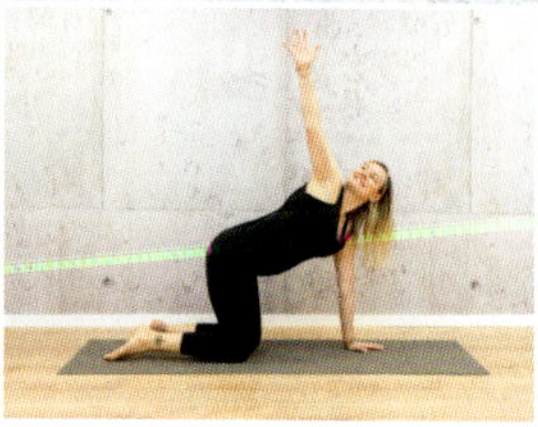

Kuh
(mit Armkreisen)

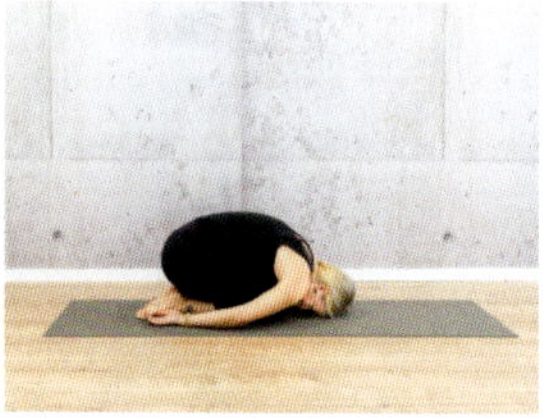

Kind

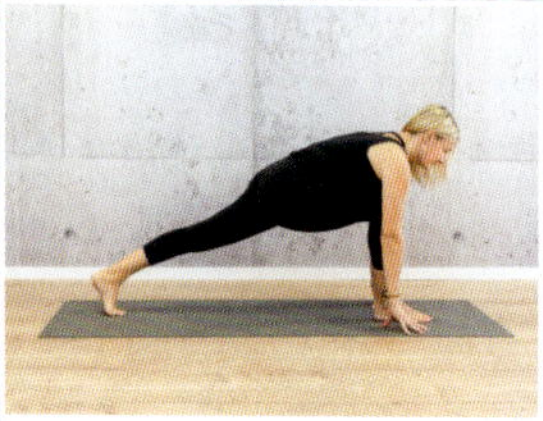

Sprinter

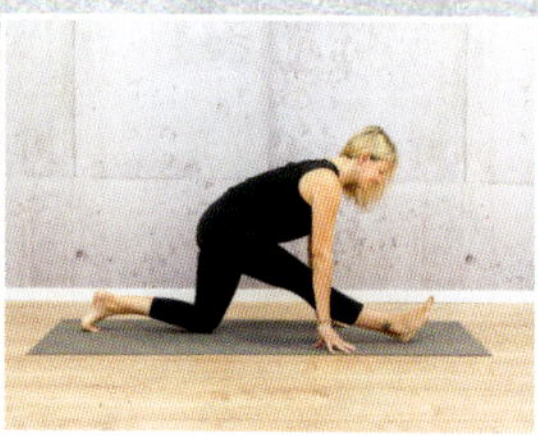

Halber Spagat

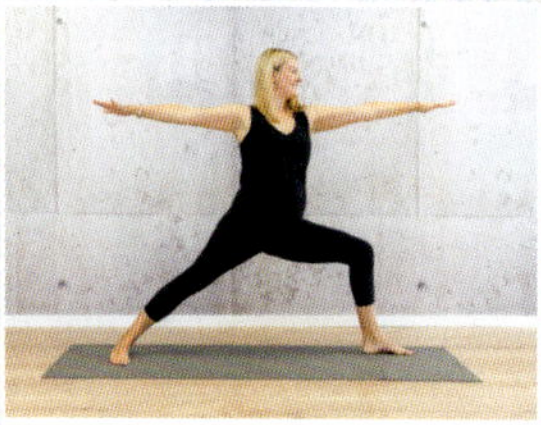

Krieger 2

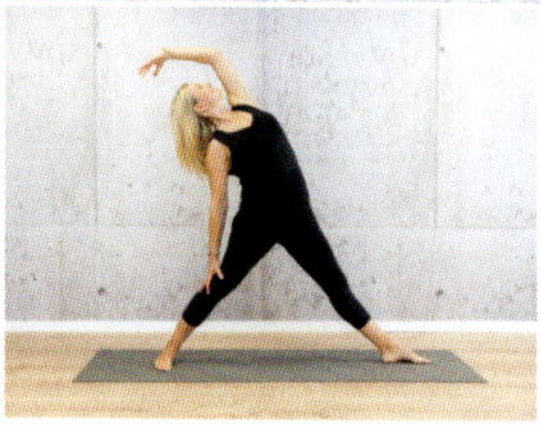

Friedlicher Krieger

VINYASA-YOGA *Flow*

Start

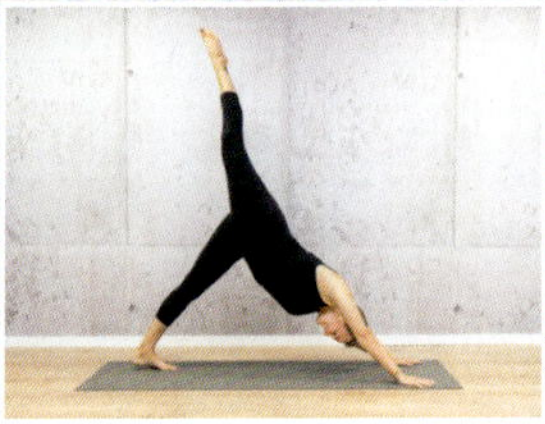

Dreibeiniger Hund

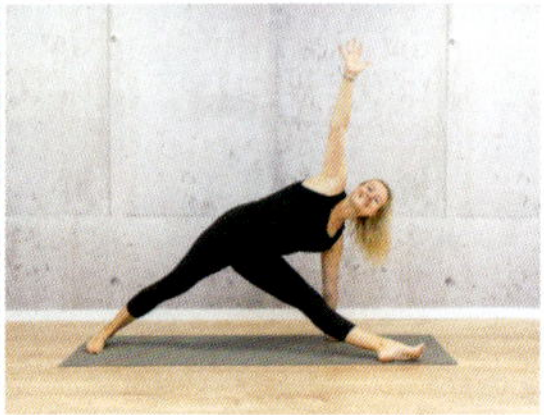

Seitliches Brett
(mit gestrecktem Bein)

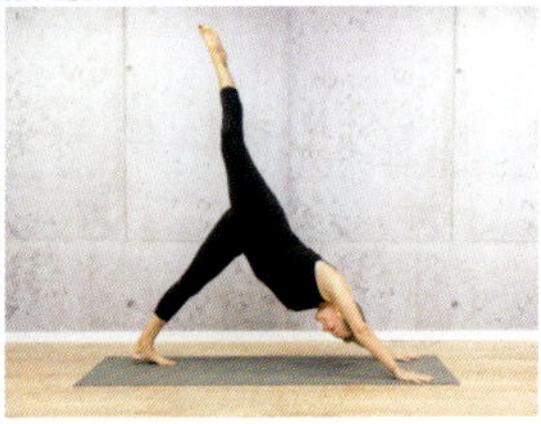

Dreibeiniger Hund

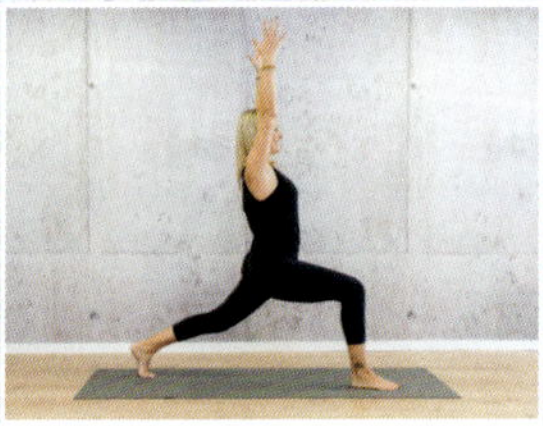

Krieger 1

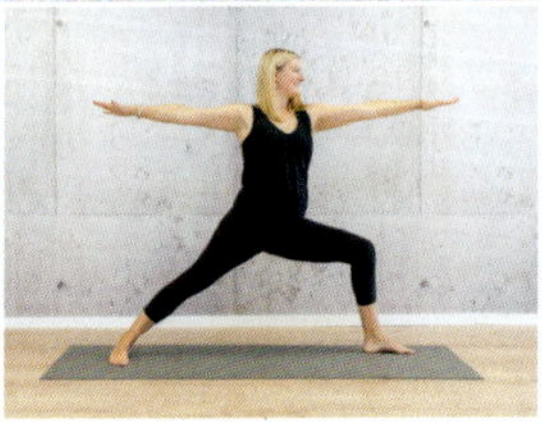

Krieger 2

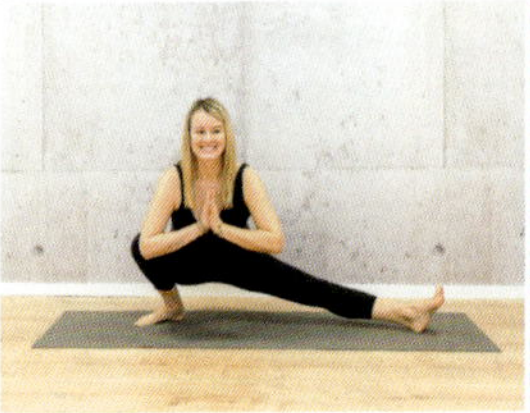

Halbe tiefe Hocke

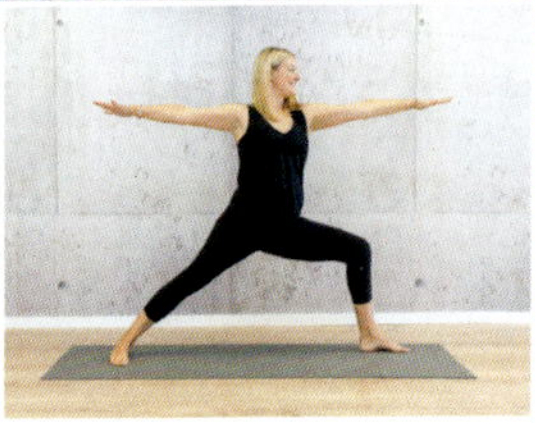

Krieger 2

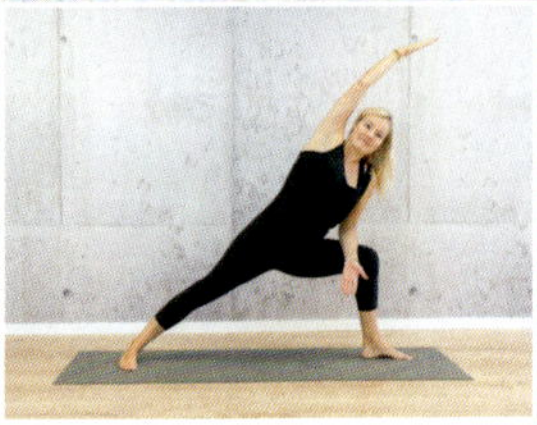

Seitlicher Winkel

YIN-YOGA

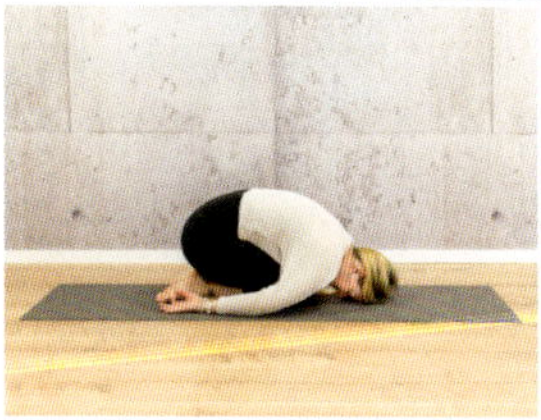

Kind

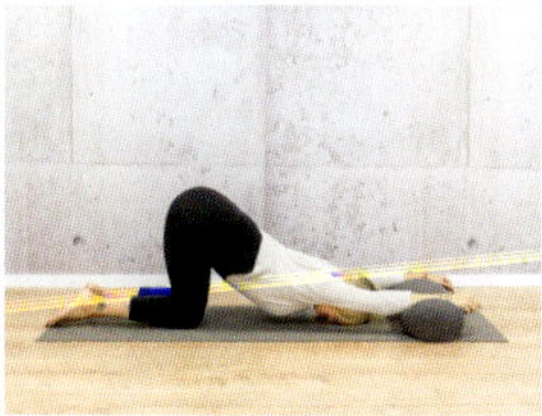

Herz-zu-Boden-Stellung

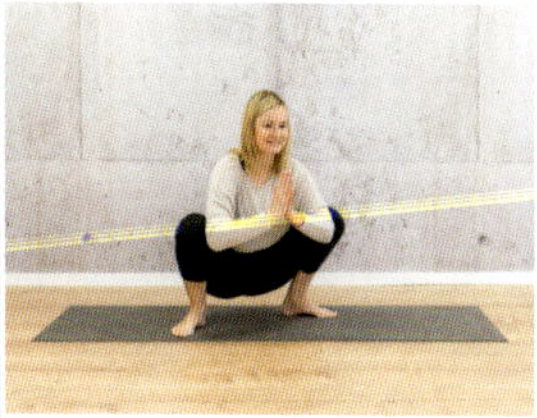

Tiefe Hocke

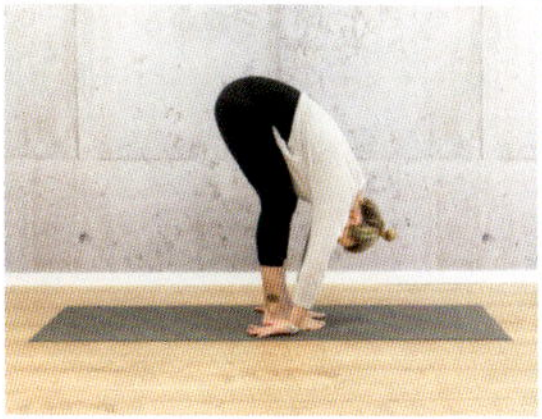

Stehende Vorwärtsbeuge

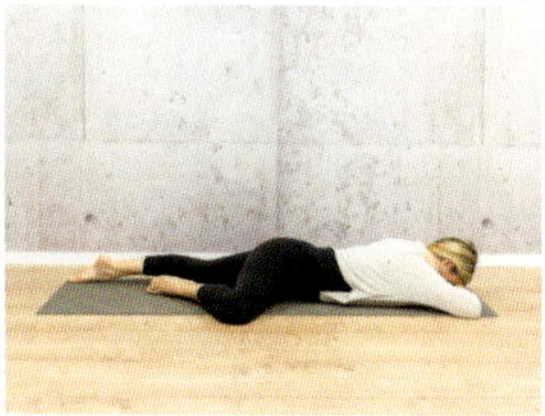

Liegender Baum

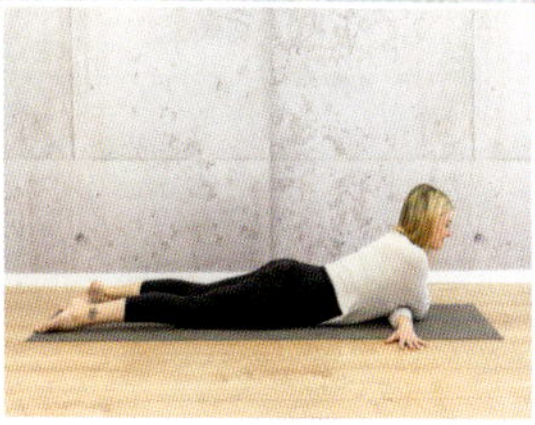

Sphinx (mit gebrochenen Flügeln)

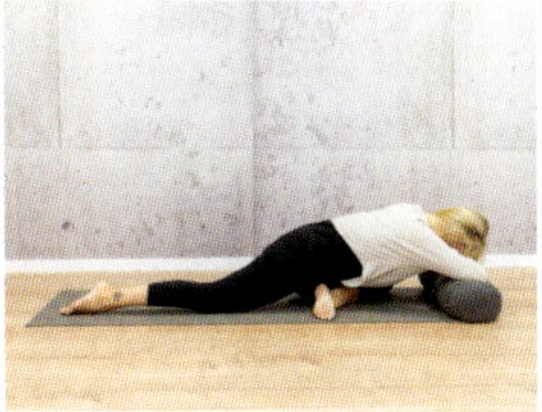

Schwan

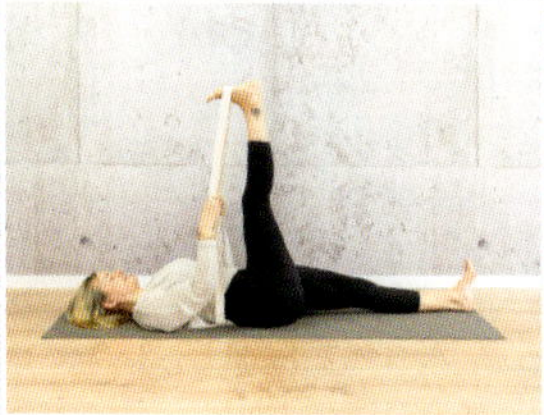

Beinrückseitendehnung (mit Gurt)

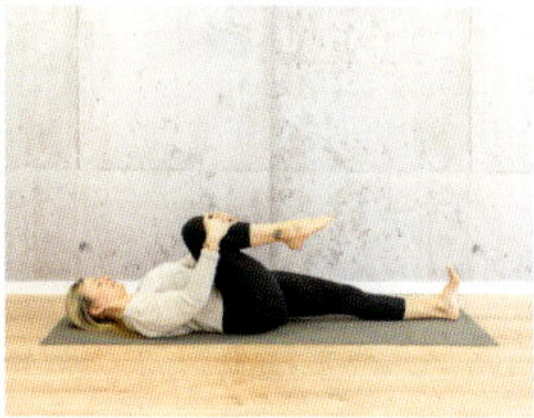

Knie ranziehen in Rückenlage

Praktische Übungen für den Alltag oder einen Workshop

Was bringt dich in den Flow?

Ganz unterschiedliche Dinge können einen solchen Zustand in uns hervorrufen. Auch bei der Arbeit kann ein Flow-Zustand entstehen, wenn uns die Arbeit Spaß macht.

Wichtig

Man hat herausgefunden, dass eine Tätigkeit nicht zu einfach, aber auch nicht zu herausfordernd und komplex sein darf, um in den Flow zu gelangen.[2]

Bei allen praktischen Übungen ist eines ganz Besonders wichtig:

Mache nur eine Sache zu einer Zeit. Multitasking und Smartphone sind tabu, denn es erstickt jeden Flow-Zustand schon im Keim.

Die folgende **buddhistische Geschichte**, die sich auch zum Vorlesen in Shavasana eignet, macht dies noch einmal deutlich:

Ein ganz auf das innere Leben ausgerichteter Mönch wurde gefragt, warum er trotz seiner vielen Aufgaben immer so gesammelt sein könne: «Wie gestaltest du denn dein Leben, dass du so bist, wie du bist, so gelassen und so in dir ruhend?»

Der Mönch sprach: «Wenn ich stehe, dann stehe ich; wenn ich gehe, dann gehe ich; wenn ich sitze, dann sitze ich; wenn ich schlafe, dann schlafe ich; wenn ich esse, dann esse ich; wenn ich trinke, dann trinke ich; wenn ich schweige, dann schweige ich; wenn ich schaue, dann schaue ich; wenn ich lese, dann lese ich; wenn ich arbeite, dann arbeite ich; wenn ich bete, dann bete ich …»

Da fielen ihm die Fragesteller ins Wort: «Das tun wir doch auch. Aber was machst du noch, was ist das Geheimnis deines Menschseins?»

Der Mönch antwortete den Fragenden wiederum: «Wenn ich stehe, dann stehe ich; wenn ich gehe, dann gehe ich; wenn ich sitze, dann sitze ich; wenn ich schlafe, dann

2 *Vgl. Csikszentmihalyi, 2015*

schlafe ich; wenn ich esse, dann esse ich; wenn ich trinke, dann trinke ich; wenn ich spreche, dann spreche ich; wenn ich schweige, dann schweige ich; wenn ich schaue, dann schaue ich; wenn ich höre, dann höre ich; wenn ich lese, dann lese ich; wenn ich arbeite, dann arbeite ich; wenn ich bete, dann bete ich ...»

Da sagten die Neugierigen: «Das wissen wir jetzt. Das tun wir alles auch!»

Der Mönch aber sprach zu ihnen: «Nein, eben das tut ihr nicht: Wenn ihr steht, dann lauft ihr schon; wenn ihr geht, seid ihr schon angekommen; wenn ihr sitzt, dann strebt ihr schon weiter; wenn ihr schlaft, dann seid ihr schon beim Erwachen; wenn ihr esst, dann seid ihr schon fertig; wenn ihr trinkt, dann kostet ihr nicht genug; wenn ihr sprecht, dann antwortet ihr schon auf Einwände; wenn ihr schweigt, dann seid ihr nicht gesammelt genug; wenn ihr schaut, dann vergleicht ihr alles mit allem; wenn ihr hört, überlegt ihr euch schon wieder Fragen; wenn ihr lest, wollt ihr andauernd wissen; wenn ihr arbeitet, dann sorgt ihr euch ängstlich; wenn ihr betet, dann seid ihr von Gott weit weg ... »

Quelle: überliefert

Achtsamer Spaziergang

Lasse dein Smartphone zu Hause oder mache es aus und gehe dann spazieren. Dabei kannst du vier Schritte lang einatmen und vier Schritte lang aus. Gehe und atme und tue nur dies. Gehen und atmen. Sei dabei präsent in diesem Moment. Mache dies für mindestens fünf bis zehn Minuten und genieße, wenn du in den Flow kommst. Bleibe dann so lange im Flow, wie du magst.

Kreativ werden

Werde kreativ, indem du einem Hobby nachgehst oder es wieder aufleben lässt. Male, bastle, nähe, töpfere, fädele, backe, koche ... Tue nur diese eine Sache. Lege dein Smartphone weg, mache das Radio aus und bleibe mit deiner Aufmerksamkeit bei genau dieser einen Tätigkeit. Irgendwann wirst du spüren, wie du eins wirst mit dieser Tätigkeit. Voilà, du bist im Flow.

Mondphase beobachten

Vielleicht interessierst du dich für den Mond und seine Phasen und möchtest dich mehr damit beschäftigen. Es gibt wundervolle Rituale zu Voll- oder Neumond. Das Wissen um die Mondphase und den Mondzyklus machen uns eines immer wieder bewusst: Alles ist in stetigem Wandel. Nichts bleibt gleich. Alles fließt.

Wundervolle Worte für *Shavasana*

Tiefe Entspannung

Mache es dir nun ganz bequem für dein Shavasana.

Lasse deinen Körper schwer in den Boden hineinsinken, schließe sanft beide Augen und spüre deine Atmung.

Lasse die Entspannung durch dich hindurchfließen, so wie das Blut durch deine Adern fließt.

Die Entspannung fließt nun in alle deine Muskeln, in dein Gewebe, in alle Organe und zu all deinen Zellen.

Werde ganz weich und durchlässig, lass die Entspannung in dir fließen und zirkulieren.

Sie fließt jetzt in deine Beine und Füße.

In deine Arme und Hände.

In deinen Rücken, in den Bauch und in deinen Brustkorb.

Hinauf zu den Schultern. Zu deinem Kopf.

Dein Gesicht wird weich und locker, du entspannst deine Stirn, deine Augen und deinen Kiefer.

Lass die Entspannung durch dich fließen.

Sie fließt durch deinen ganzen Körper, in all deine Zellen.

PAUSE

Dein Atem trägt sie nun überall hin.

Atme ruhig und entspannt.

Gib dich hin.

Lass es fließen.

Lass völlig los und lass dich fallen.

PAUSE

Langsam ist es Zeit, wieder zurück ins Hier und Jetzt zu kommen.

Atme gerne noch einmal tief ein und seufzend durch den Mund aus. Wiederhole diese Atmung gerne noch zweimal.

Bewege sanft deine Hände und Füße, recke und strecke dich oder drehe dich gerne noch einmal auf deine Lieblingsseite.

Langsam kommst du mit geschlossenen Augen nach oben ins Sitzen.

Nimm gerne noch einmal deine Hände in der Gebetshaltung (Anjali Mudra) vor dein Herz. Deine Daumen berühren das Brustbein. Bedanke dich bei Körper, Geist und Seele für deine heutige Praxis zum Thema „Flow".

Namasté.

Tipp für Yogalehrer

Lade deine Teilnehmer doch zum Abschluss der Stunde ein, in den kommenden Tagen etwas zu tun, was sie in den Flow bringt. Erzähle ihnen von den praktischen Übungen und frage sie, welche Hobbys oder Tätigkeiten sie früher einmal in eine Art Flow gebracht haben.

Mantra

Im Grunde genommen kann dich jedes Mantra in einen meditativen Flow-Zustand bringen. Durch das stetige Wiederholen des Mantras im Geist oder das wiederholte Singen gelangen wir sogar sehr schnell in einen Flow. Probiere es zum Beispiel mit den folgenden Mantren aus:

Om

Der Klang des Om beschreibt den Urklang des Universums und bewirkt eine harmonische Schwingung, die den ganzen Körper durchdringt.

Ong Namo, Guru Dev Namo

Das Mantra verbindet uns mit der Kraft der Schöpfung und geleitet uns vom Dunklen ins Licht.

Sita Ram, Jayjay Ram

In diesem Mantra geht es um die Einheit zwischen Sita und Rama, also zwischen unseren weiblichen und männlichen Anteilen. Sita und Rama gelten auch als das ideale Liebespaar. Sitaram ist außerdem ein Mantra, welches pure Freude verkörpert.

Deine eigenen Notizen zum Thema

AUDIOPAKET

Du möchtest noch tiefer in dieses Thema eintauchen? Passende Texte mit weiteren wertvollen Impulsen für dich findest du im Audiopaket direkt zum Download auf Seite 253.

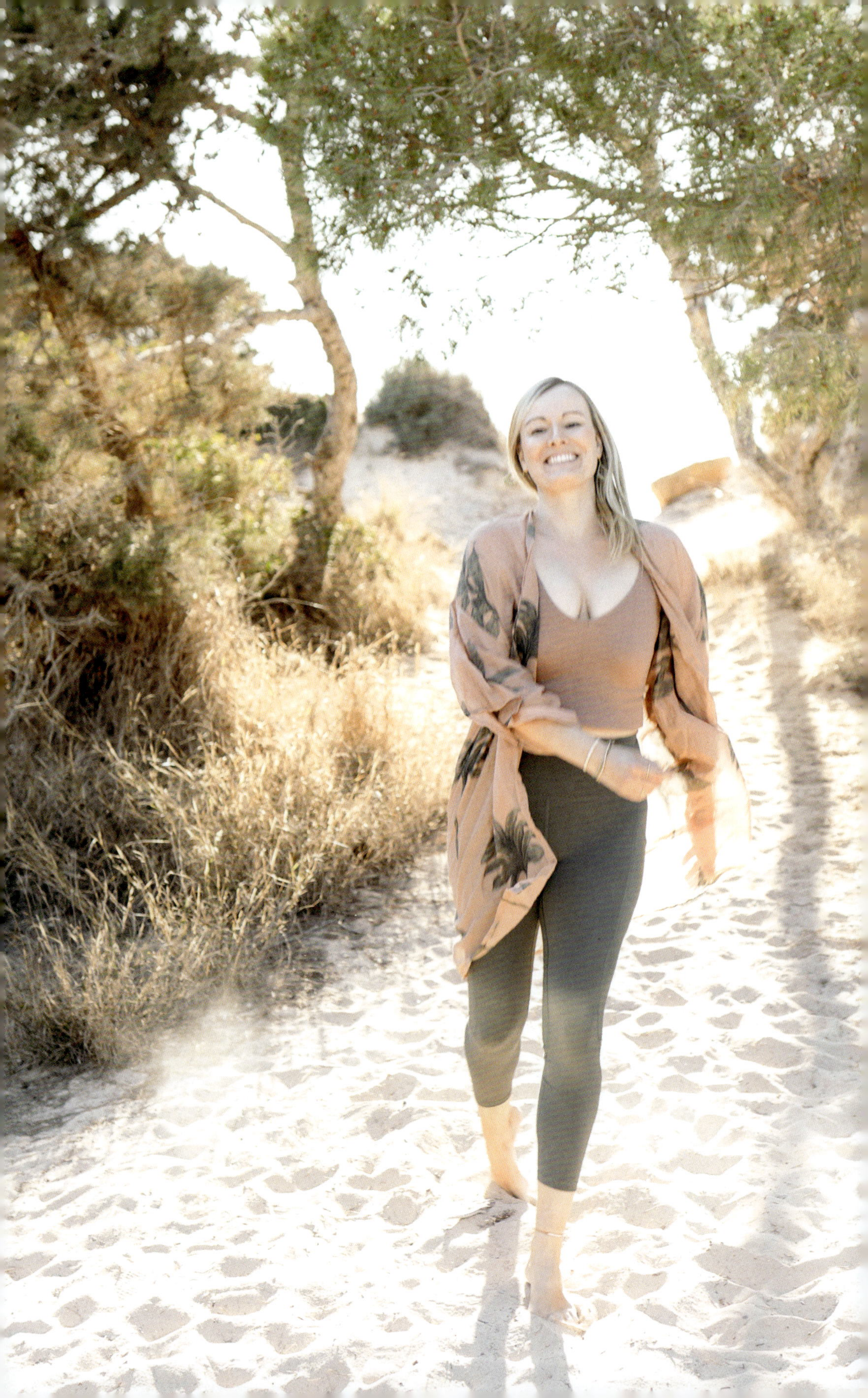

7

Lebensfreude

Bring deine Seele zum Tanzen

„Wenn du am Morgen erwachst, denke daran, was für ein köstlicher Schatz es ist, zu leben, zu atmen und sich freuen zu können."

Marc Aurel

Dabei wird oft völlig vergessen, dass eine gesunde Balance aus Arbeit und Erholung enorm wichtig ist. Denn wenn unser Leben längere Zeit nicht in diesem Gleichgewicht ist, werden irgendwann Körper oder Seele krank.

Es lohnt sich also, in regelmäßigen Abständen zu überprüfen: Wie viel Leichtigkeit und Lebensfreude erlaube ich mir und wie möchte ich meine kostbare Lebenszeit gestalten? (Siehe die praktische Übung auf Seite 167.)

„Erwache jeden Morgen in Klarheit und Frische. Erwecke dein Strahlen."

Quelle: unbekannt

Wann dieses Stundenbild besonders gut passt

Sommer, Sonne, Schwimmbad, Eis essen, in den Urlaub fahren ... Das Stundenbild passt wunderbar in den Sommer, denn diese Jahreszeit steht für Freude, Leichtigkeit, Vitalität und kraftvolle Lebensenergie wie keine andere.

Übe dieses Stundenbild, wenn du dich schwer, faul, lustlos, müde, träge, lethargisch oder blockiert fühlst.

Das Thema „Lebensfreude" kann sehr gut bei Vollmond geübt werden, denn die Energie des Mondes erreicht dann ihren Höhepunkt. Nutze diese Kraft und Energie, um deine Erfolge und das Leben voller Freude und Leichtigkeit zu feiern. Tanze, lache und singe dabei so viel, wie du kannst.

Bezug zu den Chakren

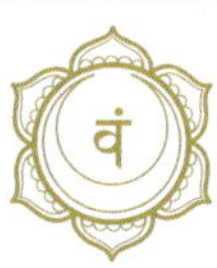

Sakralchakra

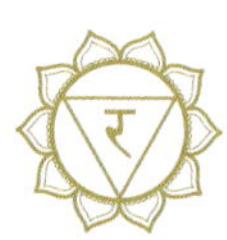

Solarplexuschakra

Mit diesem Thema kannst du dein **Sakralchakra** und dein **Solarplexuschakra** aktivieren.

Das **Sakralchakra** lädt uns dazu ein, Lebensfreude, Sinnlichkeit und Leidenschaft in unserem Leben zu erwecken. Durch Tanzen, Schwingen, Singen und Schütteln kannst du Leichtigkeit und Lebensfreude in dein Leben bringen und dein zweites Chakra wird stimuliert.

Positive Energie und unser inneres Leuchten befinden sich thematisch im **Solarplexuschakra**. Das Chakra sollte aktiviert werden, wenn unser Leben dunkel und schwer ist und wir traurig und energielos sind. Frei „aus dem Bauch heraus" zu tanzen aktiviert das **Solarplexuschakra** und hilft uns dabei, wieder in pure Lebensfreude einzutauchen.

Lachen wirkt ansteckend und schenkt uns Glückshormone. Gemeinsam zu lachen, zu tanzen und das Leben zu genießen aktiviert unser **Herzchakra**.

Positive Affirmationen

Ich bin glücklich und zufrieden.

Ich starte mit Leichtigkeit und Freude in jeden Tag.

Ich breite meine Flügel aus und hebe ab.

Ich bin ein Sonnenschein.

Ich bin Licht.

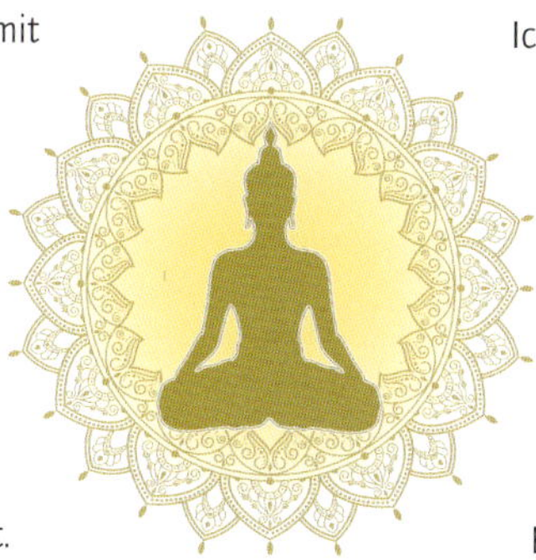

Ich bin pure Lebensfreude.

Ich bin ein Magnet für pure Freude.

Voller Leichtigkeit tanze ich durchs Leben.

Ich bin voller Energie.

Ich ziehe das Glück magisch an.

Fragen zur Selbstreflexion

- Was schenkt mir pure Lebensfreude?
- Wo in meinem Leben darf mehr Leichtigkeit einziehen?
- Was beschwert mich?
- Was brauche ich, um Lebensfreude zu spüren?
- Erlaube ich es mir, glücklich und unbeschwert zu sein?
- Welches Hobby sollte wieder Raum in meinem Leben bekommen?
- Habe ich heute schon getanzt, gelacht und gelächelt?

„Die meisten Menschen sind so glücklich, wie sie es sich selbst vorgenommen haben."

Abraham Lincoln

Einstimmungen/Meditationen

Heute ist ein guter Tag

Komme in einen bequemen und aufrechten Sitz.

Richte deine Wirbelsäule gut in der Länge auf, lasse deine Schultern entspannt nach hinten und unten sinken.

Schließe nun sanft deine Augen, entspanne dein Gesicht und komme im Hier und Jetzt an.

Atme ein und aus. Spüre deine Atembewegungen in Bauch und Brustkorb.

Mache dir bewusst, dass jeder Tag ein neuer Anfang ist. Eine neue Chance, dein Leben zu gestalten. Gut für dich zu sorgen. Wundervolle Dinge zu erleben und wunderbare Menschen zu treffen. Die kleinen Dinge zu erkennen und das Leben zu genießen.

Beginne nun, das Mantra „Heute ist ein guter Tag." im Geiste zu wiederholen.

Einatmen: „Heute ist ...", ausatmen: „ein guter Tag."

Führe dies fort. Atme und wiederhole das Mantra.

Atme Lebensfreude ein

Komme in einen bequemen und aufrechten Sitz.

Richte deine Wirbelsäule gut in der Länge auf, lasse deine Schultern entspannt nach hinten und unten sinken.

Schließe nun sanft deine Augen, entspanne dein Gesicht und komme im Hier und Jetzt an.

Atme ein und aus.

PAUSE

Beginne nun, dir vorzustellen, dass du pure Lebensfreude einatmest, und beginne sanft zu lächeln.

Schenke dir ein inneres und äußeres Lächeln der Freude.

Stelle dir auch vor, dass du mit jeder Ausatmung all das aus dir herauspustest, was dich an einem glückseligen Leben hindert.

Atme Lebensfreude ein und all die Ängste, Sorgen, Zweifel und negativen Gedanken aus.

Führe dies fort. Atme ruhig und tief und bleibe noch eine Weile in dieser Vorstellung.

Praxisteil

Allgemeine Hinweise und Tipps

Nimm dir in dieser Praxis zwischendurch immer mal wieder Zeit, um deinen Körper intuitiv, gerne auch zu einer schwungvollen positiven Musik zu bewegen und frei von einer Asana in die nächste fließen zu lassen. Dies kannst du zum Beispiel im Schneidersitz (Lotussitz, Fersensitz), im Vierfüßlerstand, im Stehen oder auch im gegrätschten Stand machen.

Tanzen, schwingen, federn ...

Tipp für Yogalehrer

Wenn du gerne Yoga-Music-Flows unterrichtest, dann passt das Thema natürlich ganz wunderbar dazu. Aber auch in ruhigeren Stilen wie Hatha- und Yin-Yoga kann das Thema deine Praxis erstaunlich gut begleiten und dich dazu inspirieren, mehr Freude und Leichtigkeit im Leben und auf der Yogamatte zu finden.

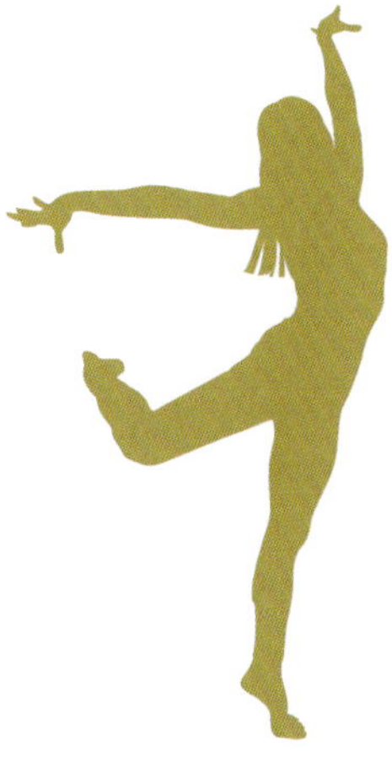

Passende Erwärmung: Erwärmung 1

Passender Bodenteil: Bodenteil 1

HATHA-YOGA

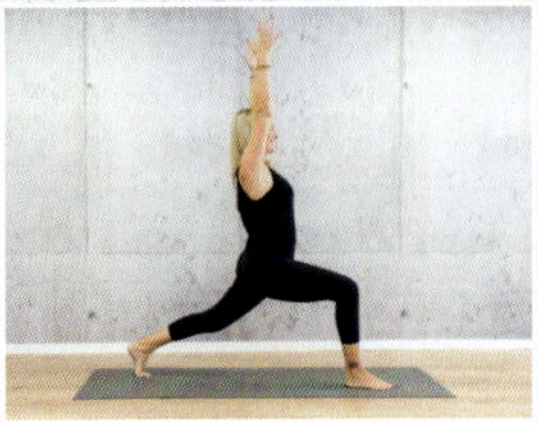

Krieger 1

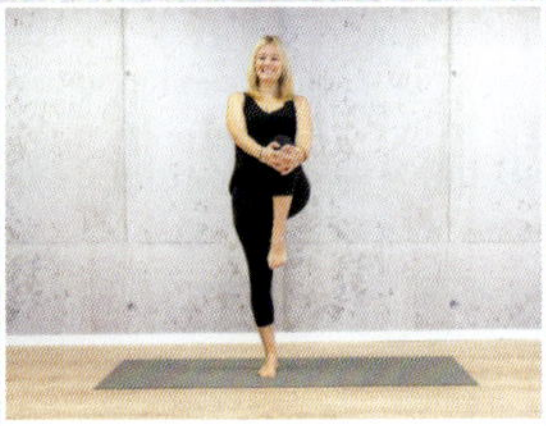

Leg Lift

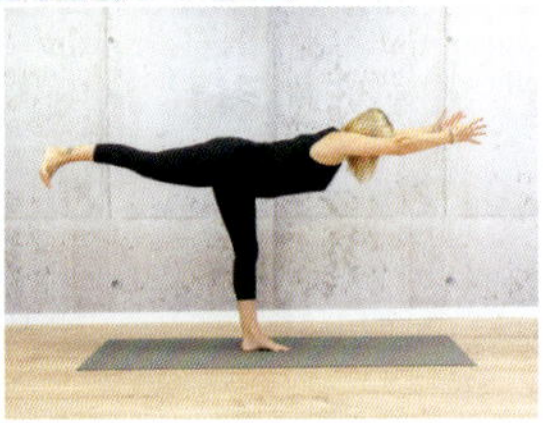

Krieger 3

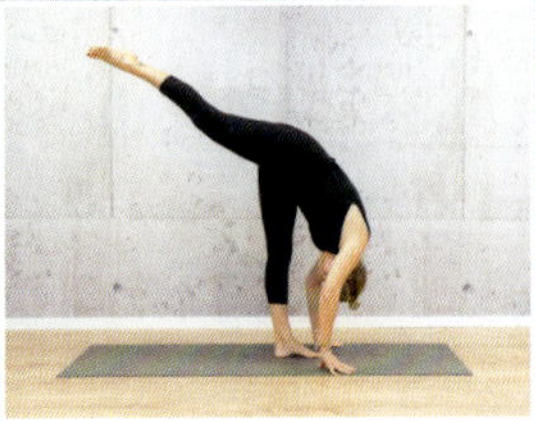

Stehender Spagat

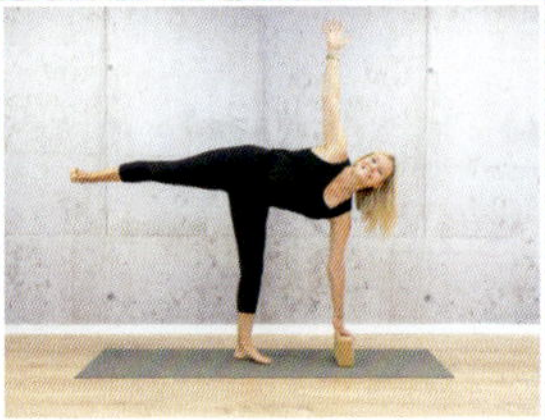

Halbmond

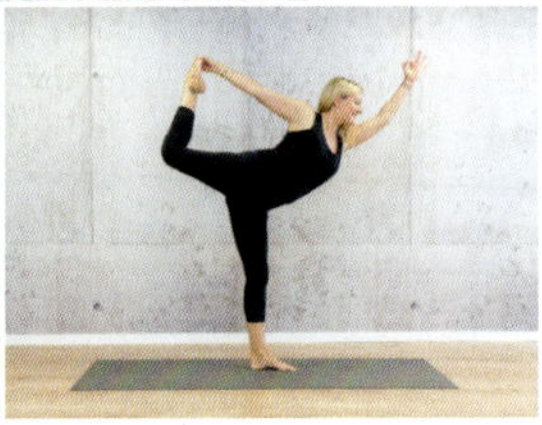

Tänzer

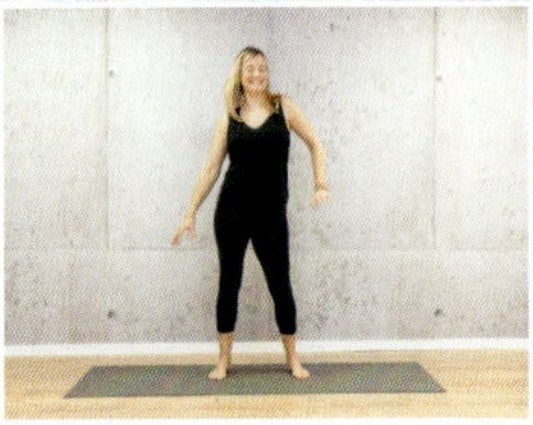

Tanzen

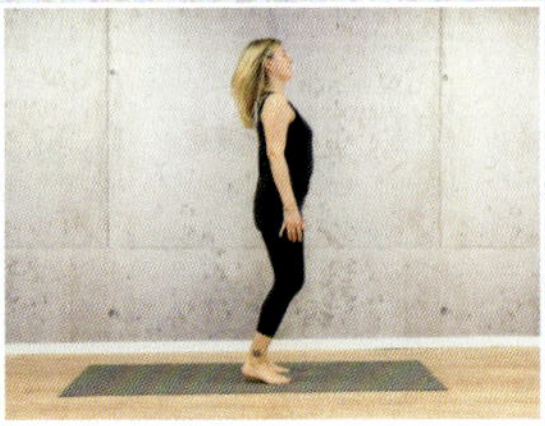

Federn auf Zehenspitzen

Start

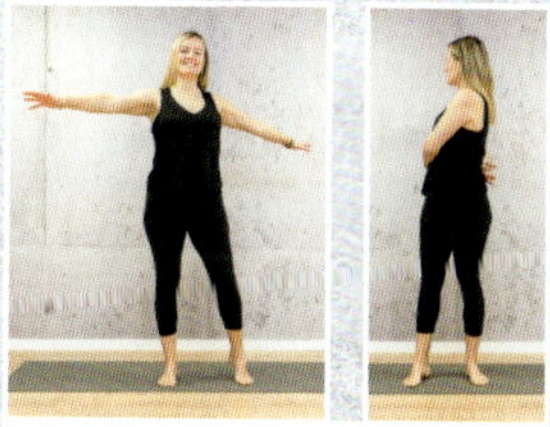

Armschwingen

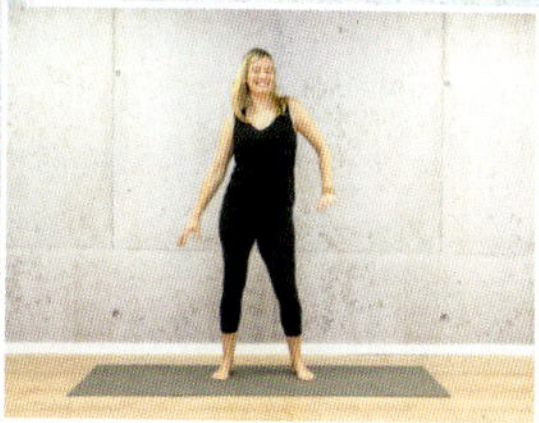

Tanzen

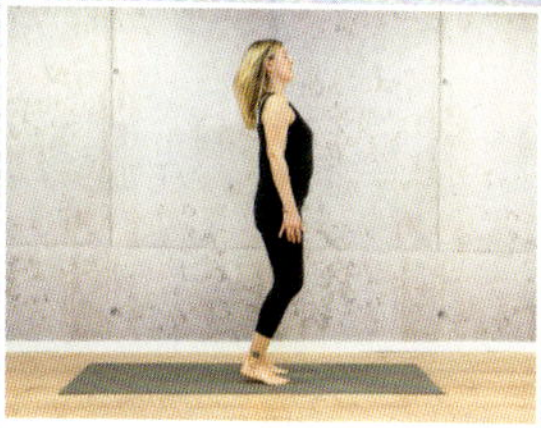

Federn
auf Zehenspitzen

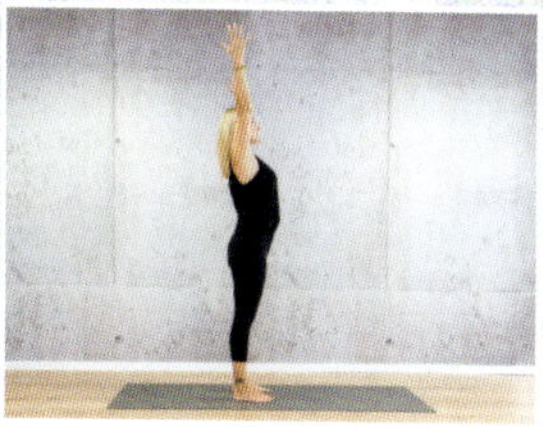

Gestreckte
Berghaltung

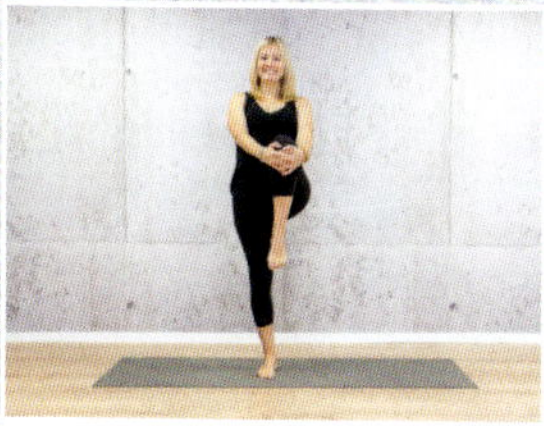

Leg Lift

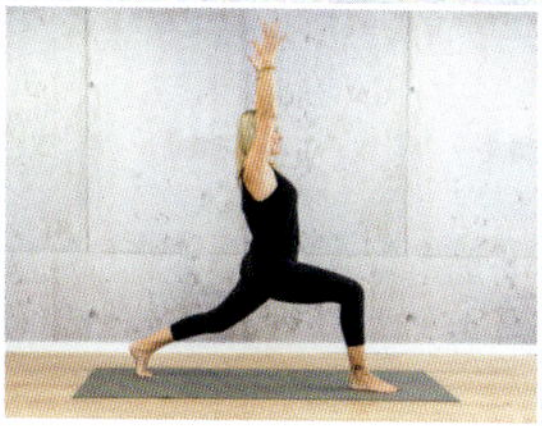

Krieger 1

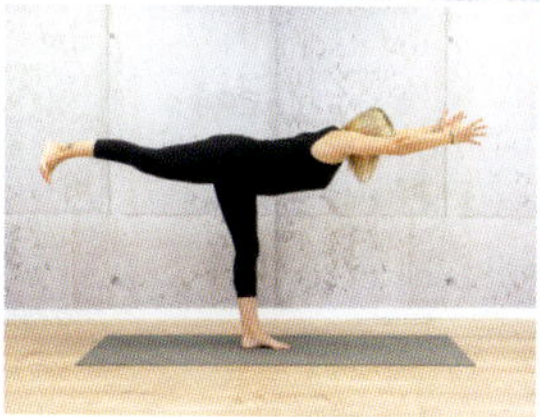

Krieger 3

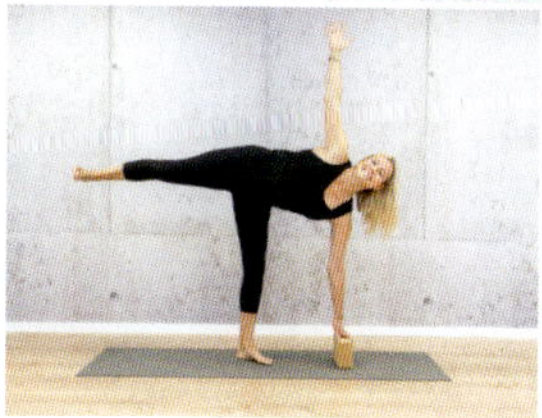

Halbmond

VINYASA-YOGA
Flow

YIN-YOGA

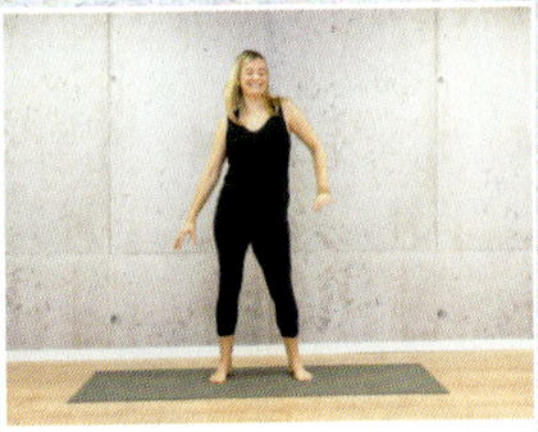

Tanzen

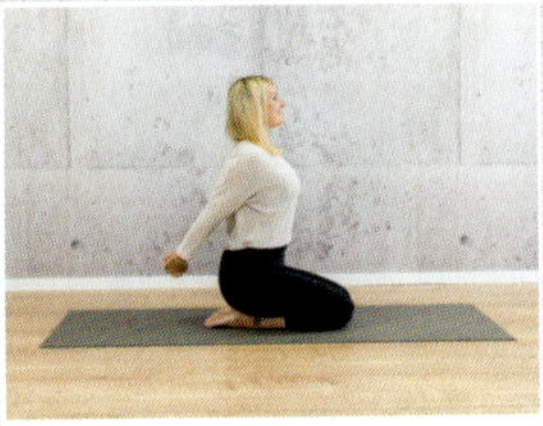

Herzöffnung im Fersensitz

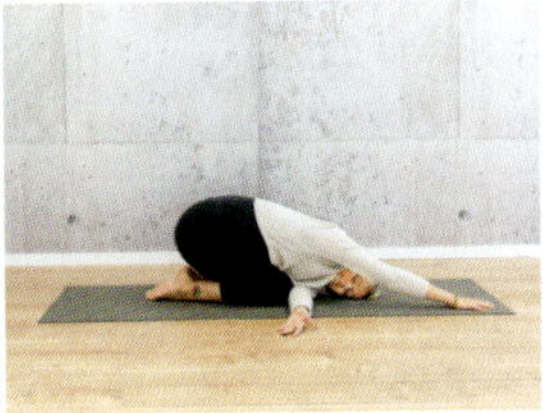

Nadelöhr in Kindsposition

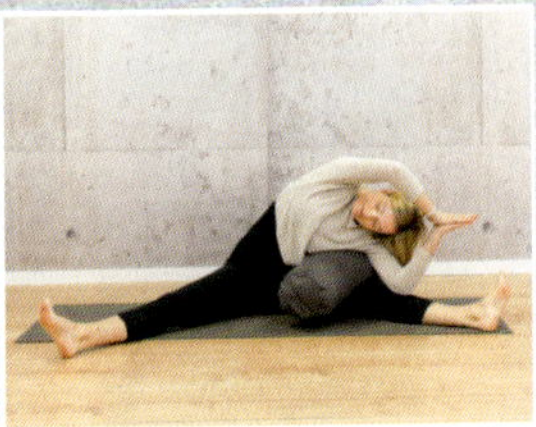

Libelle (mit Seitbeugung)

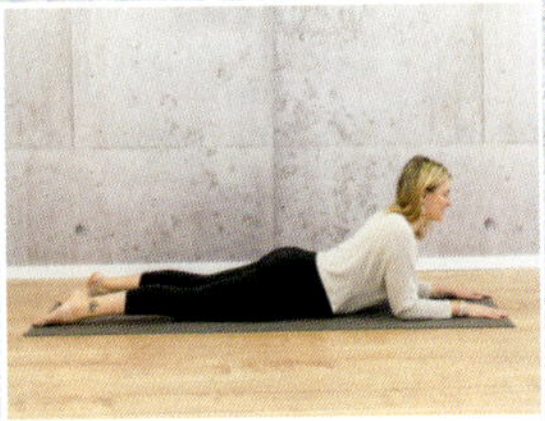

Sphinx

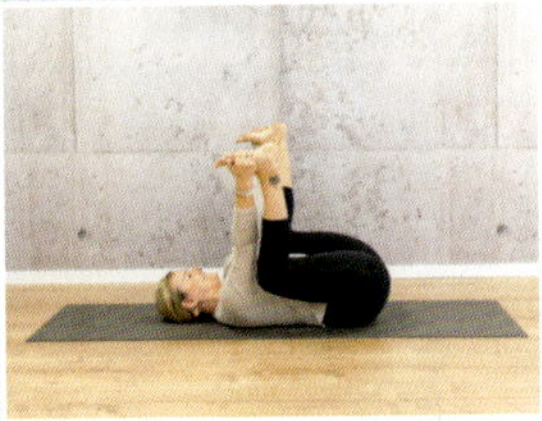

Happy Baby

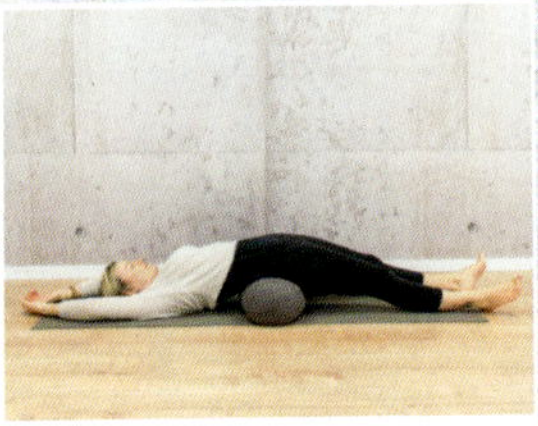

Regenbogenbrücke

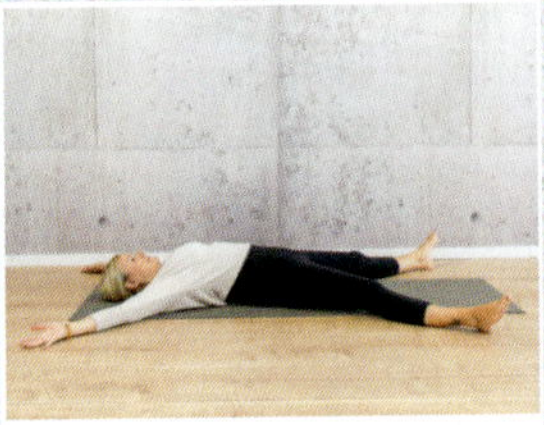

Pentagramm

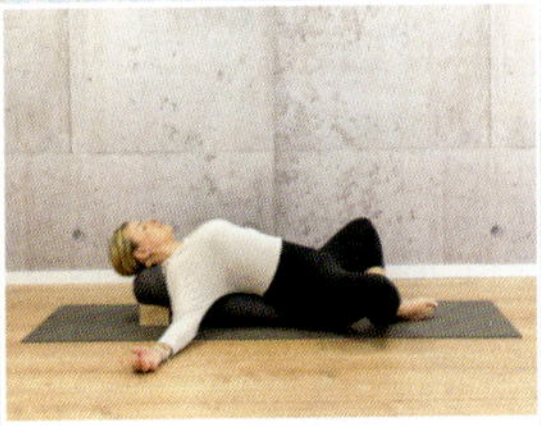

Sattel

Praktische Übungen für den Alltag oder einen Workshop

Bringe deine Energie ins Fließen

Tanze ausgelassen, schüttle dich, schwinge deinen Körper oder singe und lache laut. Durch die Bewegung können wir Energie freisetzen und unseren Gefühlen Ausdruck verleihen. Emotion bedeutet so viel wie Energie in Motion (Bewegung). Energien und Emotionen wollen fließen und sich bewegen. Dabei kommst du raus aus deinem Kopf und gehst hinein in deinen wundervollen und einzigartigen Körper. Er ist dein Instrument. Spiele mit ihm, genieße ihn, bewege ihn intuitiv. Dein Körper hat dir so viel zu sagen, wenn du dich ihm liebevoll zuwendest und seiner Stimme lauschst. Mache deine Body-Mind-Connection mehr zur Priorität in deinem Leben und du wirst überrascht sein, was für ein gutes Team ihr sein könnt und wie gut ihr euch verstehen werdet.

Erstelle eine Balance-Liste

Erstelle eine Liste für dich. Schreibe auf der einen Seite alles auf, was dein Leben eher schwer macht, dich herunterzieht und dir Energie raubt. Schreibe auch auf, wie viel Zeit du pro Woche damit verbringst.

Auf der anderen Seite der Liste schreibst du alles auf, was dir Lebensfreude, Leichtigkeit, Unbeschwertheit und Magie ins Leben bringt. Notiere, wie viel Zeit du pro Woche mit diesen Dingen verbringst. Sei offen und ehrlich und betrachte nun das Verhältnis. Jetzt hast du die Möglichkeit, eine Entscheidung für dich zu treffen. Möchtest du mehr Lebensfreude und Leichtigkeit in dein Leben bringen? Dann gestalte deine wertvolle Lebenszeit danach. Plane bewusst Zeiten ein, in denen du Dinge tust, die deine Seele zum Tanzen bringen.

Werde kreativ

Vielleicht hast du schon einmal von Shakti gehört. Shakti ist ein Begriff aus dem Sanskrit und bedeutet so viel wie aktive Kraft und Energie. In der Tantra-Philosophie steht Shakti für das leidenschaftliche und weibliche Prinzip, unsere Lebendigkeit und unsere kreative Schöpferkraft. Shakti stimuliert mit ihrer schöpferischen Aktivität Shiva, der für unser Bewusstsein steht und das Gegenstück bildet. Diese kreative Kraft möchte frei fließen und bewegt werden. Daher ist es wichtig, Wege zu finden, um sich auszudrücken, zum Beispiel, indem man einem kreativen Hobby nachgeht. Ob du lieber den Pinsel schwingst, Makramee oder eine Mala knotest, mit den Händen aus Ton schöne Dinge formst oder Möbeln einen neuen Anstrich gibst, ist dabei völlig egal. Wichtig ist nur, dass du etwas mit deinem Körper erschaffst und dein Sakralchakra aktiviert wird. Wenn dein Werk dann vollendet ist, gibt es einen wunderbaren Dopamin-Kick (Dopamin = Belohnungshormon) noch gratis dazu.

Sei frech, wild und wunderbar (frei nach Astrid Lindgren)

Tue etwas Ungewöhnliches, etwas völlig Verrücktes. Sei wild und frei! Tanze im Regen! Gehe Eisbaden! Suche dir einen Menschen, mit dem du verrückt und unbeschwert sein kannst und wage etwas. Das macht lebendig!

Mach Lach-Yoga

Hast du schon einmal überlegt, eine Lach-Yoga-Stunde zu besuchen oder dir Literatur zum Thema zu besorgen? Los geht's. Lachen, lachen, lachen.

„Alles, was zu dir gehört, bringt Leichtigkeit in dein Leben.
Wenn es dich schwer macht, frage dich,
ob es wirklich zu dir gehört."

Kerstin Huber-Steinhorst

Wundervolle Worte für *Shavasana*

Leichtigkeit

Mache es dir nun ganz bequem und richte dich für dein Shavasana ein.

Gib für einen Moment all die Schwere an den Boden ab, schließe sanft die Augen und spüre deine Atmung.

Mit jeder Ausatmung gibst du noch ein wenig mehr Anspannung und Schwere an den Boden ab. Mit jeder Einatmung füllst du dich mit Leichtigkeit.

Spüre, wie dein Körper immer leichter wird.

Einatmen, du wirst leicht.

Ausatmen, gib die Schwere ab.

PAUSE

Stelle dir nun vor, du beginnst zu schweben. Du schwebst wie eine Feder im Wind oder eine Wolke am Himmel. Vielleicht gefällt dir auch die Vorstellung, dass du ganz leicht und unbeschwert auf einer Luftmatratze im See treibst. Der blaue Himmel über dir, die sanften Bewegungen des Wassers, die dich beruhigen, und ganz viel Leichtigkeit und Freude in dir.

Es gibt nichts zu tun. Einfach nur atmen, dich treiben lassen, schweben, einfach nur sein.

Genieße. Werde leichter und leichter.

PAUSE

Langsam ist es Zeit, wieder zurück ins Hier und Jetzt zu kommen.

Atme gerne noch einmal tief ein und seufzend durch den Mund aus. Wiederhole dies gerne noch zweimal.

Bewege sanft deine Hände und Füße, recke und strecke dich oder drehe dich gerne noch einmal auf deine Lieblingsseite.

Langsam kommst du mit geschlossenen Augen nach oben ins Sitzen.

Nimm gerne noch einmal deine Hände in der Gebetshaltung (Anjali Mudra) vor dein Herz. Deine Daumen berühren das Brustbein. Bedanke dich bei Körper, Geist, Atmung und Seele für die heutige Praxis.

Namasté.

Mantra

Wahe Guru

Wahe ist ein Ausruf der Ekstase, des Glücks und der Lebensfreude. Guru steht für den Übergang vom Dunkeln (Gu) ins Licht (Ru). Eine Übersetzung des Mantras lautet: Ich bin Ekstase, wenn ich unbeschreibliche Weisheiten erfahren darf!

Sat Chit Ananda

Sat – Wünsche dir Wahrheit
Chit – Bestelle dir Weisheit
Ananda – Erlebe Glückseligkeit

Mit diesem Mantra lädst du das Glück zu dir ein. Denn wer braucht keine Portion Wahrhaftigkeit, Weisheit und Glückseligkeit in seinem Leben? ***Ananda*** *ist eine göttliche Qualität, die alle Seelen in sich tragen, weil wir alle einmal aus dieser Urquelle der Schöpfung entstanden sind. Das Mantra hilft dabei, anhaltende Freude, Glückseligkeit, Ausgeglichenheit, Harmonie und Wonne in dein Leben zu holen.*

Sita Ram, Jayjay Ram

Sita Ram ist ein Mantra, welches pure Freude und Enthusiasmus verkörpert. Hier geht es um Voranschreiten und Aufbruch voller Freude und Elan.

Deine eigenen Notizen zum Thema

AUDIOPAKET

Du möchtest noch tiefer in dieses Thema eintauchen? Passende Texte mit weiteren wertvollen Impulsen für dich findest du im Audiopaket direkt zum Download auf Seite 253.

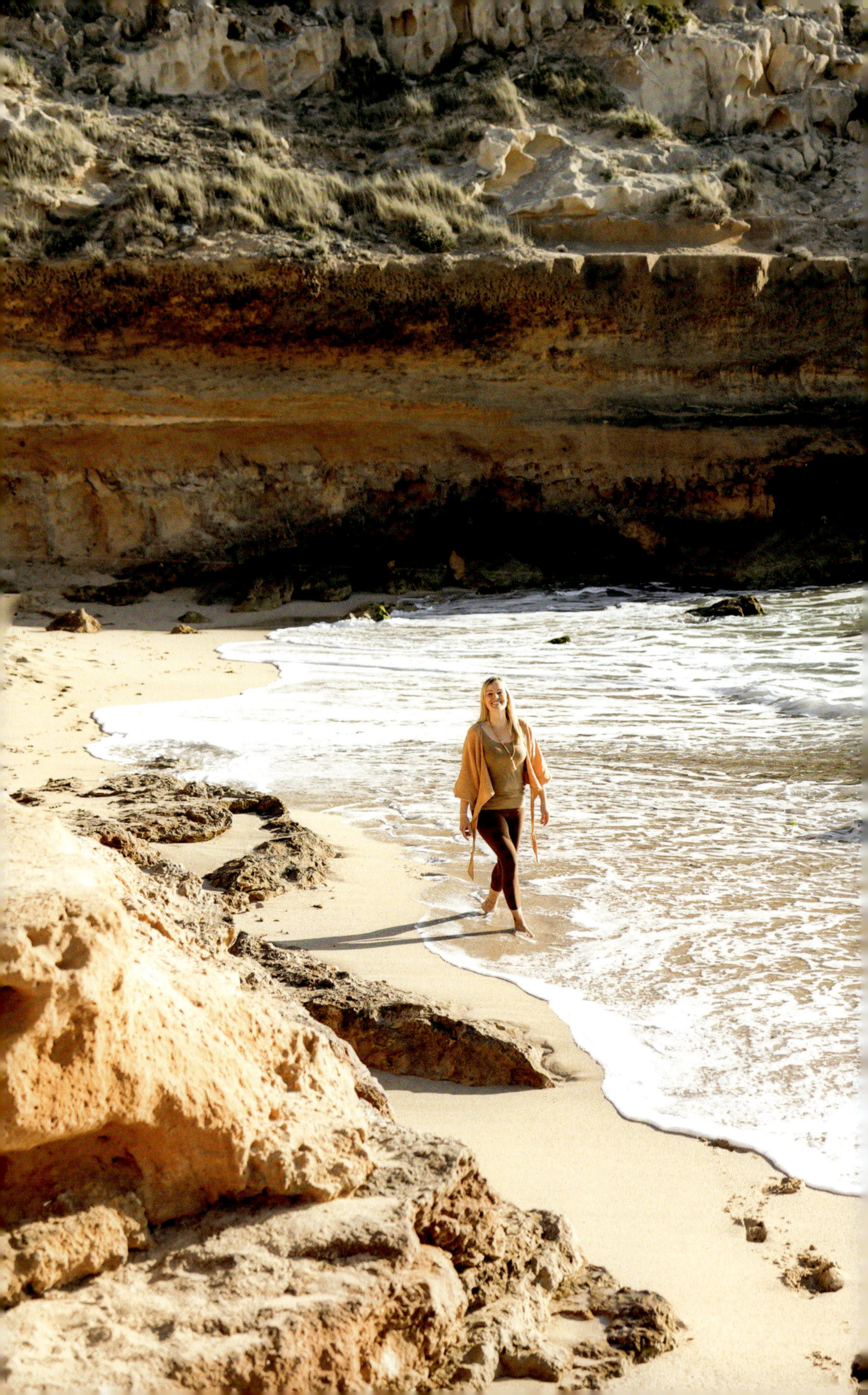

8

Wellen

Lerne, die Wellen des Lebens zu reiten

„Du kannst die Wellen nicht stoppen, aber du kannst lernen, sie zu surfen."

Jon Kaba-Zinn

Einleitung

Bestimmt hast du schon einmal am Strand gesessen und die Wellen im Meer beobachtet. Sie kommen und gehen. Mal umspülen sie sanft deine Füße mit frischem Meerwasser und ein anderes Mal verlaufen sie schon vorher im Sand. Jede Welle ist einzigartig.

So, wie die Wellen zum Meer, so gehören auch Höhen und Tiefen zu unserem Leben. Wenn du dich in die Beobachterrolle begibst, kannst du deinen Strand des Lebens mit all seinen Wellen beobachten. Ich kenne keinen Menschen, dessen Leben völlig geradlinig ohne Wellengang verläuft. Es gehört einfach zum Leben dazu, dass wir immer wieder vor neue Herausforderungen gestellt werden und sich die Dinge verändern und weiterentwickeln. Manchmal zwingt uns das Leben dazu, genauer hinzuschauen, und ab und an müssen wir Umwege gehen oder Abzweigungen nehmen, um dann wieder den richtigen Weg voller Wachstum, Erkenntnis und Licht zu finden.

Wellen werden durch Energie ausgelöst. Das kann ein Wassertropfen sein, der auf die Oberfläche eines ruhigen Sees fällt, das kann Wind sein, der über die Meeresoberfläche pustet, oder es kann die Gravitationskraft des Mondes sein, die für Ebbe und Flut verantwortlich ist. Es geht hier also um Energie in Bewegung, Wind und verschiedene „(Mond-)Phasen".

Vielleicht kennst du solche Winde und Phasen auch aus deinem Leben?

Es sind Veränderungen, die in unser Leben kommen und die dabei kleinere oder größere Wellen in uns schlagen. Manchmal verändern die Wellen im Meer ihre Richtung oder Intensität und ab und an kommt es auch zu einem gewaltigen Sturm und das ganze Meer tobt wie wild.

Vielleicht kennst du auch solche Stürme und Unwetter aus deinem Leben?

Unser Leben ist ständig im Fluss und die Dinge und Menschen verändern sich. Nichts bleibt gleich. Daher ist es völlig normal, dass wir gute und schlechte Zeiten durchleben. Licht und Schatten, Phasen von voller Gesundheit und Phasen der Krankheit, Sonne und Mond, Ebbe und Flut, Tag und Nacht, Yin und Yang ... Diese Liste der Polaritäten könnte ewig fortgeführt werden. Das ganze Leben ist voll davon und verläuft in Phasen.

„Wer zugleich seinen Schatten und sein Licht wahrnimmt, sieht sich von zwei Seiten, und damit kommt er in die Mitte."

Carl Gustav Jung

Stelle dir nun einmal vor, du bist bei Wellengang im Meer und kannst spüren, wie sich Wellen anfühlen. Kleineren Wellen können wir oft noch sehr gut standhalten, weil wir mit beiden Beinen fest und stabil auf dem Sandboden stehen. Doch wenn dich eine größere Welle mit voller Wucht erfasst, wird sie dir den Boden unter den Füßen wegreißen und dich mitnehmen. Große Wellen haben so viel Energie und Kraft, sie sind eine Naturgewalt. Wir können sie nicht zähmen und wir haben auch keine Kontrolle über sie. Hier dürfen wir loslassen lernen, denn es gibt nur eine Möglichkeit für uns: Die Welle annehmen und lernen, sie zu reiten, anstatt gegen sie anzukämpfen. Dieser Kampf wäre sinnlos und würde uns unnötig viel Energie rauben. Warum also nicht die Wellen als Chance für Wachstum erkennen und sogar noch ein tolles Surferlebnis daraus machen?

Auch die persönliche Weiterentwicklung verläuft in Wellen. Kennst du die Geschichte von der Straße mit dem Loch? Sie geht so:

Ich gehe die Straße entlang.
Da ist ein tiefes Loch im Gehsteig.
Ich falle hinein.
Ich bin verzweifelt.
Es ist nicht meine Schuld.
Es dauert endlos, wieder herauszukommen.

Ich gehe dieselbe Straße entlang.
Da ist ein tiefes Loch im Gehsteig, ich tue so, als sähe ich es nicht.
Ich falle wieder hinein.
Ich kann nicht glauben, schon wieder am gleichen Ort zu sein.
Aber es ist nicht meine Schuld.
Immer noch dauert es sehr lange, wieder herauszukommen.

Ich gehe dieselbe Straße entlang.
Da ist ein tiefes Loch im Gehsteig. Ich sehe es.
Ich falle noch einmal hinein ... aus Gewohnheit.
Meine Augen sind offen. Ich weiß, wo ich bin.
Es ist meine eigene Schuld.
Ich komme sofort heraus.

Ich gehe dieselbe Straße entlang.
Da ist ein tiefes Loch im Gehsteig.
Ich gehe drumherum.

Ich gehe eine andere Straße.

Es geht also im Leben darum, immer wieder neue Lösungen und Wege zu finden und nicht immer wieder in die gleichen Fallen zu tappen. Die dann entstehende Lernkurve ist mit der Aufwärtsbewegung der Welle zu vergleichen. Um sich weiterzuentwickeln und über sich selbst hinauszuwachsen, ist es von Bedeutung, die Wellen des Lebens mit all ihrer Intensität zu reiten, immer wieder aufzustehen, zu wachsen und neue Wege zu gehen.

„Falle siebenmal hin, stehe achtmal auf."

Japanisches Sprichwort

Bedenke: Jedes Mal, wenn dir eine Welle den Boden unter den Füßen wegzieht und dein Leben so richtig durchgewirbelt wird, wirst du wachsen und dich neu ausrichten. Du wirst stolz wieder aufstehen und mit neuen Erkenntnissen weiterziehen. Manche Wellen bringen alles zu Fall. Wie ein Erdbeben erschüttern sie deine Welt und manchmal bleibt kein Stein mehr auf dem anderen. Doch in solch einer Phase liegt immer enorm viel Potential für Wachstum verborgen.

„Wenn du am Boden bist, schaue nach oben. Dein Wachstum beginnt an deinem Tiefpunkt."

Yung Pueblo

Vielleicht kennst du das Buch „Das Café am Rande der Welt" von John Strelecky? Darin beschreibt er ausführlich eine Meeresschildkröte und ihren Umgang mit den Wellen im Meer bzw. ihre Bewegung darin:

„Wenn sich eine Welle auf das Ufer zubewegte und der Schildkröte ins Gesicht schwappte, ließ diese sich treiben und paddelte gerade so viel, um ihre Position zu halten. Und wenn die Welle wieder zum Ozean hinausströmte, paddelte sie schneller, um die Bewegung des Wassers zu ihrem Vorteil zu nutzen. Die Schildkröte kämpfte nie gegen die Wellen an, sondern nutzte sie für sich. Ich konnte nicht mit ihr mithal-

ten, weil ich die ganze Zeit paddelte, egal in welche Richtung das Wasser strömte. [...] je mehr ich gegen die hereinrollenden Wellen ankämpfte, desto anstrengender wurde es. Und daher hatte ich nicht genug Kraft übrig, um die zurückströmende Welle auszunutzen. [...] Die grüne Meeresschildkröte dagegen passte ihre Bewegungen den Wellen optimal an und kam daher schneller vorwärts als ich."

John Strelecky

Diese Geschichte von der Meeresschildkröte macht auf wunderbar symbolische Weise klar, dass wir mit den Wellen gehen sollten, anstatt gegen sie zu arbeiten. Wir kämpfen oft gegen etwas an, das wir nicht ändern können. Das kostet Energie. Wir verbrauchen dann viel Kraft und Zeit mit Dingen, die zwar unseren Tag ausfüllen, uns aber innerlich im Herzen nicht erfüllen. Wie die Schildkröte sollten wir lernen loszulassen, wenn wir nicht kontrollieren können und unsere Energie nur verschwenden würden. Und wir sollten dann wieder mitpaddeln, wenn die Zeit dafür da ist und wir etwas bewegen können, was uns glücklich macht.

Mit diesem Bild der Meeresschildkröte im Kopf können wir bewusster entscheiden, wofür wir unsere Zeit und Energie aufwenden.

„Wir verbrauchen viel Kraft und Zeit mit Dingen, die unseren Tag ausfüllen, uns aber innerlich nicht erfüllen."

Kerstin Huber-Steinhorst

Nun lasst uns endlich surfen lernen!

Wann dieses Stundenbild besonders gut passt

Übe diese Sequenz, wenn du bemerkst, dass Veränderung in Deinem Leben stattfindet, die du noch schwer annehmen kannst. Das kann ganz banal ein Jahreszeitenwechsel sein, aber auch eine berufliche Veränderung, Themen in der Partnerschaft, Krankheit oder andere Phasen im Leben, die dich gerade besonders herausfordern.

Übe diese Sequenzen auch sehr gerne im Sommer oder im Urlaub, um dich mit den Wellen des Ozeans und dem Element Wasser zu verbinden.

Dieses Stundenbild passt zu allen Mondphasen und eignet sich hervorragend, um in der Yogapraxis das Thema „Phasen des Mondes" zu betrachten.

Bezug zu den Chakren

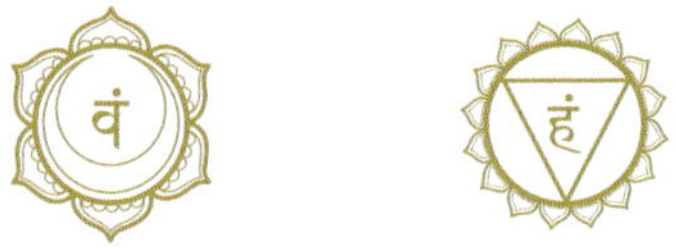

Sakralchakra Halschakra

Alles verändert sich, alles darf fließen. Unser **Sakralchakra** befasst sich genau mit diesem Thema. Es steht für Kreativität, Schöpferkraft, Gefühle und den Fluss des Lebens. Diesem Chakra wird das Element Wasser zugeordnet. Auch der Mond verändert ständig seinen Zustand und steuert Ebbe und Flut, also auch den Wellengang im Meer. Alles kommt in Wellen und ist in Bewegung. Verbinde dich in der Praxis immer wieder mit deinem zweiten Chakra, um hier die Energie ins Fließen zu bringen.

Wenn du dich bei diesem Stundenbild für die Ujjayi-Atmung (Wellenrauschen) entscheidest (siehe Praxisteil), so wird auch dein **Halschakra** stimuliert.

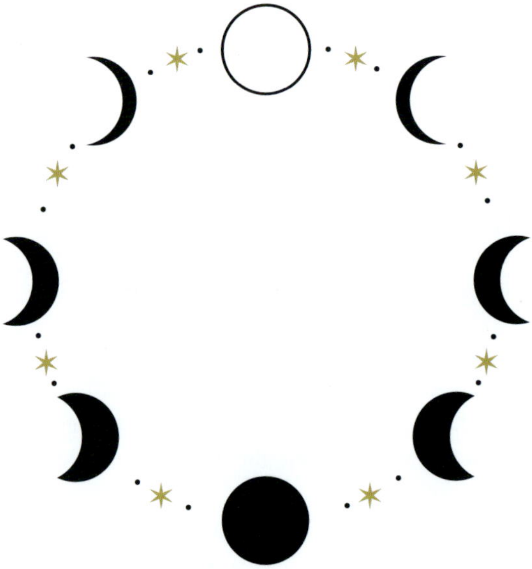

Mondphasen

Positive Affirmationen

Ich reite die Wellen meines Lebens.

Alles im Leben kommt, bleibt eine Weile und geht dann auch wieder.

Ich lerne, die Wellen zu surfen, und lasse los.

Ich nehme alle Höhen und Tiefen liebevoll an.

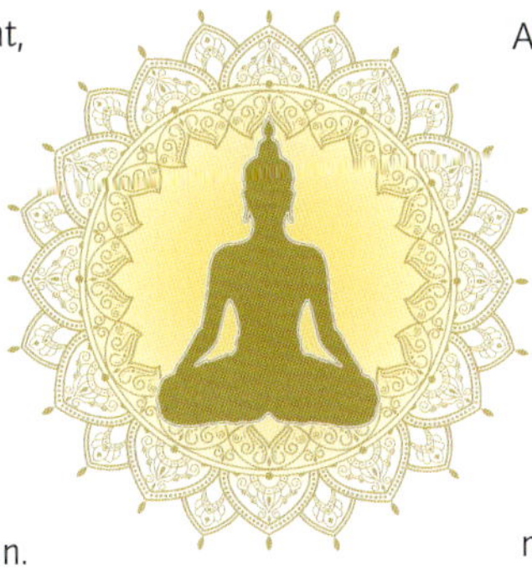

Alles ist im Fluss.

Ich lasse los.

Ich gebe mich dem Fluss des Lebens hin.

Ich akzeptiere, was das Leben mir schenkt.

Ich lasse mich treiben.

Fragen zur Selbstreflexion

- Wo in meinem Leben halte ich noch fest?
- Wo im Leben versuche ich zu kontrollieren anstatt mich hinzugeben und loszulassen?
- Welche Ängste zeigen sich, wenn ich an den Fluss meines Lebens denke?
- Wo fühle ich mich noch blockiert? Bei welchen Themen?
- Wo im Körper bin ich oft fest und verspannt? Kann mein Körper durch Tanzen oder Schütteln wieder in Bewegungen und in den Fluss kommen?
- Fließt mein Atem in Wellen oder stockt mir der Atem häufig?

„Jede Welle, und ist sie noch so groß, wird irgendwann ganz weich und sachte im Sande verlaufen. Und du wirst gewachsen voller Stolz daraus hervorgehen."

Kerstin Huber-Steinhorst

Einstimmungen/Meditationen

Meeresrauschen

Setze dich in einen aufrechten Sitz deiner Wahl.

Dies kann der Schneidersitz, der Lotussitz oder auch der Fersensitz sein.

Richte deine Wirbelsäule gut in der Länge auf, lasse deine Schultern entspannt nach hinten und unten sinken.

Schließe nun sanft deine Augen, entspanne dein Gesicht und komme im Hier und Jetzt an.

Beginne nun, deine Kehle leicht zu verengen, sodass beim Atmen ein leises Rauchen entsteht.

Beginne zu lauschen.

Lausche deiner Atmung.

Fühle die Wellen deiner Atmung.

Jeder Atemzug kommt und geht dann auch wieder.

Lausche.

Lausche dem Fluss des Lebens, der durch dich strömt.

Du atmest ein. Und atmest aus.

Lausche.

Lausche der Stimme deiner Seele.

Atme. Lausche. Entspanne.

Atemübung Wellen

Setze dich in einen aufrechten Sitz deiner Wahl.

Dies kann der Schneidersitz, der Lotussitz oder auch der Fersensitz sein.

Richte deine Wirbelsäule gut in der Länge auf, lasse deine Schultern entspannt nach hinten und unten sinken.

Schließe nun sanft deine Augen, entspanne dein Gesicht und komme im Hier und Jetzt an.

Du kommst hier im Raum auf deiner Yogamatte an, aber auch bei dir selbst. Du richtest langsam den Blick nach innen.

Beginne jetzt, deine Atmung zu beobachten. Lege nun gerne deine Hände unterhalb deines Bauchnabels auf den Unterbauch.

Spüre, wie sich dein Zwerchfell, welches zwischen Brust und Bauchraum sitzt, sanft mit jeder Einatmung nach unten schiebt.

Dadurch bewegen sich deine Organe nach unten und zur Seite. Sie werden sanft massiert.

PAUSE

Spüre nun, wie dein Beckenboden mit jeder Ausatmung die Bauchorgane von unten sanft zurück nach oben schiebt. Es entsteht eine Welle.

Das Zwerchfell schiebt sich nach unten, der Bauch wölbt sich, du nimmst die Atembewegung im Unterbauch wahr und dann flacht die Welle wieder ab und der Bauch wird wieder flacher.

Spüre diese Wellen. Lass die Atmung fließen.

Jeder Atemzug kommt und geht dann auch wieder.

Führe die Übung in deinem Tempo fort und genieße die Wellen und gib dich ganz hin.

Praxisteil

Allgemeine Hinweise und Tipps

Lasse dich in der Yogapraxis von deinen Atemwellen leiten. Der Atem gibt das Tempo an. Spüre gerne auch immer wieder den Bewegungsfluss mit geschlossenen Augen und gleite durch die Übungen. Werde dabei weich und durchlässig.

Solltest du eine etwas kraftvollere Asana üben, so hole dir immer wieder Leichtigkeit über den Atem in die Übung hinein.

Bei diesem Thema bietet es sich an, die Stunde in der Ujjayi-Atmung zu üben, mit der du dein eigenes Wellenrauschen erzeugst. Es hört sich ein wenig wie die Stimme von Darth Vader an. Die Ujjayi-Atmung aktiviert zusätzlich dein Halschakra. Stelle dir dabei zunächst vor, dass du einen Spiegel anhauchen möchtest. Es entsteht ein kehlig rauschender Ton. Übe zuerst, durch den Mund auszuatmen. Schließe irgendwann den Mund und atme rauschend weiter. Versuche, während der ganzen Praxis in der Ujjayi-Atmung zu bleiben.

Hier findest du kleine Sequenzen, bei denen man die Wirbelsäule besonders gut wellenförmig bewegen kann:

1. Katze - Kuh
2. Herabschauender Hund - Brett
3. Stehende Vorwärtsbeuge - halbe stehende Vorwärtsbeuge
4. Sphinx - Brett
5. Schulterbrücke (auf- und abrollen)
6. Kuh - Kind (im Rundrücken zurück ins Kind gleiten)

Passende Erwärmung: Erwärmung 1

Passender Bodenteil: Bodenteil 1

Impuls

Wiederhole die kleinen Übungssequenzen bis zu 20-mal. Schließe, wenn möglich, die Augen und komme in eine Meditation in Bewegung. Genieße, wie sich dein Körper, besonders die Wirbelsäule, wellenförmig bewegt und du dabei tief und fließend atmen kannst.

Tipp für Yogalehrer

Baue hier Übergänge ein, die besonders fließend sind. Oder richte den Fokus auf die wellenförmige Bewegung der Wirbelsäule, was beispielsweise beim Üben von Kuh und Katze gut funktioniert. Auch beim Übergang vom herabschauenden Hund ins Brett kann die Wirbelsäule gut wellenartig bewegt und gerollt werden. In der Kobra können wir die Hände etwas weiter entfernt neben uns aufstellen und den Brustkorb und die Arme wellenartig bewegen. Im Sitzen können wir einfach den Brustkorb und die Schultern frei fließend mobilisieren. Im Vierfüßlerstand kann das Becken wellenartig bewegt werden und vielleicht kannst du eine liegende Acht mit den Hüftknochen in die Luft zeichnen.

HATHA-YOGA

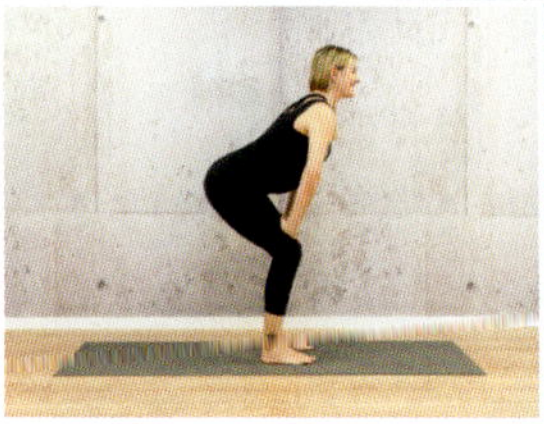

Kuh im Stand

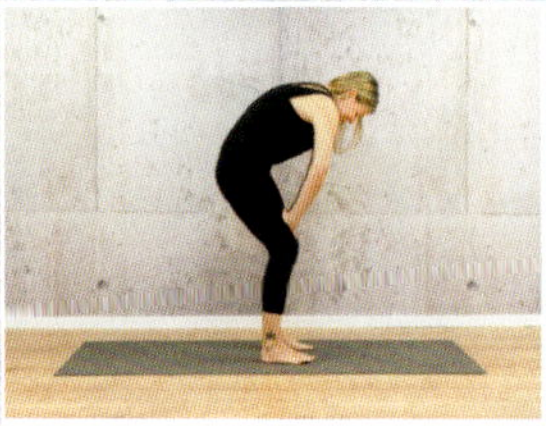

Katze im Stand

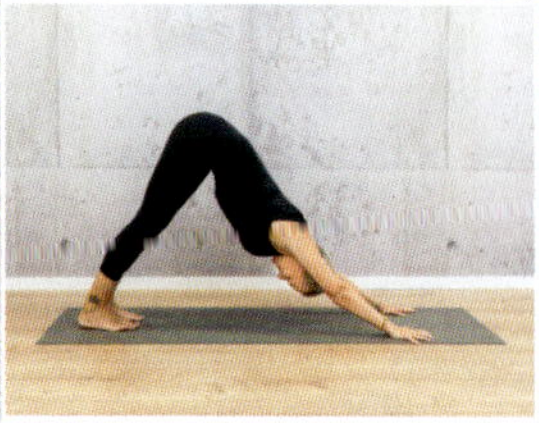

Herabschauender Hund

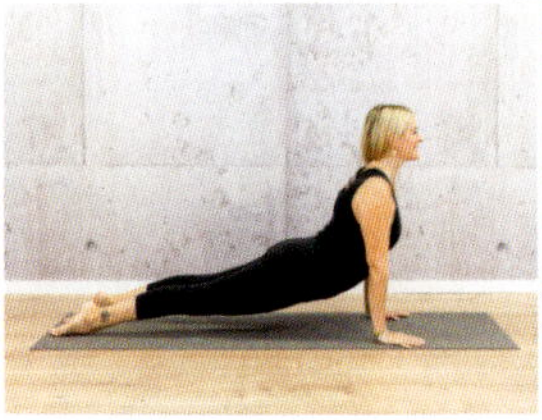

Heraufschauender Hund

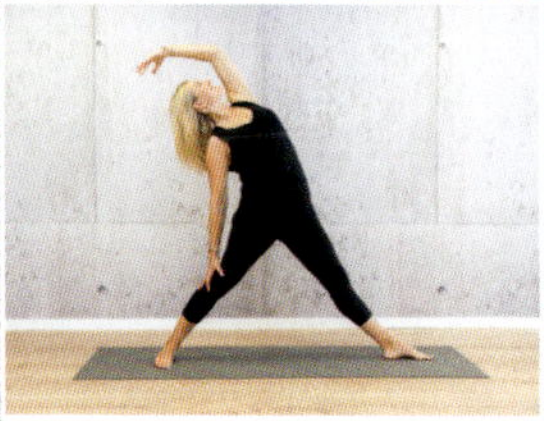

Friedlicher Krieger

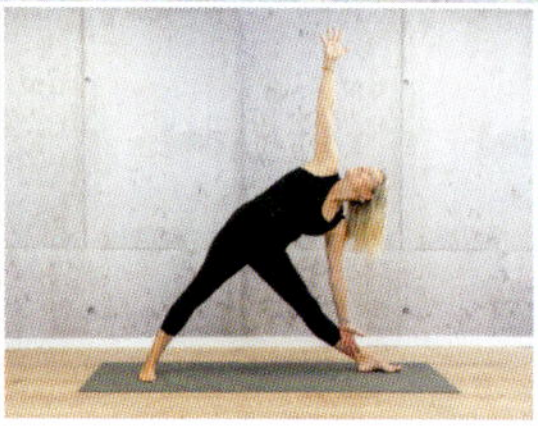

Dreieck

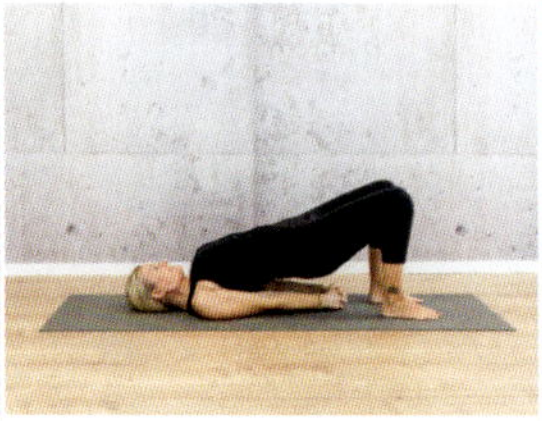

Schulterbrücke

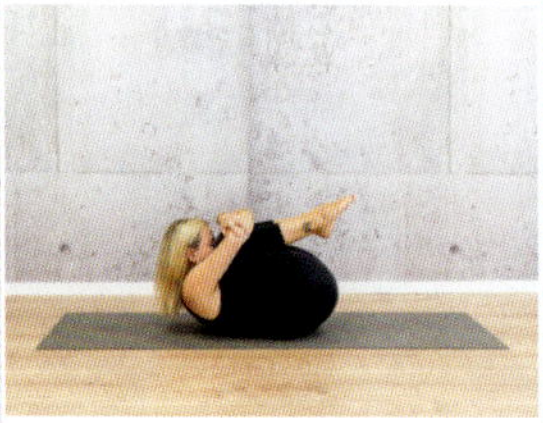

Igel

VINYASA-YOGA
Flow

Start →

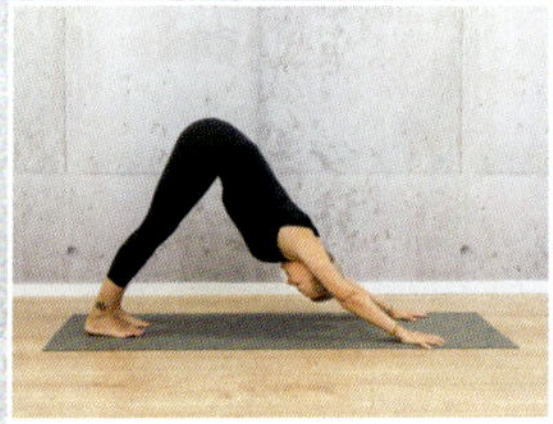
Herabschauender Hund

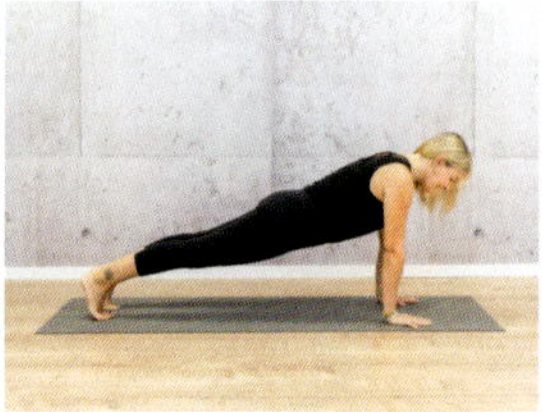
Brett

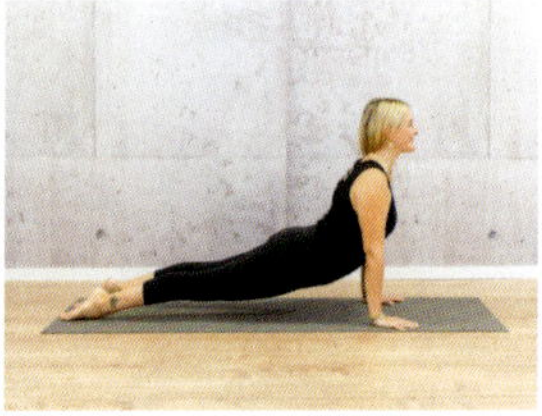
Heraufschauender Hund

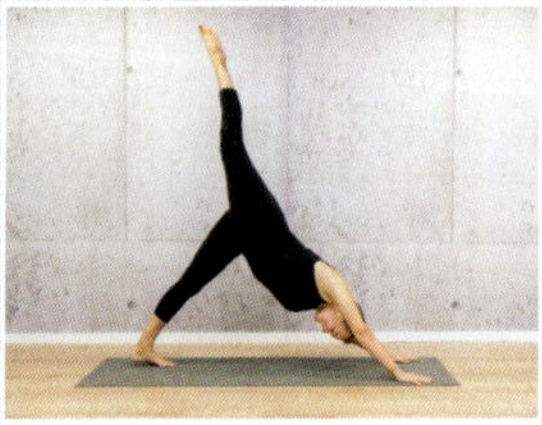
Dreibeiniger Hund

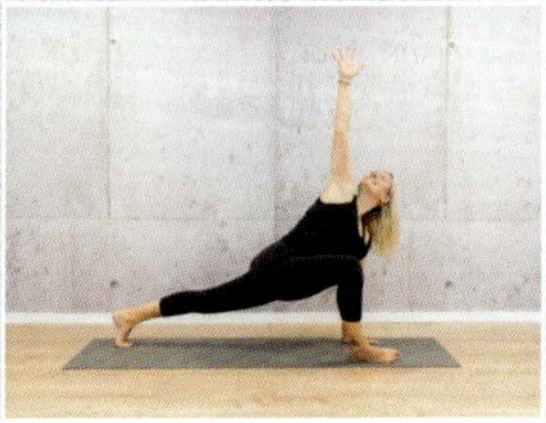
Low Lunge (mit geöffneter Hüfte und Rotation)

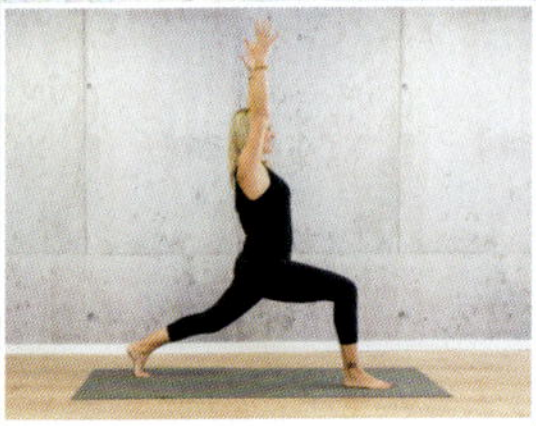
Krieger 1

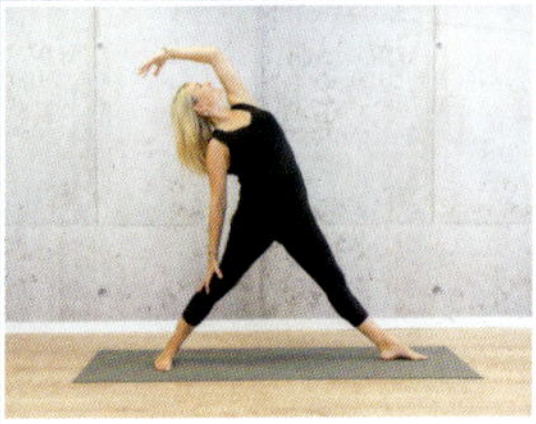
Friedlicher Krieger

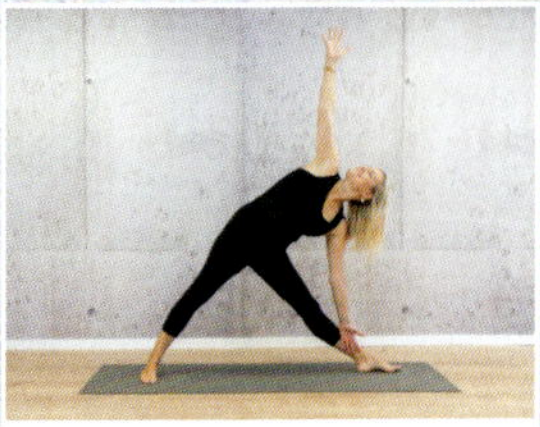
Dreieck

YIN-YOGA

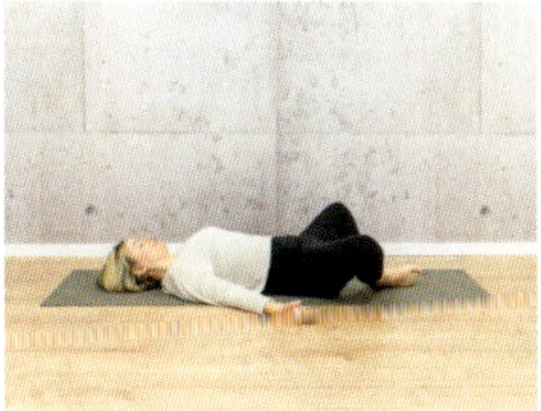

Liegender Schmetterling

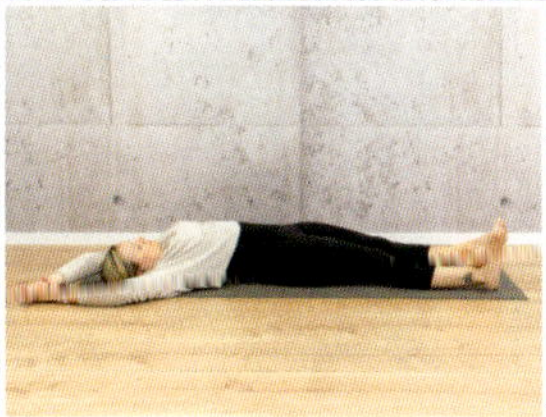

Banane

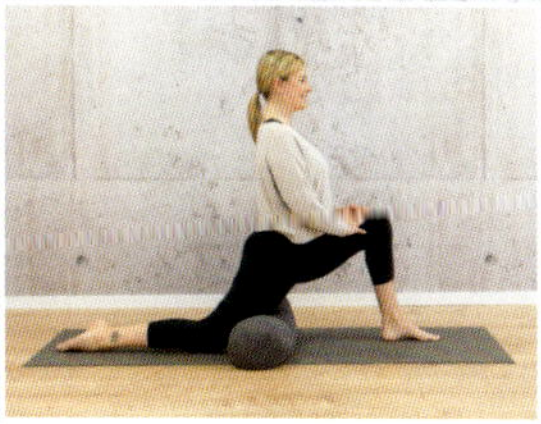

Drache

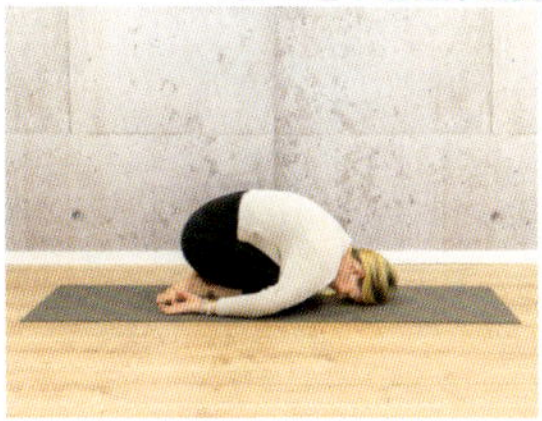

Kind

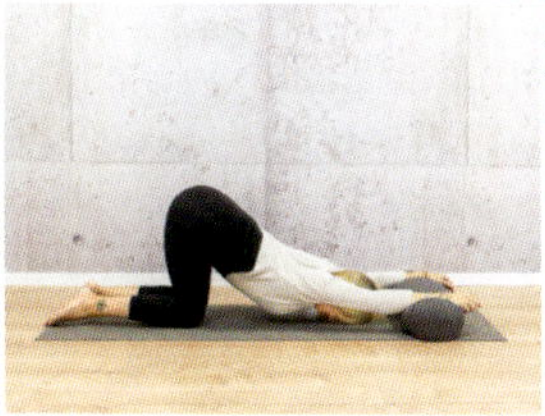

Herz-zu-Boden-Stellung

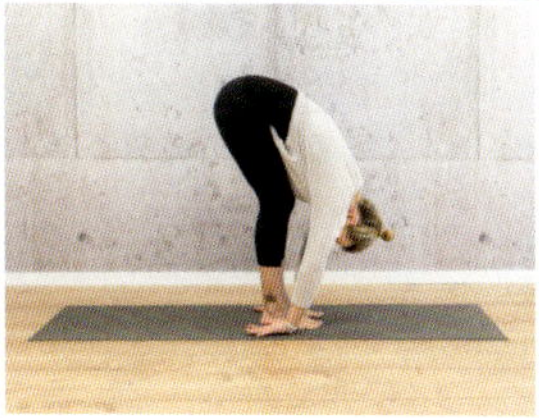

Stehende Vorwärtsbeuge

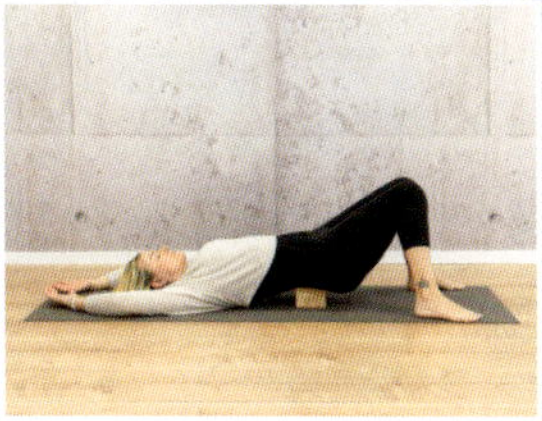

Brücke

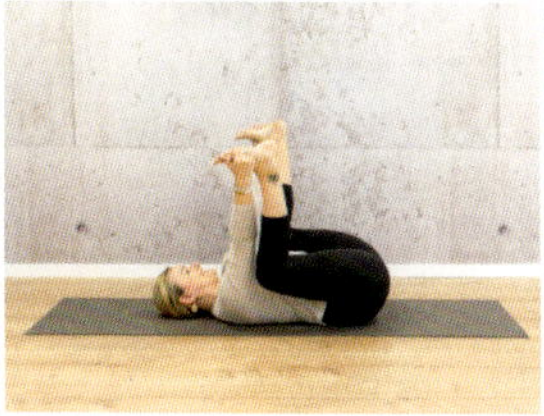

Happy Baby

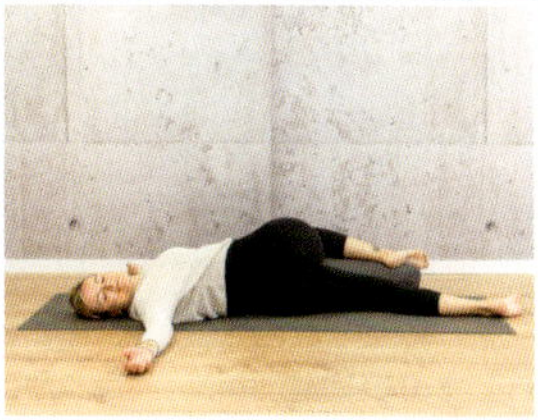

Gedrehte Wurzel

Praktische Übungen für den Alltag oder einen Workshop

Bewegung

Wellen sind das Gegenteil von Starrheit. Daher solltest du deinen Körper lockern, wann immer er sich fest anfühlt. So viele kleine und große Themen (oder Traumata) sind in unserem Körper gespeichert, von den allermeisten wissen wir nichts. Aber eines ist sicher: Durch Tanzen, Schwingen, Schütteln und Abklopfen kannst du etwas in dir bewegen, sprich deinen Körper wieder ins Fließen bringen, ihn mobilisieren und frei machen.

Tipp

Lege deine Lieblingsmusik auf und gönne dir und deinem Körper jeden Tag eine kleine Einheit zum Auflockern und du wirst dich frei und weich fließend wie eine Welle fühlen anstatt fest und verspannt.

Wellen beobachten

Wann immer du am Meer, an einem See, einem Fluss oder Bach bist, beobachte einfach das Wasser und die Wellen. Je häufiger wir dies tun, desto bewusster wird uns das Thema und desto besser können wir die Wellen des Lebens im Alltag erkennen und voller Gelassenheit annehmen.

Meditieren

Vor allem in schweren Lebensphasen, in denen wir häufig eine innere Unruhe und Anspannung verspüren, kann es sinnvoll und heilsam sein, regelmäßig zu meditieren. Wenn unser Geist zur Ruhe kommen darf, dann fühlen sich auch die Wellen des Lebens manchmal nicht ganz so groß und gefährlich an. Oft kommen wir durch Meditation in einen „Alles ist gut"-Zustand und finden ein wenig Frieden in uns. Ganz besonders brauchen wir diesen inneren Frieden in stürmischen Zeiten.

Dinge tun, die Halt geben

Wie oben schon beschrieben, können uns manche Wellen ganz schön umhauen. Dann ist es wichtig, dass wir wissen, welche Dinge und Menschen uns Halt und Sicherheit geben. Wir dürfen uns auch bewusst machen, dass wir nicht alleine sind. Um Hilfe zu bitten und Hilfe anzunehmen kann auch zum Wellenreiten dazugehören.

Wundervolle Worte für *Shavasana*

Eins mit dem Ozean

Lege dich bequem in die Rückenlage und spüre, wie es dir nach der Praxis geht.

Nimm die Körperteile wahr, die den Boden berühren und dich mit der Erde verbinden. Nimm hier wahr, wie du gehalten und getragen wirst. Du kannst entspannt loslassen.

Mit jeder Ausatmung lasse noch mehr los.

Wenn sich dein Körper irgendwo noch fest anfühlen sollte, dann lasse nun auch hier los.

Lass uns nun gemeinsam verreisen.

Wir reisen an einen wunderschönen, ruhigen Strand. Es ist warm, nicht zu heiß.

Der weiche Sand unter deinen Füßen lädt dich ein, dich hineinzulegen.

Du legst dich in den Sand, deine Füße zeigen Richtung Meer. Du liegst weit vorne am Meer, wo die Wellen kommen und gehen.

Stelle dir nun vor, wie die Wellen sanft über deinen Körper gleiten, dich einhüllen. Vielleicht bis zum Brustkorb, sodass es sich für dich angenehm anfühlt.

Stelle dir gerne vor, dass mit jeder tiefen Atemwelle auch eine Welle aus dem Meer über dich fließt und deinen ganzen Körper streichelt und einhüllt. Das Wasser hat eine angenehme Temperatur, nicht zu kalt, nicht zu heiß. Genau richtig.

Du fühlst dich geborgen und wohl.

Der warme Sand unter dir, das fließende Wasser um dich herum, der strahlend blaue Himmel über dir und die warmen Sonnenstrahlen, die auf deiner Haut bitzeln.

Gib dich hin. Sinke in den Sand und genieße es, ein Teil dieser Wellen zu sein.

Einssein mit dem Ozean, der Erde unter dir und dem Himmel über dir.

PAUSE

Die Wellen kommen und gehen.

Ruhe.

Du atmest ein und aus.

Hingabe.

Ein und aus.

Loslassen.

Deine Atemwellen in dir, die Wellen des Wassers um dich herum.

Genieße dich.

Genieße das Wellenreiten. Lasse los.

PAUSE

Langsam ist es Zeit, wieder von deiner Reise zurück ins Hier und Jetzt zu kommen.

Atme gerne noch einmal tief durch.

Spüre, wie es dir jetzt geht und wie dein Atem fließt.

PAUSE

Bewege nun ganz sanft deine Hände und Füße, recke und strecke dich oder drehe dich gerne noch einmal auf deine Lieblingsseite.

Langsam kommst du mit geschlossenen Augen nach oben ins Sitzen. Bedanke dich gern bei Körper, Geist, Atmung und Seele für die heutige Praxis.

Namasté.

Tipp für Yogalehrer

Als Alternative kannst du auch einfach nur anleiten, dass die Teilnehmer ihre Atemwellen achtsam beobachten dürfen in Shavasana. Dabei hilft die Vorstellung, dass der Atem durch den ganzen Körper strömt (nicht nur in den Brustkorb). Auf und ab. Die Wellen kommen und gehen wieder.

Mantra

Sa Ta Na Ma

Dieses Mantra umfasst nach der yogischen Philosophie die fünf Ur-Töne und wird mit dem Kreislauf allen Lebens in Verbindung gesetzt. Mit diesem Mantra kannst du dich mit dem ewigen Zyklus von „Geburt-Leben-Tod-Wiedergeburt" verbinden. „Sa" steht für Geburt, „Ta" für Leben, „Na" für Tod und „Ma" für Wiedergeburt.

Ra Ma Da Sa Sa Se So Hung

Ra Ma Da Sa – Sonne, Mond, Erde, Unendlichkeit
Sa Se So Hung – Ich bin eins mit dem unendlichen Zyklus.

Dieses Mantra ist eines der wichtigsten Heilmantras im Kundalini-Yoga. Es setzt Heilenergie frei, die du anderen senden oder mit der du dich selbst heilen kannst. Es schafft eine tiefe innere Ausgeglichenheit und harmonisiert Körper und Geist in stürmischen Zeiten von Veränderung oder Krankheit.

Deine eigenen Notizen zum Thema

AUDIOPAKET

Du möchtest noch tiefer in dieses Thema eintauchen? Passende Texte mit weiteren wertvollen Impulsen für dich findest du im Audiopaket direkt zum Download auf Seite 253.

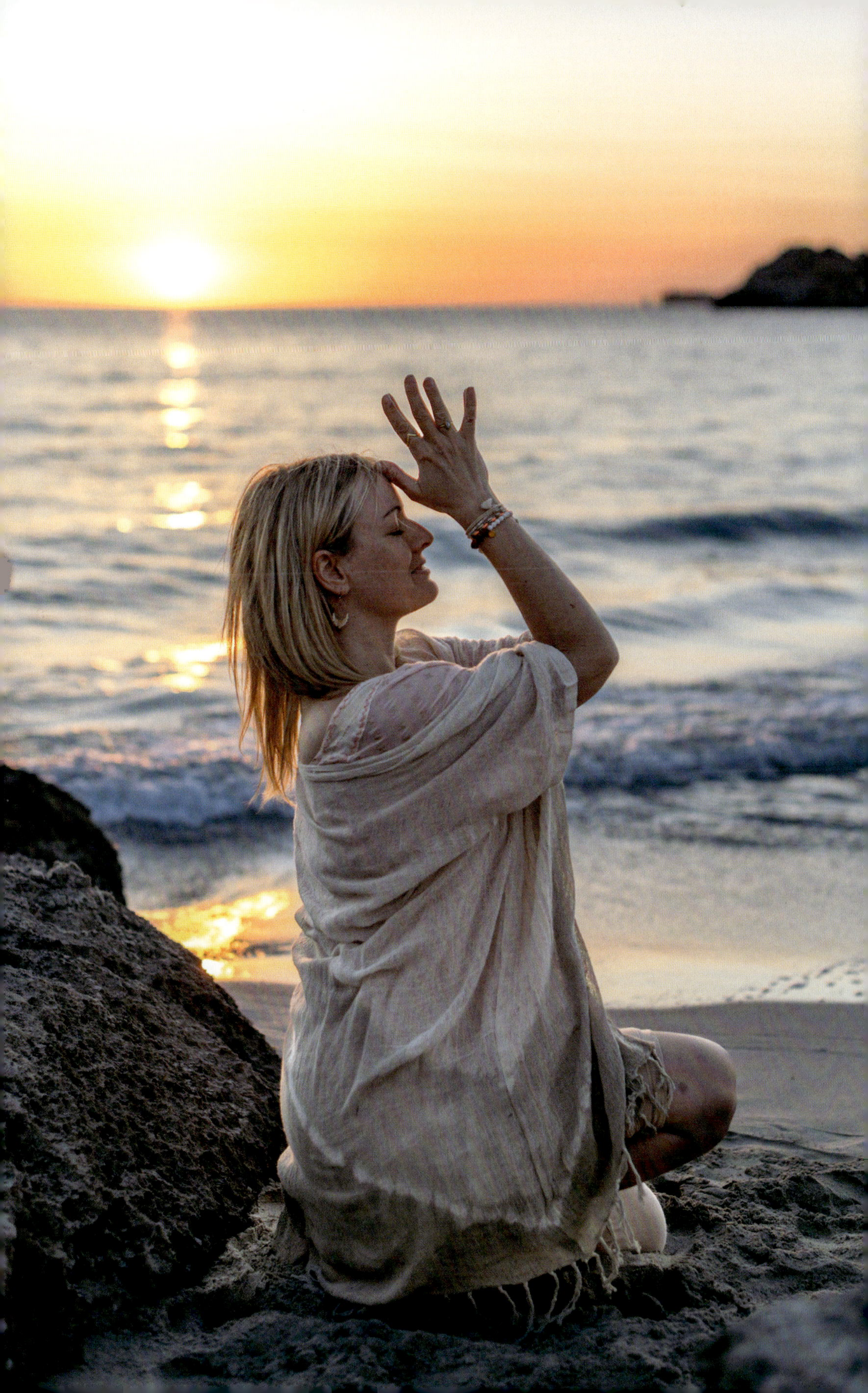

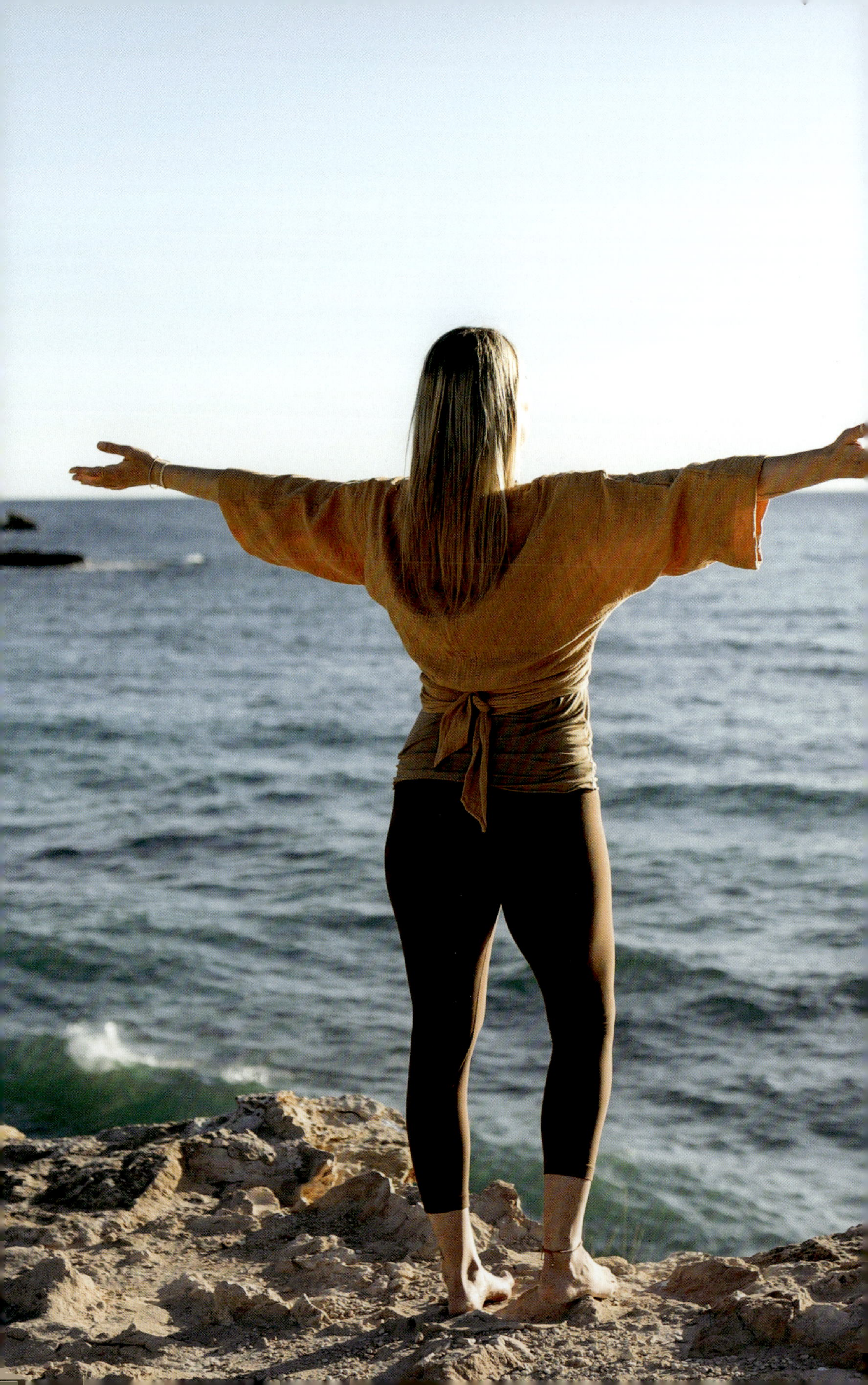

9

Grenzenlosigkeit

Nichts kann dich aufhalten, du bist frei

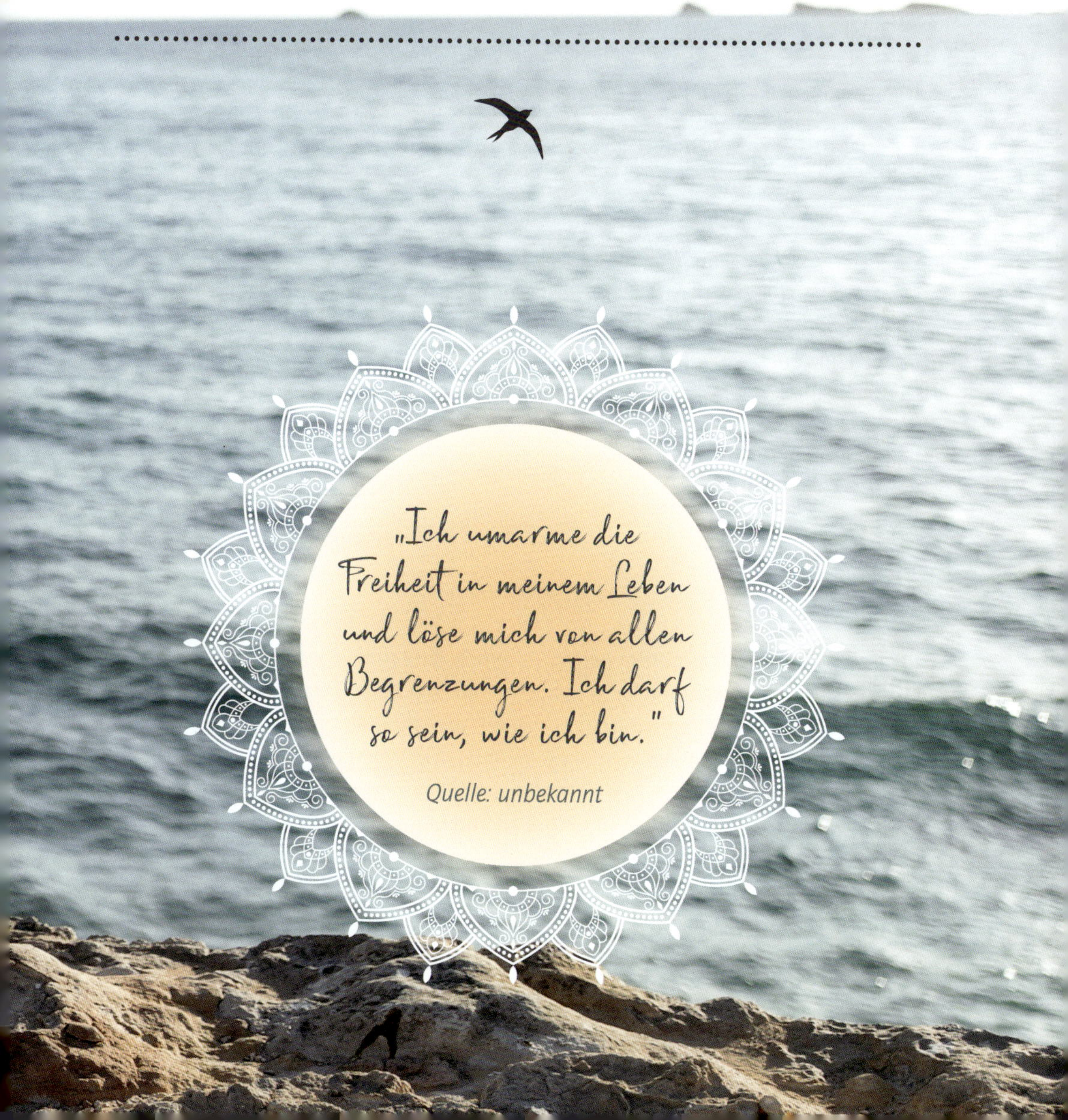

„Ich umarme die Freiheit in meinem Leben und löse mich von allen Begrenzungen. Ich darf so sein, wie ich bin."

Quelle: unbekannt

Einleitung

Kennst du dieses Gefühl, dass dir wieder einmal alles über den Kopf wächst? Der Alltag ist zeitlich eng getaktet und du funktionierst nur noch?

Termindruck, hohe Anforderungen im Job, unendliche lange To-do-Listen, ein überquellendes E-Mail-Postfach, Überforderung im Alltag, zu wenig Zeit für Hobbys oder Wellness – in der heutigen Zeit gibt es so unendlich viele Dinge, die uns wortwörtlich in die Enge treiben und ein Gefühl von Druck und innerer Anspannung erzeugen. Diese Enge nehmen wir dann entweder körperlich, mental und auch auf emotionaler Ebene wahr. Es kann der verspannte Nacken sein, ein Kopfschmerz oder ein Engegefühl in der Brust. Geistig fühlen wir uns vielleicht festgefahren oder blockiert. Und auf emotionaler Ebene zeigt sich dieser Druck manchmal in zu vielen Ängsten, Sorgen oder innerer Unruhe.

„Das Leben ist meist gut gefüllt, aber selten erfüllt."

Kerstin Huber-Steinhorst

Dabei sehnen wir uns doch alle nach einem Leben voller Leichtigkeit, Schwung, Elan und Unbeschwertheit. Es wird besonders deutlich, wenn man mit Menschen spricht, die sich im Leben von einem Urlaub zum nächsten „hangeln", ja sich immer gerade so durchkämpfen, um dann für einige wenige Wochen im Jahr wieder Freiheit und Weite zu spüren. Endlich können sie den enormen Druck einmal von sich abfallen und ihre Seele frei baumeln lassen.

„I am a human being, not a human doing."

Quelle: unbekannt

In diesem Kapitel soll es darum gehen, zu lernen, Grenzenlosigkeit Freiheit und Weite nicht nur in den wenigen Urlaubswochen im Jahr zu spüren, sondern an jedem einzelnen Tag. Wir wollen Grenzen sprengen, uns allen Möglichkeiten öffnen, frei und weit werden. All das können wir wunderbar auf der Yogamatte erleben! Beim Yoga spüren wir Weite und Freiheit auf körperlicher und mentaler Ebene. Danach dürfen wir diese Weite dann in unser Leben und in unseren Alltag übertragen.

Im Yoga lernen wir auch, achtsamer zu spüren, was wir brauchen. Danach können wir unser Leben bewusst gestalten und in eine bestimmte Richtung lenken. Nichts erzeugt mehr Enge als ein Leben, in dem alles von anderen vorgegeben wird und man sich den Umständen völlig ausgeliefert fühlt. Hier geht es darum, Verantwortung zu übernehmen und selbst das Leben zu gestalten. Du erschaffst dein Leben. Ist das nicht Freiheit pur?

„Frei ist nicht, wer Grenzen überschreitet. Frei ist, wer keine Grenzen kennt."

Georg-Wilhelm Exler

Aber schauen wir auch einmal auf unsere Gedanken. Denn oft liegen auch in uns verborgende Muster und limitierende Glaubensätze, die unser Leben einschränken und eng machen.

„Das kann ich doch nicht machen."

„Ich bin nicht gut genug."

„Das habe ich nicht verdient."

„Es ist wichtig, was andere von mir denken."

„Ich bin zu alt."

„Ich könnte scheitern."

„Das ist mir alles zu viel."

„Das schaffe ich nicht."

„Ich habe keine Zeit dazu."

Kommt dir hier vielleicht der ein oder andere Satz bekannt vor?

In den meisten Köpfen laufen solche „Programme" ab, die uns kleinmachen und limitieren. Unsere innere Wahrheit prägt uns, ganz klar. Daher dürfen wir auch hier ansetzen und in unseren Gedanken freier werden und lernen, innere Grenzen zu überwinden.

Tipp

In meinem ersten Buch „YOGA Inspiration – 30 kreative Stundenbilder für Lehrende" findest du dazu das Kapitel „Gedanken". Darin erkläre ich, wie du die große Kraft der Gedanken für dich nutzen kannst.

Wann dieses Stundenbild besonders gut passt

Das Stundenbild kann immer geübt werden. Besonders gut tut es aber, wenn wir uns in unserem Leben gerade festgefahren fühlen oder viel Stress und Druck im Beruf oder privat haben. Auch an Tagen, an denen sich der Körper eher fest und angespannt anfühlt, kann dieses Stundenbild sehr dazu beitragen, sich wieder leichter, weiter und freier zu fühlen. Durch dieses Stundenbild öffnest du dich für alle Möglichkeiten, die das Leben dir bietet, und überwindest Mauern und Grenzen.

Bezug zu den Chakren

Herzchakra Stirnchakra Kronenchakra

Ein aktiviertes **Stirnchakra** hilft uns dabei, die vielen wunderbaren Möglichkeiten, die uns das Leben bietet, auch zu erkennen. Es schafft Weit- und Durchblick und fördert allgemein die (Selbst-)Erkenntnis. Diese Selbsterkenntnis hilft uns, zu verstehen, was wir brauchen, um erfüllt zu leben. Durch dieses Erkennen wird es erst möglich, das Leben frei zu gestalten.

Das Streben nach Unendlichkeit, Freisein und Weite findet sich thematisch auch im **Kronenchakra** wieder. Das siebte Chakra steht für die Verbindung zu einer höheren Instanz (Universum, das Göttliche, Gott ...). Es steht außerdem für das Erwachen, welches unseren Geist von allen Ängsten und Sorgen befreit und uns in eine tiefe Gelassenheit führt. Das Symbol für das **Kronenchakra**, der tausendblättrige Lotus, steht für diese absolut freie und grenzenlose Entfaltung des Selbst.

Das Stundenbild kann auch ein schönes Thema zur Öffnung des **Herzchakras** sein. Dabei kann der Fokus auf die Weite und Öffnung des eigenen Herzens und des ganzen Brustraums gelegt werden.

Positive Affirmationen

Ich bin grenzenlos.

Ich kann alles schaffen.

Ich erlaube mir, frei und unbeschwert zu sein.

Ich bin offen für neue Erfahrungen.

Ich bin bereit, über mich hinauszuwachsen.

Ich fühle mich frei, weit und wunderbar.

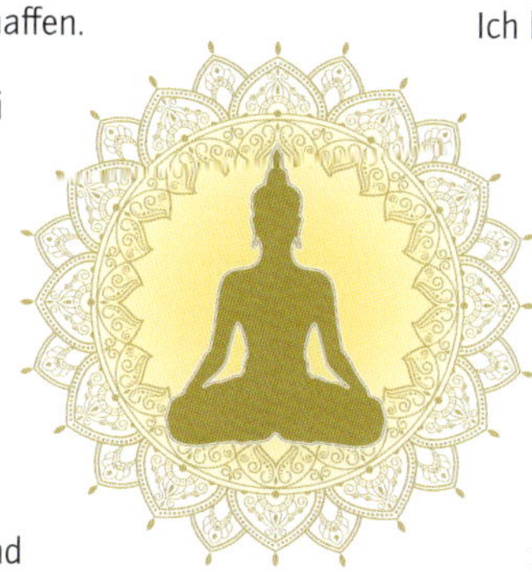

Ich bin frei wie ein Vogel.

Ich sage laut „JA" zu neuen Abenteuern.

Meine Träume sind grenzenlos.

Mein Herz ist offen und weit.

Authentisch zu sein, macht mich frei.

Ich darf groß träumen und mich verwirklichen.

„Freiheit beginnt dort, wo die Angst endet."

Quelle: unbekannt

Fragen zur Selbstreflexion

- Welche Dinge (Menschen, Beziehungen, Situationen, Erfahrungen, Gedanken, Gefühle etc.) engen mich ein?
- Ist mein Leben erfüllt oder nur gefüllt?
- Was gibt mir Raum und schenkt mir die Freiheit, mich zu entfalten?
- Wo fühle ich mich frei und unbeschwert?
- Welche Grenzen/Mauern will ich endlich einreißen?
- Welche Glaubensätze über mich selbst limitieren mich noch?

Einstimmungen/Meditationen

Die Wolkenatmung

Setze dich bequem hin und komme langsam zur Ruhe.

Spüre deine Atmung. Ein und aus.

Beobachte für einen Moment deinen Atem.

Lass dabei deinen Herzraum ganz ruhig werden. Er atmet ganz allein.

PAUSE

Stelle dir nun in deinem Brustkorb eine Wolke vor, die sich mit jeder Einatmung weitet und mit der Ausatmung wieder kleiner wird.

Ein, die Wolke wird groß. Aus, die Wolke wird wieder kleiner.

PAUSE

Lasse die Wolke nun immer größer werden und spüre dabei die Weite in deinen Atemräumen.

Der Brustkorb wird mit jedem Atemzug noch weiter und du atmest noch freier.

PAUSE

Beginne nun zusätzlich damit, die Wolke mit der Ausatmung immer kleiner werden zu lassen. Es ist ein ganz langes passives Ausatmen.

Tief ein, grenzenlose Weite in deinen Atemräumen.

Aus, passives Loslassen und weich werden.

Die Wolke wird ganz groß und wieder ganz klein.

Mache diese Übungen noch für einige Atemzüge so weiter.

Weit wie das Meer

Setze dich in einen aufrechten Sitz deiner Wahl.

Dies kann der Schneidersitz, der Lotussitz oder auch der Fersensitz sein.

Richte deine Wirbelsäule gut in der Länge auf, lasse deine Schultern entspannt nach hinten und unten sinken.

Schließe nun sanft deine Augen, entspanne dein Gesicht und komme im Hier und Jetzt an.

Stelle dir nun vor, du sitzt auf einer Anhöhe und blickst auf das Meer hinaus.

Endlose Weite, ein grenzenloser Horizont, Luft, Licht, Freiheit, Unendlichkeit.

Lasse deinen Blick entspannt über das Meer und den Horizont gleiten.

Sauge die Weite in dir auf.

Atme und spüre dabei auch die Weite in dir.

Mit jedem Atemzug wirst du weiter, freier und grenzenloser.

Du dehnst dich aus, du wächst, du atmest dich frei.

Sauge die unendliche Weite des Meeres in dir auf.

Verbinde dich mit dieser Freiheit und der Grenzenlosigkeit.

Genieße dies noch für einige tiefe Atemzüge.

„Mögen die Grenzen, an die du stößt, einen Weg für deine Träume offen lassen."

Quelle: unbekannt

Die Zeit anhalten

Setze dich in einen aufrechten Sitz deiner Wahl und richte dich auf.

Schließe deine Augen und entspanne Gesicht und Schultern.

Verbinde dich mit deinem Atem. Lass ihn immer langsamer, tiefer und ruhiger fließen.

PAUSE

Spüre nun, dass zwischen Ein- und Ausatmung ein Raum existiert, den du ausweiten kannst. Halte dazu nach der Einatmung kurz inne und halte den Atem. Und mache genau das Gleiche nach der Ausatmung, wenn die Lunge leer ist. Wir nennen diese Pausen **Kumbhakas**.

Mit diesen Atempausen kannst du nicht nur deine Atmung verlängern, sondern dein ganzes Leben. Sie schaffen Entschleunigung und schenken dir neuen Raum und grenzenlose Freiheit.

Weite diese Pausen so lange aus, wie es sich gut für dich anfühlt.

Spüre, wie du die Zeit anhältst und dir selbst neue Weite schenkst.

Mache dies noch für mindestens zehn Atemzüge.

Praxisteil

Allgemeine Hinweise und Tipps

Spüre immer wieder die Weite und Öffnung im Körper. Nimm wahr, wie dein Körper während der Praxis immer flexibler und beweglicher wird. So kannst du dich freier, leichter und unbeschwerter bewegen.

Öffne im Stand immer wieder die Arme und dehne hier nicht nur deinen Körper, sondern weite auch deine innere Haltung und den Blick auf dein Leben. Werde frei und grenzenlos auf allen Ebenen. Sprenge Grenzen und erlebe das Unmögliche.

Tipp für Yogalehrer

Erinnere deine Teilnehmer immer wieder daran, die Weite zu spüren. Je nach Übung lenke die Aufmerksamkeit auf die Weite im Brustraum, in den Flanken, in der ganzen Körpervorderseite oder im Beckenraum.

Passende Erwärmung: Erwärmung 3

Passender Bodenteil: Bodenteil 3

HATHA-YOGA

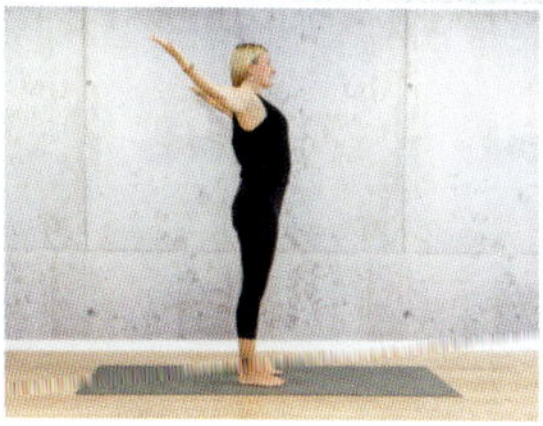

Gestreckte Berghaltung
(Arme weit öffnen)

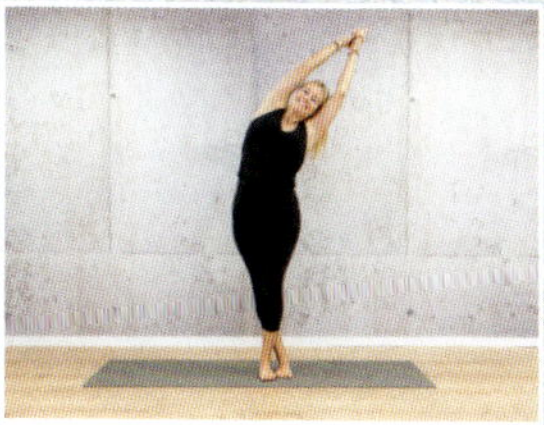

Gestreckte Berghaltung
(mit gekreuzten Beinen)

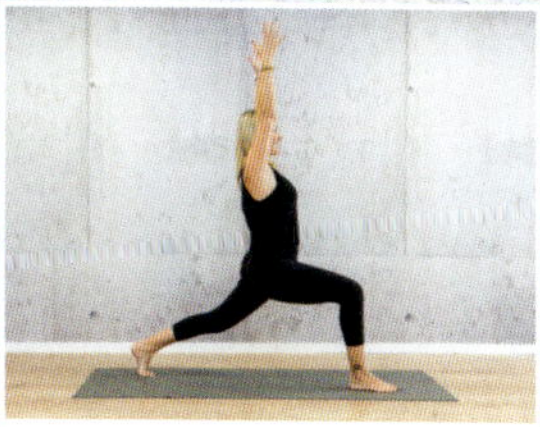

Krieger 1

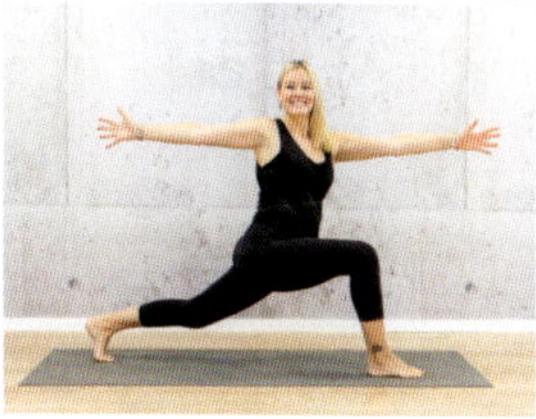

Krieger 1 mit Rotation
(Arme geöffnet)

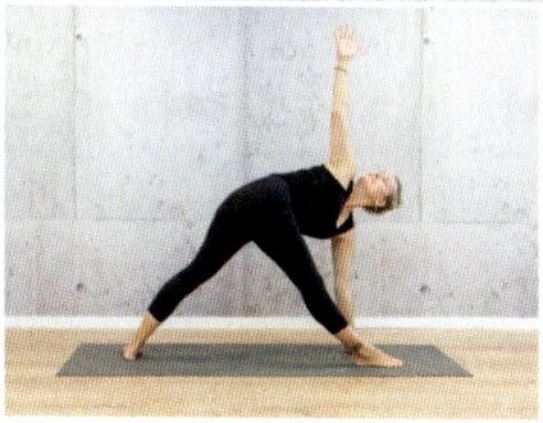

Gedrehtes Dreieck

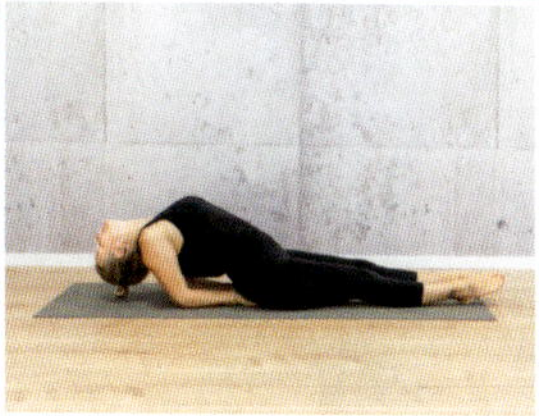

Fisch

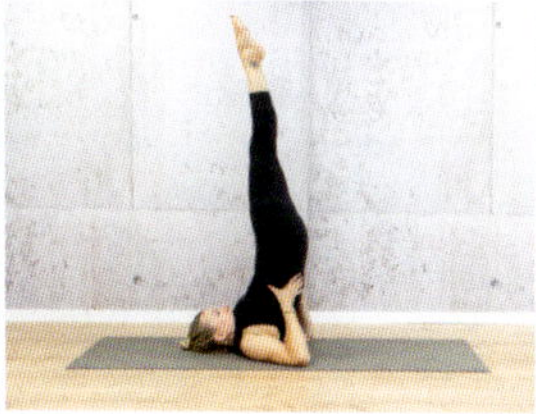

Kerze

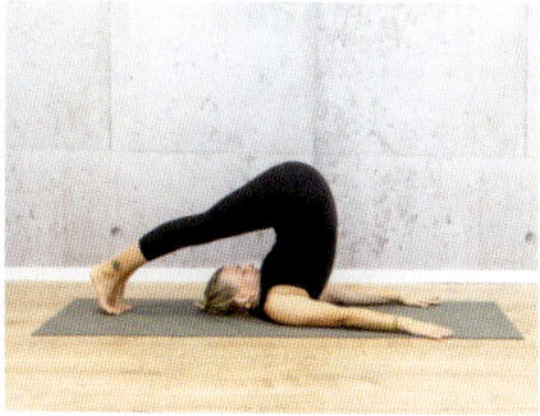

Pflug

VINYASA-YOGA
Flow

Start

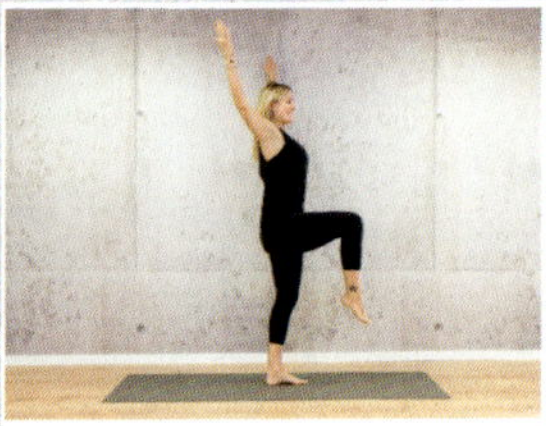

Leg Lift
(mit gehobenen Armen)

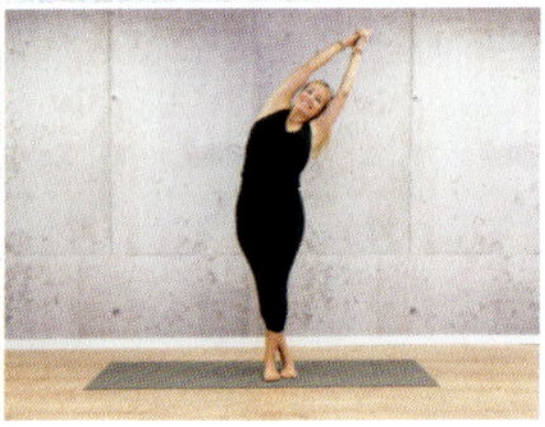

Gestreckte Berghaltung
(mit gekreuzten Beinen)

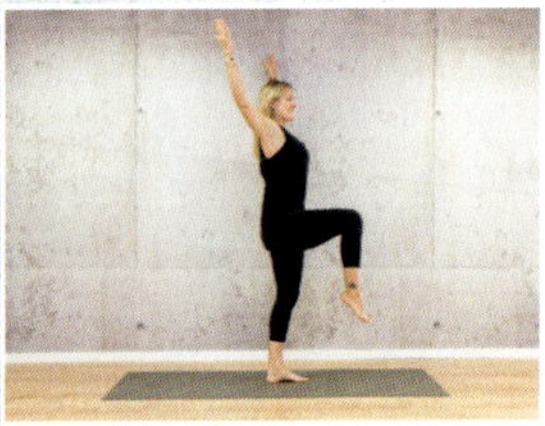

Leg Lift
(mit gehobenen Armen)

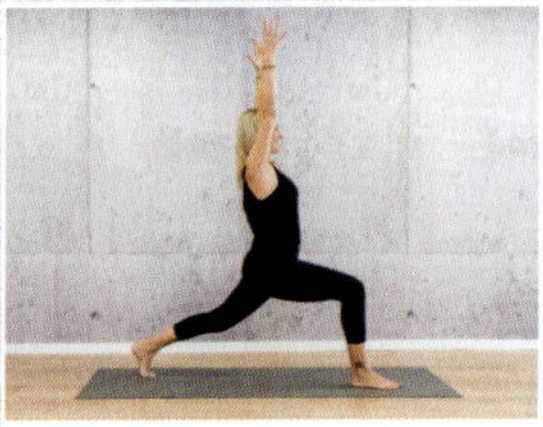

Krieger 1

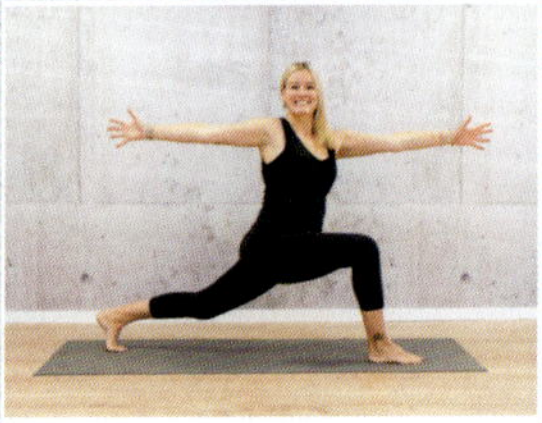

Krieger 1
(mit Rotation, Arme geöffnet)

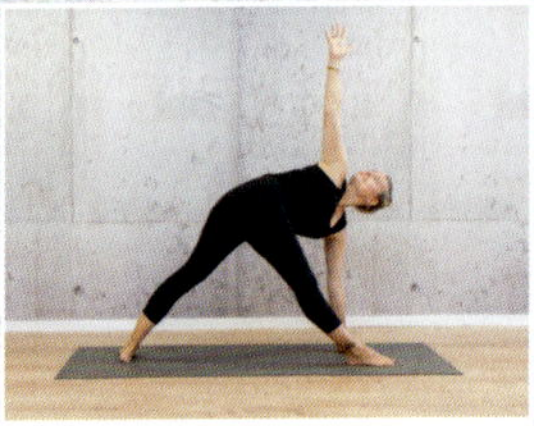

Gedrehtes Dreieck

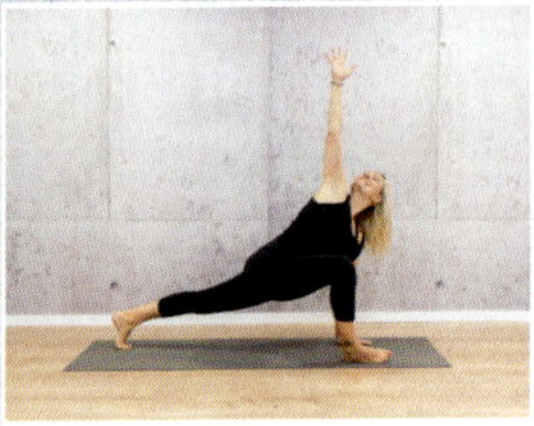

Low Lunge (mit geöffneter Hüfte und Rotation)

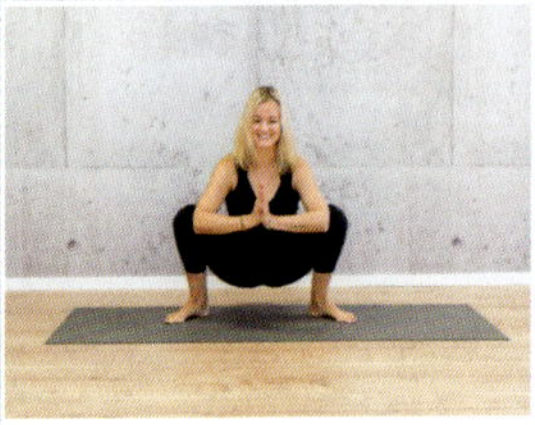

Tiefe Hocke

YIN-YOGA

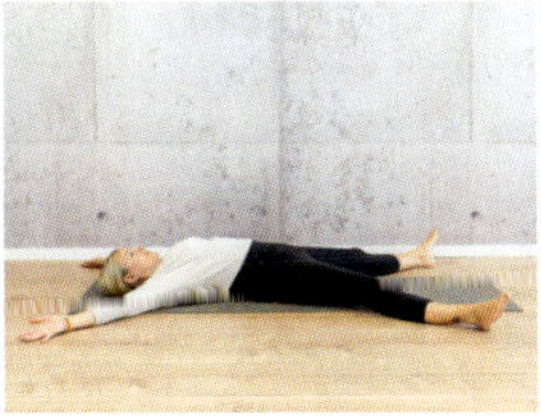

Pentagramm

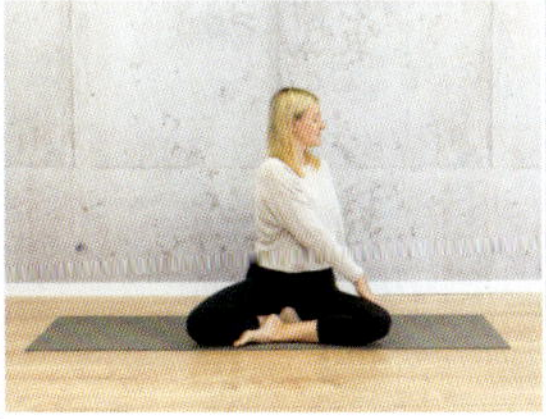

Drehsitz

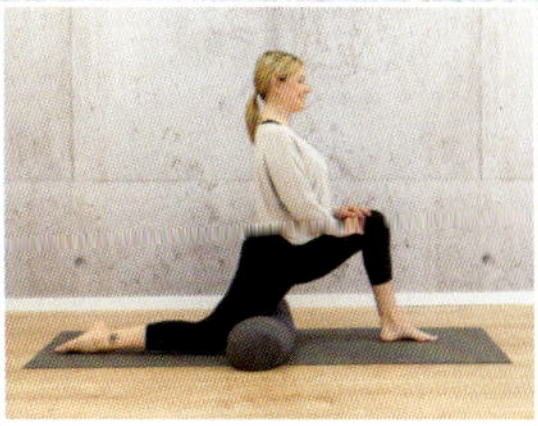

Drache

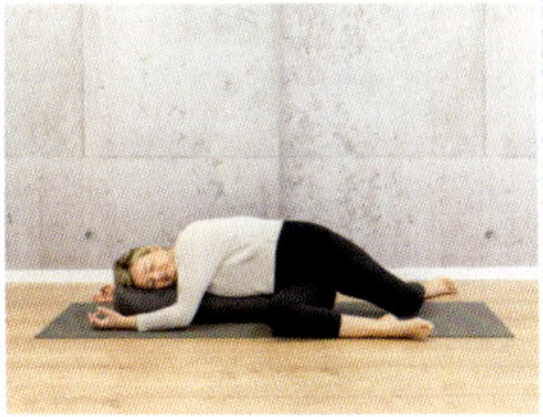

Gedrehtes liegendes Reh

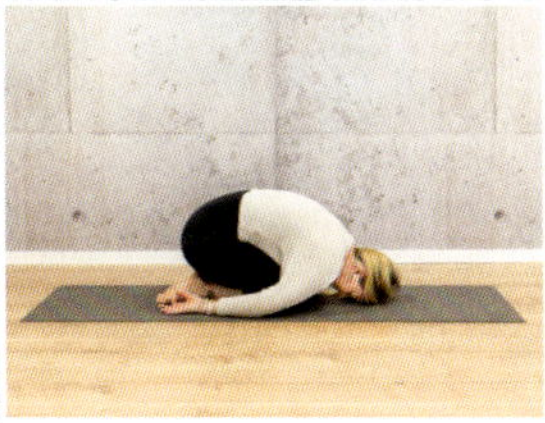

Kind

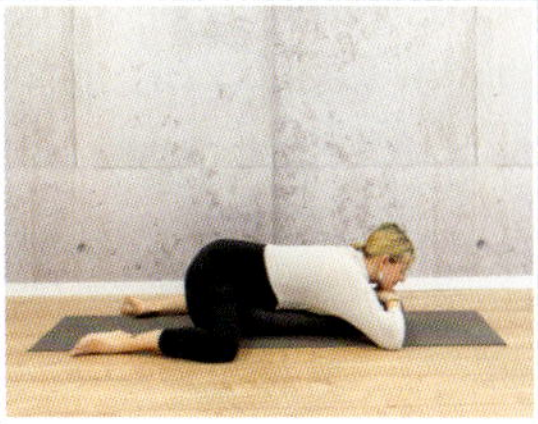

Frosch

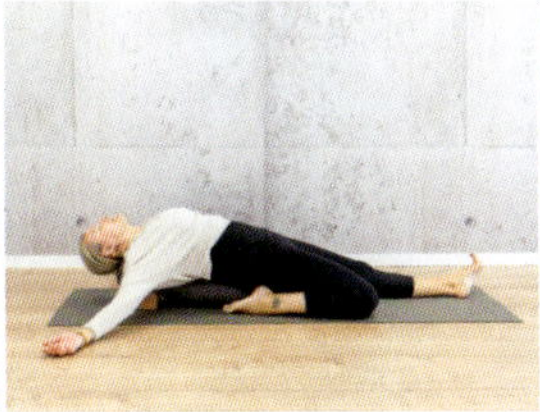

Halber Sattel

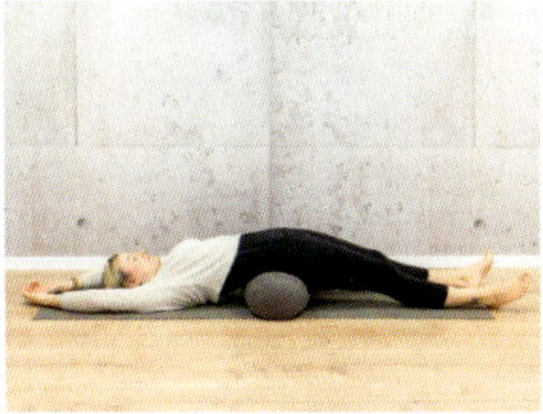

Regenbogenbrücke

Praktische Übungen für den Alltag oder einen Workshop

Besuche Orte, die Freiheit schenken

Hast du schon einmal versucht, deine Freizeit bewusst so zu planen, dass du Orte und Ausflugsziele einbindest, die dir das Gefühl von Freiheit schenken. Wir müssen nicht auf den nächsten Urlaub am Meer oder in den Bergen warten, auch in naher Umgebung gibt es tolle Orte, die das Gefühl von Freiheit auslösen können. Ein Aussichtspunkt auf einem Berg, der Besuch einer Burg, weite Wiesen, lange Waldwege oder ein Spaziergang an einem See können unseren Kopf freimachen und unser Leben erleichtern.

Bleib dir treu

Nichts macht freier, als ganz du selbst zu sein. Bleib dir treu, sprich deine Wahrheit (liebevoll und achtsam), sage auch mal „nein" und entschuldige dich nicht, wenn du Zeit für dich brauchst. Versuche nicht ständig, anderen zu gefallen oder nicht anzuecken. Du musst es nicht allen anderen recht machen. Setze Grenzen und gib ein Zeichen, wenn dir etwas nicht guttut. Grenzen sind gesund und schenken dir gleichzeitig Freiheit. Es ist dein absolutes Recht, in dieser Freiheit zu leben und dein Leben so zu gestalten, dass du glücklich und erfüllt bist. Jedes „Nein" ist ein freies lautes „Ja" zu dir selbst. Probiere es aus.

Sei spontan

Plane mehr Zeit ein, um spontan entscheiden zu können. Es klingt irgendwie lustig, aber in der heutigen Zeit müssen wir tatsächlich Zeiten einplanen, um spontan sein zu können. Spontaneität macht unser Leben unbeschwert und leicht, denn wir können intuitiv entscheiden, was wir gerade jetzt in diesem Moment brauchen und am allerliebsten tun wollen. Lust auf Wärme? Ab in die Sauna. Lust auf Natur? Los geht's in den Wald. Dazu ist es aber wichtig, nicht den ganzen Kalender vollzupacken mit Arbeit, To-dos, Freizeitaktivitäten und Treffen mit Freunden. Weniger ist hier häufig mehr. Plane bewusst und sage auch einmal „nein".

Bringe deinen Körper in Schwung

Schüttle dich, schwinge deinen Körper, tanze oder singe laut. Durch die Bewegung können wir Energie freisetzen und unseren Körper lockern. Dadurch wird er frei und schenkt dir Gefühle von Freude und Weite. Nutze deinen Körper, um innerlich frei zu werden. Nach langem Sitzen am Arbeitsplatz fühlen wir uns oft fest und steif. Bewege dich und mache dich wieder locker und frei.

Lebe den Moment

Nichts schafft mehr Enge als ein Geist, der ständig nur in der Vergangenheit oder in der Zukunft ist. Das Leben findet nur im Hier und Jetzt statt. Wenn wir uns unbewusst im Modus des Autopiloten befinden, vergeht die Zeit unheimlich schnell, ja die Jahre rasen förmlich an uns vorbei. Spüren wir hingegen ganz bewusst und achtsam den jetzigen Moment und leben präsent und wach, so entstehen Raum und Zeit.

Befreie dich vom Mangel

Mangeldenken macht unsere Welt klein und vor allem leer. Wir fokussieren uns mehr darauf, was fehlt, als auf das, was alles da ist. Komm in die Dankbarkeit. Jeden Tag! Und du wirst merken, wie reich du bist. Plötzlich ist deine Welt nicht mehr leer, sondern Fülle pur.

Erweitere deinen Horizont

Nichts schenkt uns mehr Freiheit und Raum, als Neues zu wagen und sich kreativ und schöpferisch auszutoben im Leben. Beginne ein neues Hobby, gehe mal wieder tanzen, gehe in den Chor, buche einen Töperkurs oder eine Weiterbildung, gönn dir neue Literatur. Es gibt so viele Möglichkeiten, den eigenen Horizont zu erweitern. Welche sind es bei dir?

Wundervolle Worte für *Shavasana*

Weite in dir

Lege dich nun ganz bequem in die Rückenlage und spüre, wie es dir nach der Praxis geht.

Kannst du mehr Weite und Freiheit in deinem Körper spüren nach der Praxis?

Wie fließt der Atem?

Verbinde dich nun wieder mit deiner Atmung und spüre, wie du mit jeder Einatmung weiter und weiter wirst, wie du dich ausdehnst.

Einatmen und ausdehnen, ausatmen und entspannen. Weite und loslassen.

Spüre die Weite in dir.

Vielleicht kannst du auch spüren, dass du dich über deine Körpergrenze, deine Haut hinweg ausdehnst. Vielleicht spürst du dieses Energiefeld um dich herum.

Spüre nun auch die Weite um dich herum.

Hier im Raum. Die Weite bzw. Umgebung um das Yogastudio herum.

Stelle dir den ganzen Ort vor, das Land, in dem du wohnst, den Kontinent, die Erde und das unendlich weite Universum.

Spüre die Weite in dir und um dich herum. Sie ist grenzenlos.

Du bist grenzenlos. Du bist frei.

PAUSE

Weite.

Freiheit.

Grenzenlosigkeit.

Unbeschwertheit.

Leichtigkeit.

PAUSE

Langsam ist es Zeit, wieder zurückzukommen.

Atme gerne noch einmal tief ein und seufzend durch den Mund aus. Wiederhole dies gerne noch zweimal.

Bewege sanft deine Hände und Füße, recke und strecke dich oder drehe dich gerne noch einmal auf deine Lieblingsseite.

Langsam kommst du mit geschlossenen Augen nach oben ins Sitzen.

Nimm gerne noch einmal deine Hände in der Gebetshaltung (Anjali Mudra) vor dein Herz. Deine Daumen berühren das Brustbein. Bedanke dich bei Körper, Geist, Atmung und Seele für die heutige Praxis.

Namasté.

Mantra

Wahe Guru

„Wahe" ist die Ekstase, eine unendliche Glückseligkeit im Innen und Außen, „Guru" steht für den Weg vom Dunkeln ins Licht. Das Mantra führt uns ans Licht und in die unendliche Weite unseres Seins.

Sa Ta Na Ma

Das Mantra erinnert uns an den Zyklus von Geburt, Leben, Sterben und Wiedergeburt. Es zeigt uns, wie unendlich und grenzenlos unsere Existenz ist und dass es einen größeren Plan für uns gibt.

Sa - *Geburt*
Ta - *Leben*
Na - *Tod*
Ma - *Wiedergeburt*

Deine eigenen Notizen zum Thema

AUDIOPAKET

Du möchtest noch tiefer in dieses Thema eintauchen? Passende Texte mit weiteren wertvollen Impulsen für dich findest du im Audiopaket direkt zum Download auf Seite 253.

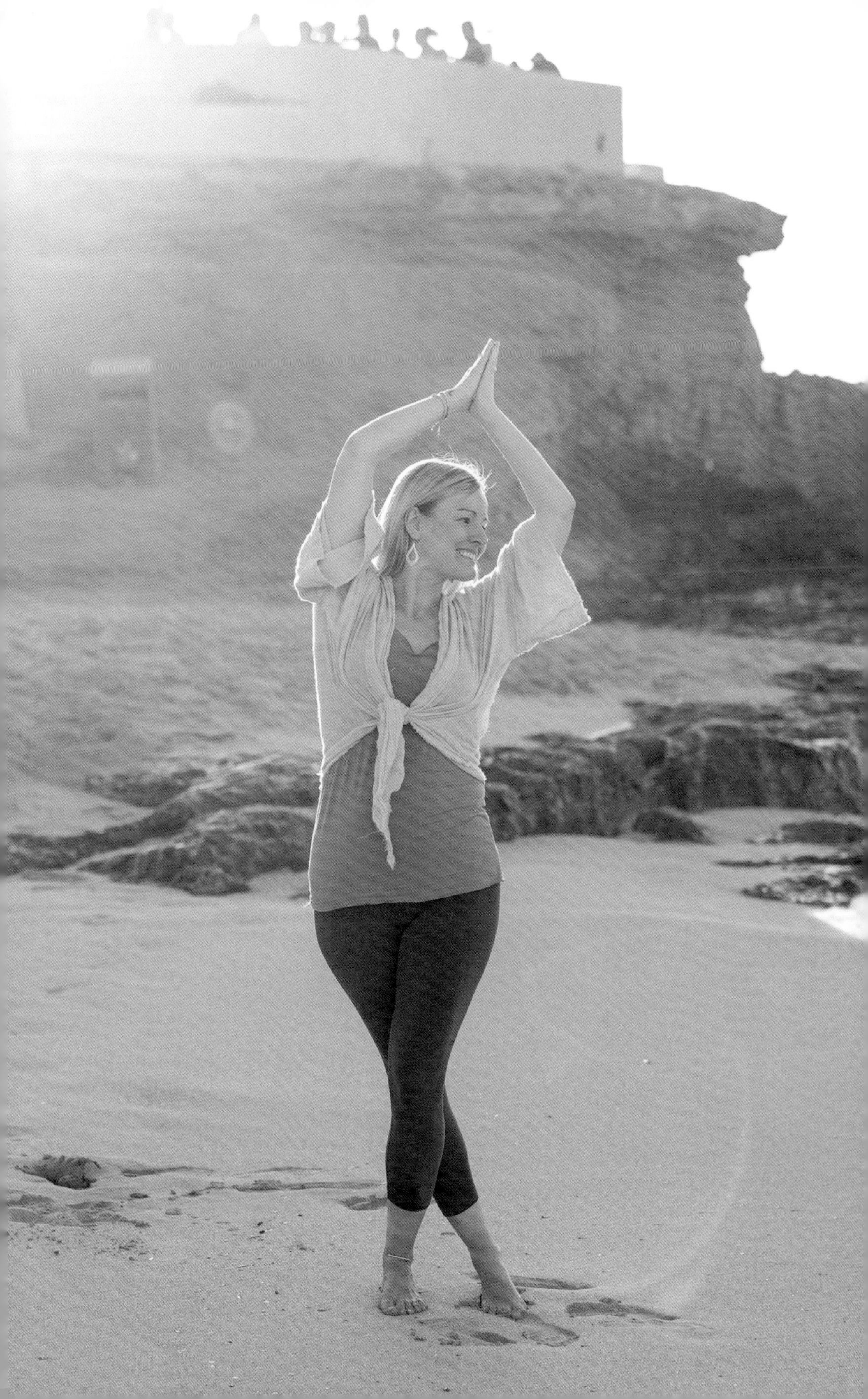

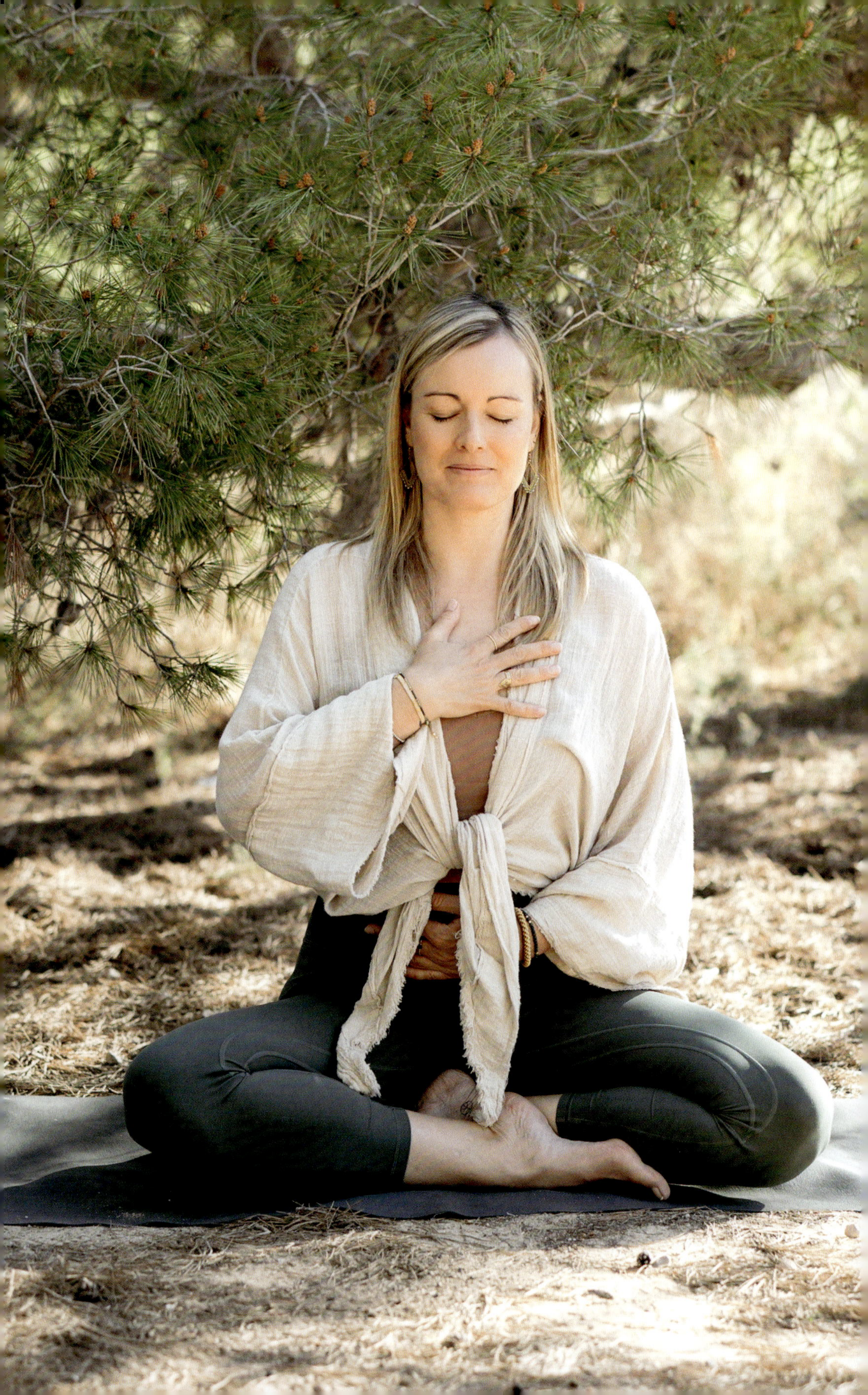

10

Akzeptanz

Lasse alles zu dir kommen

"What would it be like
if I could accept life –
accept this moment –
exactly as it is?"

Tara Brach

Einleitung

Schließe bitte einmal für einen Moment deine Augen und stelle dir ein Leben vor, in dem alles da sein darf. Alles ist okay und willkommen. Jedes Gefühl, jedes Bedürfnis, jede Phase, jede Krankheit, jeder Mensch, jedes Wetter, jede Situation, und sei sie noch so herausfordernd. Einfach alles, was dir das Leben beschwert, darf da sein und du nimmst es liebevoll an. Kein Kämpfen, kein Hadern mit der Situation, kein Widerstand, kein Davonlaufen, kein Kontrollieren. Stattdessen pure Akzeptanz und Annahme von allem, ja wirklich allem, was ist.

Du darfst deine Augen wieder öffnen. Wie war diese Vorstellung für dich?

Ist das nicht die höchste Form von innerem Frieden und Gelassenheit? Und bringt es dich nicht auch wunderbar ins Vertrauen?

Was, wenn wirklich alles okay ist? Du. Deine Mitmenschen. Dein Aussehen. Dein Wirken. Alle Tage. Alle Phasen. Alle Situationen. Ja, das ganze Leben, genau so, wie es jetzt und hier ist. Alles darf sein, du bist genau richtig und alles kommt zur rechten Zeit.

Wäre dies nicht Fülle, Reichtum, Frieden und Segen pur?

Wie fühlst du dich, wenn du die folgenden Sätze liest?

Es ist okay ...

... du selbst zu sein.

... einen schlechten Tag zu haben.

... sich schwach und bedürftig zu fühlen.

... Fehler zu machen.

... die Kontrolle abzugeben.

... sich nicht gut zu fühlen.

... um Hilfe zu bitten.

... etwas nicht zu wissen.

... nicht perfekt zu sein.

... traurig zu sein.

Solche Sätze können uns enorm viel Druck und Schwere nehmen. Außerdem helfen sie uns, die eigenen hohen Erwartungen, immer etwas leisten zu müssen, loszulassen. Warum fällt es uns dennoch so schwer, zu akzeptieren und die Akzeptanz zum festen Bestandteil unseres Lebens zu machen?

„Sit with it.
Sit with it.
Sit with it.
Sit with it.
Even though you want to run.
Even though it's heavy and difficult.
Even though you're not quite sure of the way through.
Healing happens by feeling."

Dr. Rebecca Ray

Wir schauen noch einmal genauer hin. Akzeptanz bedeutet, Dinge, Personen oder Ereignisse so anzunehmen, wie sie sind, auch wenn sie nicht unseren Wünschen und Erwartungen entsprechen. Akzeptanz ist keine Niederlage, wie viele Menschen vielleicht denken, und wir müssen auch nicht alles gut finden. Wir sind auch nicht machtlos ausgeliefert oder apathisch, denn das würde uns willensschwach machen und uns vielleicht sogar lähmen. Wenn wir in der Vergangenheit schlecht behandelt wurden oder gerade in einer Ehekrise stecken, dann ist das natürlich erst einmal alles andere als schön und fordert uns enorm heraus. Es geht hier eher darum, die Situation zu erkennen, ihr einen Namen zu geben und dann anzunehmen, um damit inneren Frieden zu finden. Akzeptanz bedeutet erkennen, fühlen dürfen und sein lassen. Raus aus dem Kampf-Flucht-Modus und rein in eine ganz klare, ruhige und gelassene Annahme von allem, was in deinem Leben existiert. Darin steckt so unendlich viel Potenzial für Heilung und inneren Frieden für uns alle. Akzeptanz ist der Siegeszug für dein Seelenwohl. Akzeptanz gibt dir Flügel, Vertrauen ins Leben und eine große Portion Geborgenheit. Denn wenn wir vertrauen und akzeptieren, dann fühlen wir uns auch sicher, wohlbehütet, getragen und gehalten.

Kannst du dich vollkommen auf das Leben einlassen?

„Wir müssen nicht alles verstehen. Manchmal ist schon allein die Annahme von allem, was ist, die Heilung."

Kerstin Huber-Steinhorst

Wann dieses Stundenbild besonders gut passt

Das Stundenbild kann immer geübt werden, da wir Menschen im Allgemeinen dazu neigen, gegen bestimmte Dinge anzukämpfen und in den Widerstand zu gehen. Es gibt meist ein Thema, ein Gefühl oder ein Bedürfnis in unserem Leben, bei dem wir noch mehr in die Annahme gehen dürfen. Besonders gut tut es, dieses Thema in die Yogapraxis einzubinden, wenn du gerade innerlich gegen dich kämpfst, dich selbst nicht wirklich annehmen kannst, zweifelst, ob du genug oder richtig bist. In jeder schwierigen Lebensphase oder Situation kann dich dieses Stundenbild ein wenig stützen und heilen - sei es ein Konflikt, ein Beziehungsthema oder ein beunruhigendes Geschehnis, egal was es ist, das Stundenbild wird dir helfen, besser damit umgehen zu können und in die Akzeptanz zu gehen.

Dieses Stundenbild eignet sich bei abnehmendem Mond. Wenn die Energie des Mondes abnimmt, beginnt eine Phase, in der wir uns mehr zurückziehen und uns den inneren Raum für Reflexion geben dürfen. Eine Zeit, um zu schauen, was gerade da ist und in die liebevolle Annahme zu kommen.

„Life is simple. Everything happens for you, not to you. Everything happens at exactly the right moment, neither too soon nor too late. You don't have to like it … it's just easier if you do."

Byron Katie

Bezug zu den Chakren

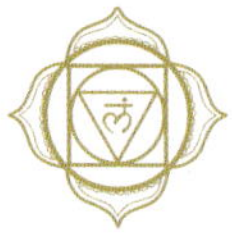

Wurzelchakra

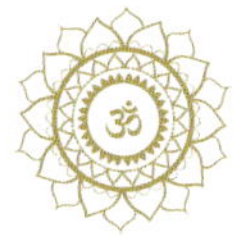

Kronenchakra

Akzeptanz und Annahme wirken sich direkt auf unser erstes Chakra, das **Wurzelchakra**, aus und bringen es in Harmonie. Denn die Gegenspieler von Akzeptanz sind Ängste, Sorgen, Zweifel und Ärgernisse. Die Akzeptanz schenkt uns noch mehr: Vertrauen und ein Gefühl von Geborgenheit. In dem Moment, wo du alles in deinem Leben annehmen kannst, was ist oder geschieht, bist du schon tief im Vertrauen. Die Annahme von allem, was ist, aktiviert dein Wurzelchakra, schafft eine stabile Basis, du bist geerdet, fühlst dich sicher, getragen und gehalten.

Das heilige Wissen, Erwachen und die absolute Weisheit befinden sich thematisch im **Kronenchakra**. Indem wir das Leben mit dieser tiefen inneren Weisheit mit offenen Armen empfangen und annehmen, aktivieren wir auch unser höchstes Chakra und leuchten.

Positive Affirmationen

Ich liebe und akzeptiere mich und mein Leben.

Ich vertraue dem Leben.

Ich öffne mich für alles, was kommt.

Ich höre auf zu kämpfen und nehme alles an, was kommt.

Ich vertraue mir und dem Leben.

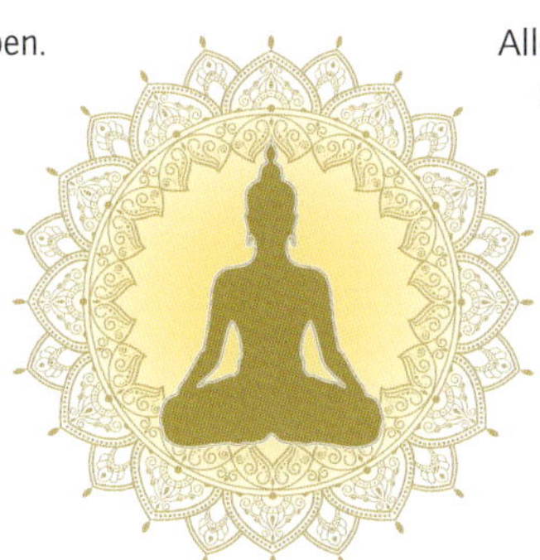

Alles kommt zur rechten Zeit.

Das Leben meint es gut mit mir.

Alles ist gut, so wie es gerade ist.

Ich nehme mich liebevoll an, genau so, wie ich bin.

Akzeptanz ist meine Superkraft.

Ich empfange alles mit offenen Armen und vertraue.

„Sobald dein Urteilen ein Ende findet, weil du das, was ist, annimmst, bist du vom Verstand befreit."

Eckhart Tolle

Fragen zur Selbstreflexion

- Welche Dinge/Eigenschaften an mir kann ich gut annehmen und wo spüre ich noch Widerstände?
- Was wäre, wenn ich Situation XY einfach annehme, anstatt dagegen anzukämpfen? (Beschreibe eine Situation und deine Widerstände.)
- Was ist mir wichtiger? Widerstand oder mein innerer Frieden?
- Fällt es mir schwer, dem Leben zu vertrauen?
- Bin ich oft ungeduldig?
- Kann ich mich vollkommen auf das Leben einlassen?
- Kann ich mit mir Frieden schließen?
- Kann ich mit meiner Vergangenheit Frieden schließen?
- Wo kann ich mir oder anderen vergeben, um meinen inneren Frieden zu wahren?

Einstimmungen/Meditationen

Alles darf da sein

Setze dich in einen bequemen Sitz deiner Wahl.

Lege deine Hände bequem auf deinen Oberschenkeln ab und öffne die Handinnenseiten nach oben. Mit dieser Handhaltung öffnest du nicht nur deine Hände, sondern auch dein ganzes Wesen für alles, was kommt.

Richte dich stolz und lang auf und lasse deine Schultern langsam Richtung Boden sinken.

Schließe nun sanft deine Augen, entspanne dein Gesicht und komme an.

PAUSE

Beginne nun, achtsam deinen Körper wahrzunehmen. Spüre deinen Kopf, deinen Rumpf, deine Arme und deine Beine. Was kannst du wahrnehmen? Vielleicht fühlt sich ein Körperteil fest an oder es zwickt an einer bestimmten Stelle. Beginne in die Annahme zu gehen und lasse alles da sein. Es ist okay, wenn ein Bereich im Körper Aufmerksamkeit braucht oder verspannt ist. Alles ist gut. Spüre, erkenne und akzeptiere.

PAUSE

Richte deine Aufmerksamkeit nun auf deinen Geist. Nimm wahr, wie es in deiner Gedankenwelt ausschaut. Sind da besonders präsente Gedanken, die immer wieder auftauchen? Ist dein Geist eher geruhsam, träge oder eher sprunghaft und unruhig? Nimm wahr und komme auch hier ganz bewusst in die Akzeptanz von allem, was da ist.

PAUSE

Wandere nun mit deiner Aufmerksamkeit zu deiner emotionalen Welt. Welche Gefühle sind in deinem Leben aktuell präsent? Gibt es eine Situation, die starke Gefühle in dir hervorruft? Erkenne, dass diese Situation aktuell ein Teil deines Lebens ist, atme und komme in die Annahme. Die Situation darf da sein, deine Gefühle und Bedürfnisse dürfen alle da sein. Atme, akzeptiere und vertraue.

PAUSE

Genieße zum Abschluss der Einstimmung noch einige tiefe Atemzüge. Mit jedem Atemzug vertraust du noch mehr darauf, dass alles da sein darf. Atme, vertraue. Atme und vertraue.

Akzeptanz in deiner Atmung finden

Setze dich in einen bequemen Sitz deiner Wahl.

Richte dich stolz und lang auf und lasse deine Schultern weich werden und langsam nach unten sinken.

Lege deine Hände bequem auf deinen Knien oder Oberschenkeln ab und öffne die Handinnenseiten nach oben. Mit dieser Handhaltung öffnest du nicht nur deine Hände, sondern auch dein ganzes Wesen für alles, was kommt.

Schließe jetzt sanft deine Augen, entspanne dein Gesicht und komme an.

Verbinde dich mit deinem Atem.

PAUSE

Mache dir bewusst, dass jeder Atemzug eine kleine Wiedergeburt ist.

Mit jedem Atemzug beginnst du von neuem und nimmst frische Lebensenergie auf. Und gleichzeitig übst du beim Atmen auch das Loslassen. Spüre die Fülle beim Einatmen und genauso auch die Leere nach der Ausatmung. Fülle und Leere.

Komme in die Akzeptanz von allem: Geburt, Tod, Beginn, Ende. Verbinde dich mit der Ganzheit der Schöpfung.

Der Atem schenkt dir Lebendigkeit vom Moment deiner Geburt bis zum körperlichen Tod.

Schenke dir nun noch einige Atemzüge und bleibe in diesem Gefühl der vollkommenen Annahme von allem, was ist.

„Gelassenheit entsteht, wenn man Erwartungen gegen Akzeptanz eintauscht."

Buddha

Praxisteil

Allgemeine Hinweise und Tipps

Nutze diese Praxis, um wirklich alles anzunehmen, was auf der Yogamatte geschieht. Sei liebevoll mit dir, wenn eine Asana (noch) nicht so gut gelingt. Nimm deinen Körper und seine Grenzen wahr (z. B. im Drehsitz) und ärgere dich nicht, wenn dir eine Übung heute schwerer fällt als sonst oder du nicht wie gewohnt ganz tief in eine Dehnung hineinkommst. Spüre in den aktuellen Zustand deines Körpers hinein, respektiere ihn und akzeptiere seine heutige Tagesform. Schone bestimmte Körperteile, wenn sie aktuell Beschwerden bereiten. Gehe häufiger in die Position des Kindes und gönne dir mehr Pausen, wenn die Energie nachlässt. Entspanne mehr und akzeptiere das Nichtstun. Alles ist gut, so wie es heute ist. Auf der Matte und in deinem Leben.

Impuls

Denke immer daran: Die Matte spiegelt dein Leben. Alles, was du auf deiner Yogamatte erlebst, lernst und liebevoll annimmst, kannst du dann auch besser in dein Leben und deinen Alltag integrieren.

Tipp für Yogalehrer

Lade die Teilnehmer dazu ein, im Sitzen, Liegen oder in verschiedenen Yin-Yoga-Positionen die Handinnenseiten nach oben zu drehen. Durch diese Haltung der Hände öffnen wir uns und lassen alles zu uns kommen.

Passende Erwärmung: Erwärmung 3

Passender Bodenteil: Bodenteil 3

HATHA-YOGA

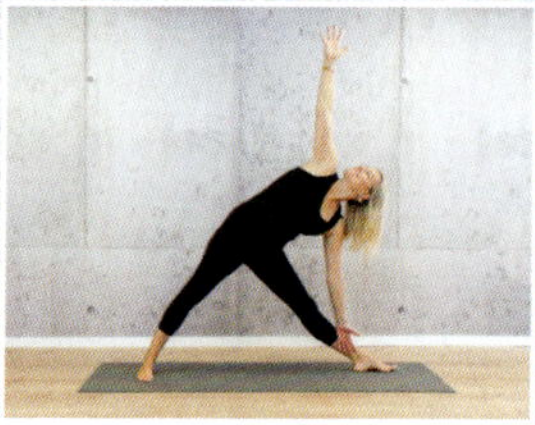

Dreieck

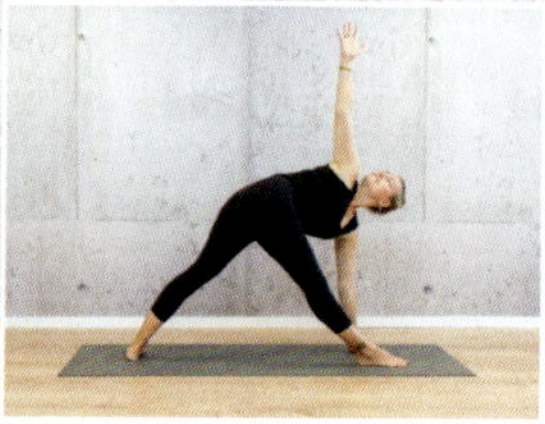

Gedrehtes Dreieck

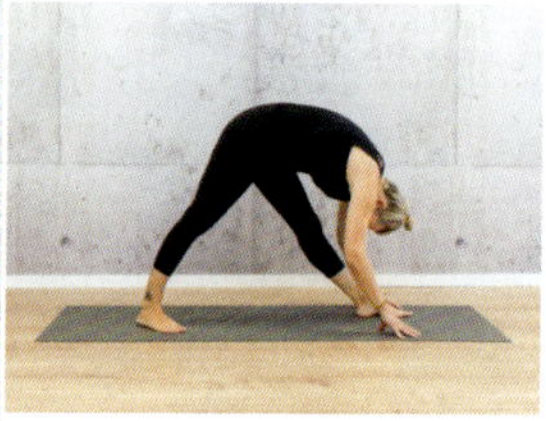

Pyramide

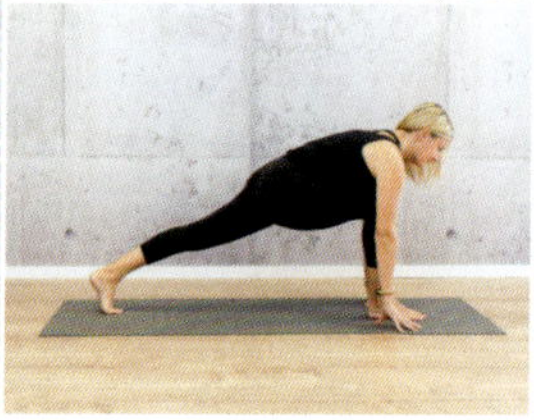

Sprinter

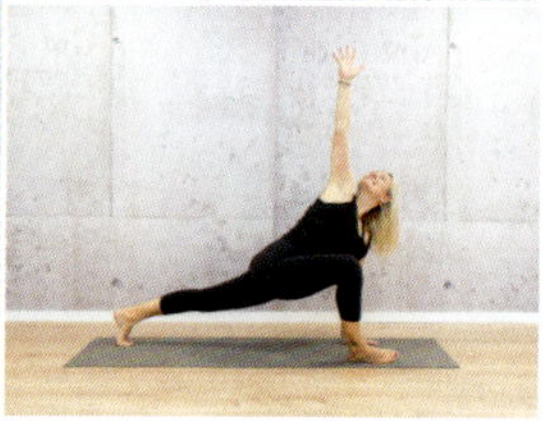

Low Lunge (mit geöffneter Hüfte und Rotation)

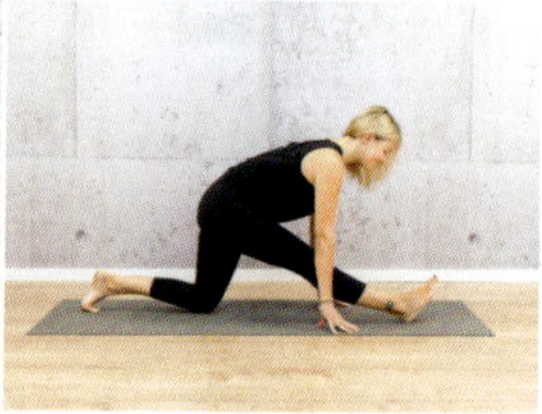

Halber Spagat

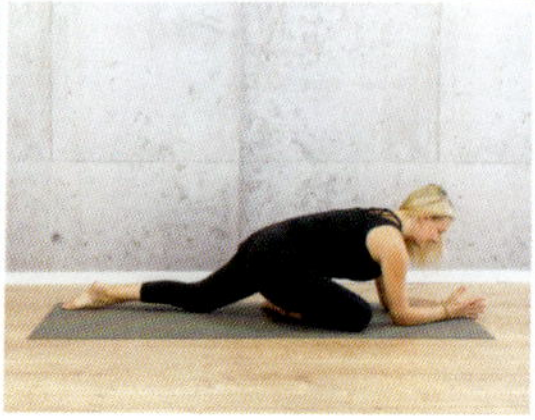

Taube

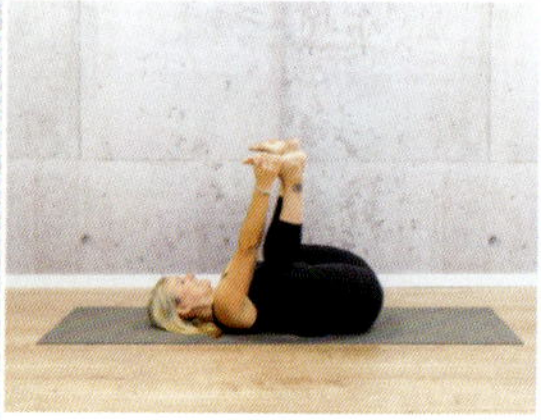

Happy Baby

Start →

VINYASA-YOGA
Flow

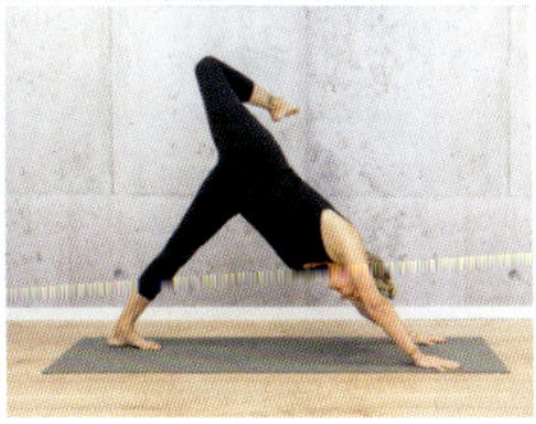

Dreibeiniger Hund (mit geöffneter Hüfte)

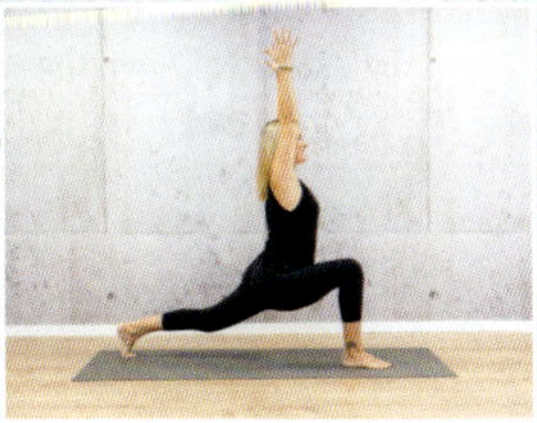

Low Lunge (mit gehobenen Armen)

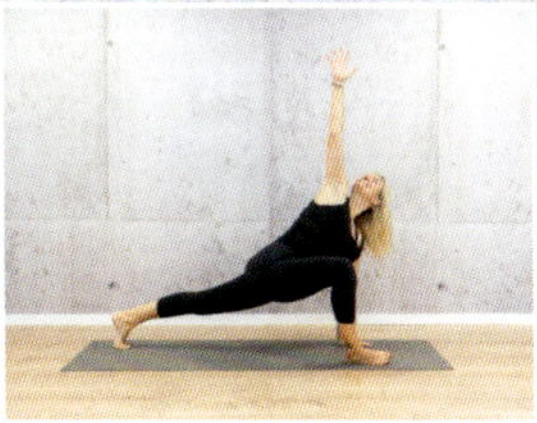

Low Lunge (mit geöffneter Hüfte und Rotation)

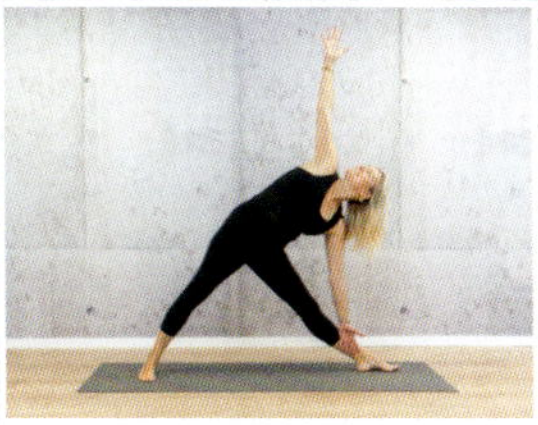

Dreieck

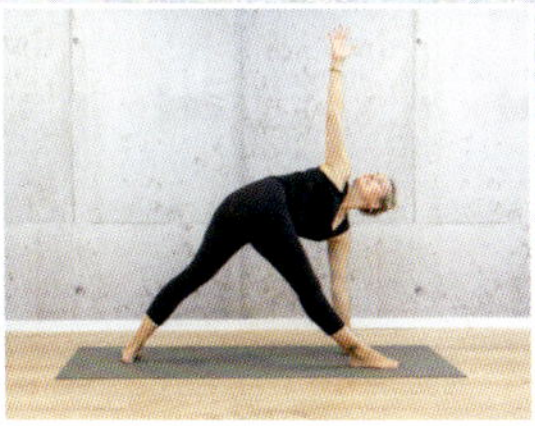

Gedrehtes Dreieck

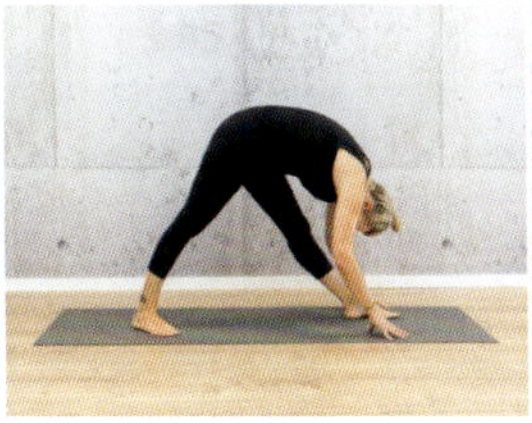

Pyramide

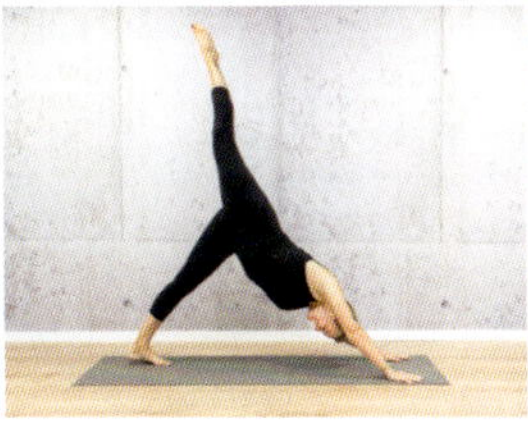

Dreibeiniger Hund

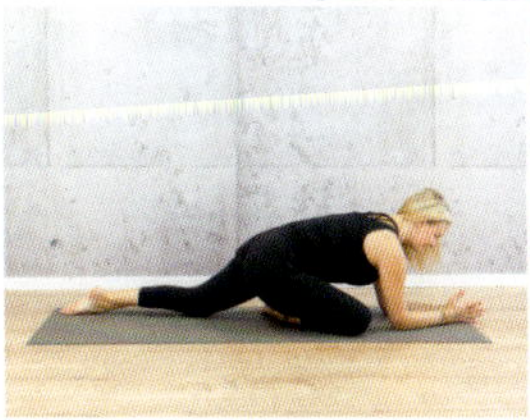

Taube

YIN-YOGA

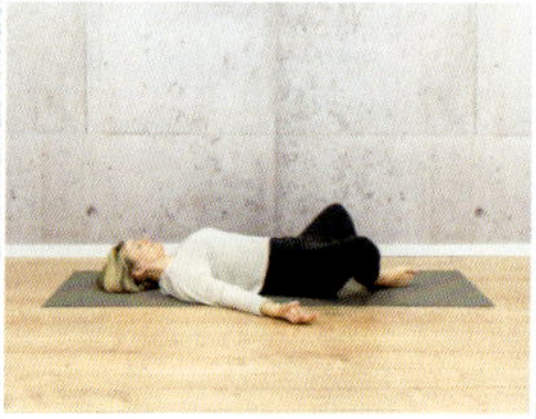

Liegender Schmetterling

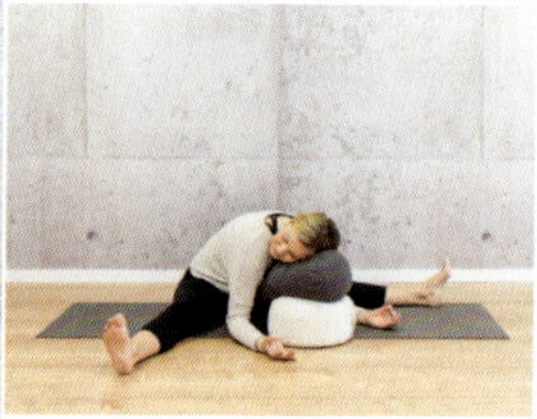

Libelle

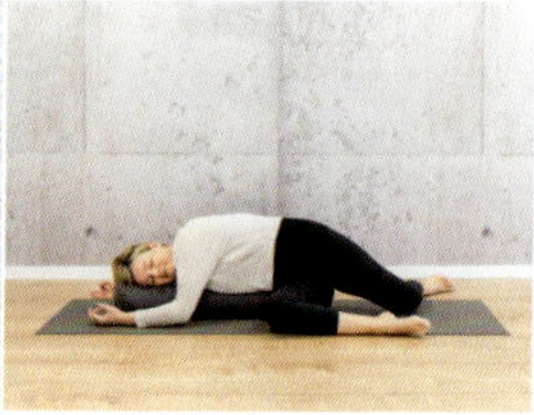

Gedrehtes liegendes Reh

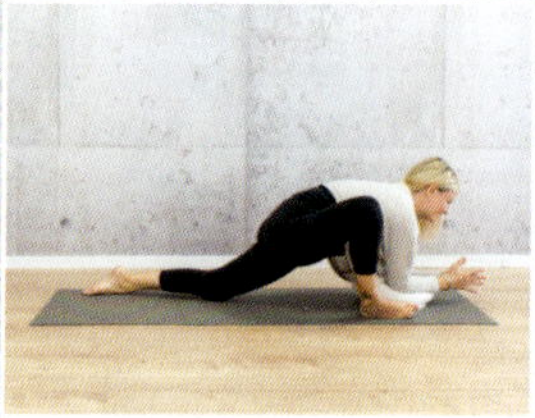

Tief fliegender Drache

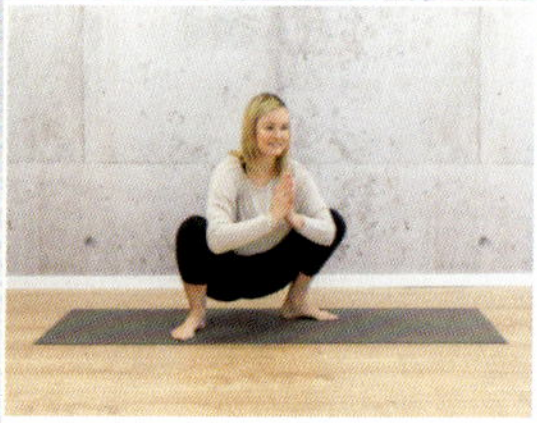

Tiefe Hocke

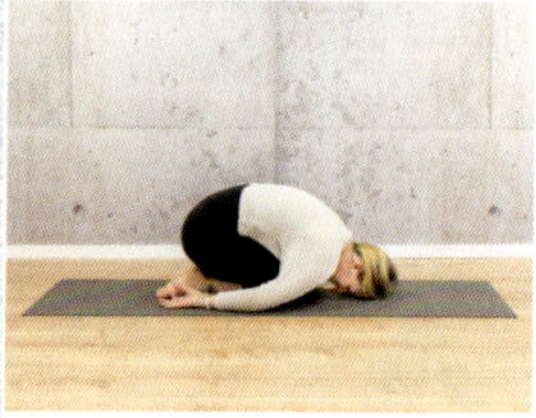

Kind

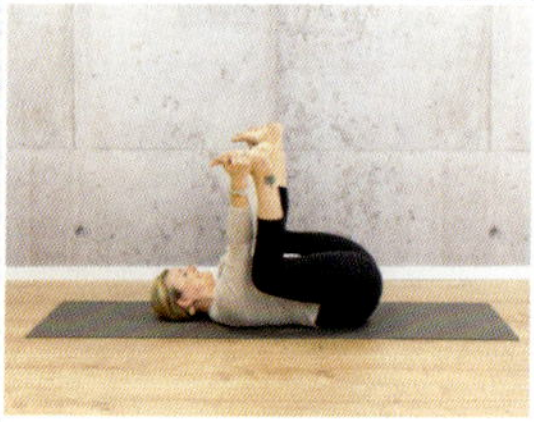

Happy Baby

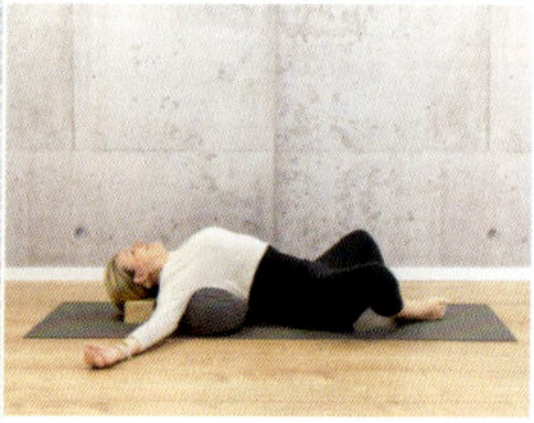

Unterstützter Fisch

Praktische Übung für den Alltag oder einen Workshop

Gefühle annehmen mit der RAIN-Methode

Jeder neue Tag hält neue Erfahrungen für uns bereit. Um immer mehr in die Akzeptanz zu kommen, übe auch im Alltag, deinen Gefühlen und Bedürfnissen mit offenem Herzen zu begegnen.

Die **RAIN-Methode** ist eine effektive Methode zur Regulierung von schwierigen Emotionen. Sie kann dir helfen, Gefühle zu akzeptieren, neugierig zu untersuchen und schließlich selbst zu regulieren. Die RAIN-Methode ist eine Praxis, mit der achtsame Selbstakzeptanz geübt wird. Sie kann uns helfen, emotionales Leid zu mindern und besser mit schwierigen Situationen umzugehen, die vielleicht Wut, Ärger, Traurigkeit, Angst, Scham oder Hoffnungslosigkeit hervorrufen.

Die Methode besteht aus vier Schritten:

Schritt 1: Erkennen

Schließe deine Augen, atme einige Male tief durch und schaue, ob es aktuell eine Situation in deinem Leben gibt, die dich emotional herausfordert. Nimm dir Zeit, um die Situation klar zu erkennen und zu visualisieren. Werde dir darüber bewusst, was gerade in deinem Inneren geschieht, wenn du an diese Situation denkst. Öffne dich für diese Erfahrung in deinem Leben. Welche Gefühle und Empfindungen sind gerade da?

Schritt 2: Zulassen

Im zweiten Schritt geht es nun darum, all diese Gefühle, Bedürfnisse und Empfindungen zuzulassen. Öffne dich noch mehr für diese Erfahrung und nimm sie liebevoll an. Sie ist nun da und ein Teil deines Lebens. Das ist völlig okay. Mit kleinen Sätzen wie zum Beispiel „Ich bin einverstanden.", „Ja, es ist okay." oder „Alles ist gut, so wie es gerade ist." kannst du innerlich noch mehr in die Akzeptanz kommen.

Tipp

Im ersten Buch „YOGA Inspiration – 30 kreative Stundenbilder für Lehrende" findest du dazu das Thema „JA zum Leben", in dem es um genau diese Annahme im Leben geht.

Schritt 3: Erkunden

Hier geht es darum, deine Gefühle zu untersuchen und zu verstehen. Vielleicht hast du eine Ahnung, woher sie ursprünglich kommen und welche Gedanken oder Glaubenssätze dahinterstecken. Sei aufmerksam und betrachte dich und auch deinen Körper. Wo im Körper spürst du etwas, wie verändert sich die Körperhaltung und wie genau zeigen sich die Gefühle (warm, kalt, intensiv, schwach)? Was würde der verletzte Teil in dir dazu sagen? Wie würde er das Ganze beschreiben?

Schritt 4: Nicht-identifizieren

Im letzten Schritt geht es darum, dich nicht mit dem Gefühl zu identifizieren und zu erkennen, dass dieses Gefühl nur ein Besucher ist, der auch wieder geht. Dabei können folgende Worte helfen: „Ach, hallo Wut. Schön, dass du da bist. Du möchtest mir etwas mitteilen, denn irgendetwas scheint aktuell in meinem Leben für meine Seele nicht okay zu sein. Danke dir für deine Botschaft. Bleibe gerne so lange, bis ich wirklich verstanden habe, und dann darfst du langsam wieder gehen."

In diesem Schritt geht es um eine liebevolle Verbindung zu dir selbst und zu deinem Inneren. Versorge dich hier gut. Schenke dir innerlich eine Umarmung, gehe an deinen sicheren Ort oder Kraftort und mache dir bewusst, dass du gut für dich sorgst und immer für dich selbst da bist. Probiere aus, was dich mit deinem Inneren verbindet und dieses Band stärkt.

Wundervolle Worte für *Shavasana*

Dich vollkommen einlassen

Lege dich nun ganz bequem in die Rückenlage und spüre, wie es dir nach der Praxis geht.

Wie ist es dir gelungen, alles so anzunehmen, wie es heute ist? Deinen Körper, deine Atmung, deine Bewegungen?

PAUSE

Entspanne nun deinen ganzen Körper und gib dein Gewicht an die Erde ab.

Lasse dich tragen. Du bist gehalten.

Stelle dir nun vor, wie du mit jedem Atemzug noch mehr in die Akzeptanz eintauchst.

Alles, was in deinem Leben und hier auf der Yogamatte gerade da ist, darf sein und ist okay.

Alles kommt zur rechten Zeit. Du bist immer am richtigen Ort.

Mit jedem Atemzug gibst du dich noch mehr dem Leben hin und entspannst vollkommen.

Lasse dich vollkommen auf das Leben ein.

Gib einmal die Kontrolle ab.

Du bist voller Akzeptanz und Hingabe.

Mit jedem Atemzug sinkst du immer weiter und tiefer in diesen Zustand hinein.

Vertrauen.

Einlassen.

Annahme.

Hingabe.

Alles ist gut.

Alles kommt zur rechten Zeit.

Lass dich tragen. Lass dich fallen.

Vertraue dir und dem Leben.

PAUSE

Langsam ist es Zeit, wieder zurückzukommen.

Bewege sanft deine Hände und Füße, recke und strecke dich oder drehe dich gerne noch einmal auf deine Lieblingsseite.

Langsam kommst du mit geschlossenen Augen nach oben zu mir ins Sitzen, sodass wir die Stunde gemeinsam beenden können.

Bedanke dich nun gerne bei deinem Körper, deinem Geist und deiner Atmung für die wundervolle, heilsame Praxis.

Namasté.

Mantra

Sa Ta Na Ma

Dieses Mantra hilft uns, den ewigen Kreislauf von Geburt, Leben, Tod und Wiedergeburt anzunehmen. Du kannst das Rezitieren des Mantras mit der folgenden Fingerübung kombinieren.

Sa - Daumen und Zeigefinger berühren sich
Ta - Daumen und Mittelfinger berühren sich
Na - Daumen und Ringfinger berühren sich
Ma - Daumen und kleiner Finger berühren sich

Das Mantra kann auch dabei helfen, Gewohnheiten und Muster (z. B. Muster von ständiger Kontrolle, sich nicht einlassen können, nicht vertrauen können etc.) zu durchbrechen.
Zur Bedeutung der Silben siehe Seite 189.

Ek Ong Kar Sat Nam Siri Wahe Guru

Mit diesem Mantra können wir uns mit der kosmischen Realität verbinden. Dadurch können wir die Realität besser akzeptieren und annehmen.
Übersetzt beutet das Mantra:
Ich bin eins mit der letztendlichen Realität, das ist meine wahre Identität. Groß ist die Ektase, die ich erfahre durch die göttliche Weisheit.

Deine eigenen Notizen zum Thema

AUDIOPAKET

Du möchtest noch tiefer in dieses Thema eintauchen? Passende Texte mit weiteren wertvollen Impulsen für dich findest du im Audiopaket direkt zum Download auf Seite 253.

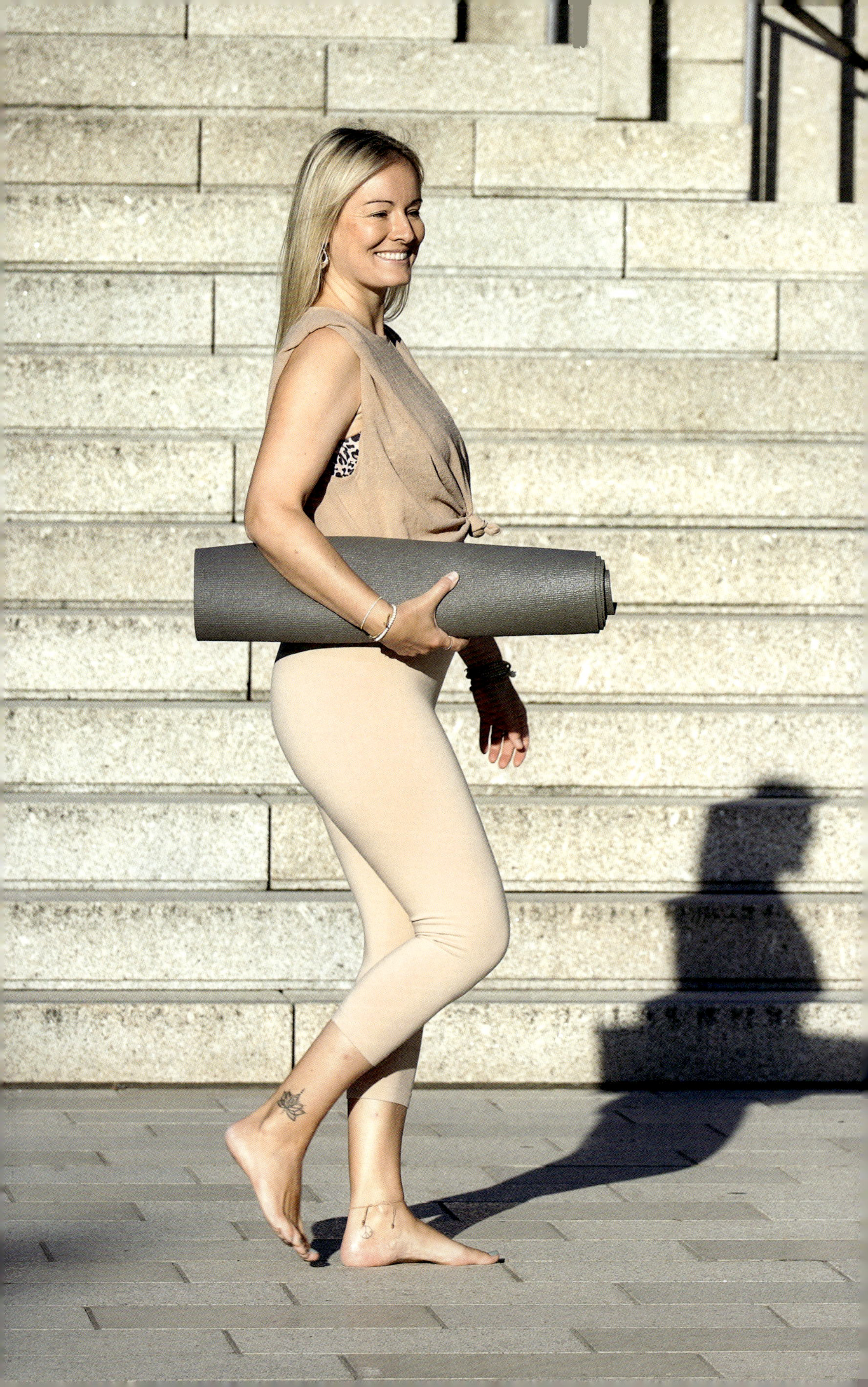

Übergreifende Praxiselemente

In diesem Kapitel findest du Erwärmungen und Bodensequenzen, die du mit den jeweiligen Hauptteilen aus den Themenkapiteln kombinieren kannst. Sie sind vor allem bei Hatha- und Vinyasa-Yoga sinnvoll. Natürlich kannst du immer auch deine eigenen Erwärmungen und Bodensequenzen verwenden.

Beispiel eines Stundenaufbaus einer Vinyasa-Yoga-Stunde zum Thema „Lebensfreude“:

Einstimmung und Atemübung aus dem Kapitel „Lebensfreude“

Erwärmung 3

Hauptteil Vinyasa-Yoga-Flow aus dem Kapitel „Lebensfreude“

Bodenteil 2

Shavasana aus dem Kapitel „Lebensfreude“

Erwärmung und Mobilisation

Erwärmung 1

In dieser Erwärmung wird der gesamte Körper mobilisiert. Schultern, Nacken, Rücken und Hüfte werden eingebunden.

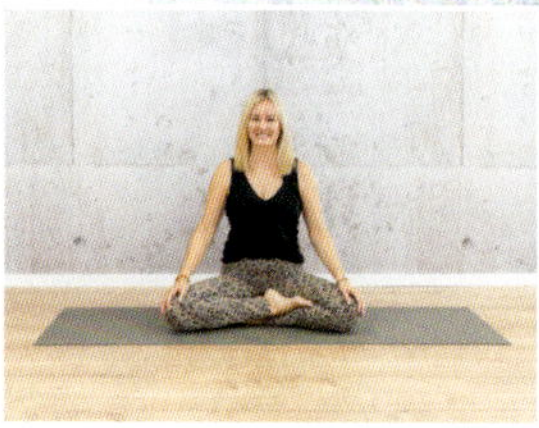

Schneidersitz/ Lotussitz/halber Lotussitz

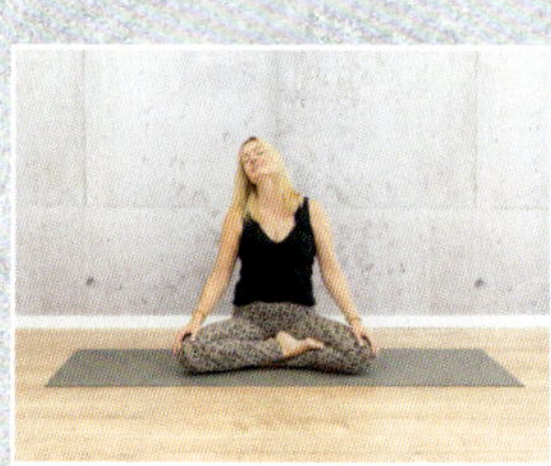

Nackenkreisen

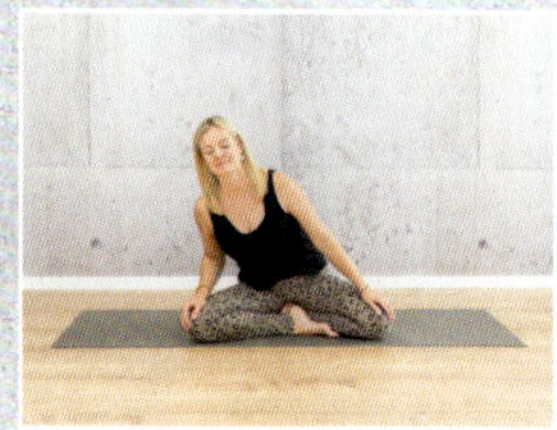

Beckenkreisen

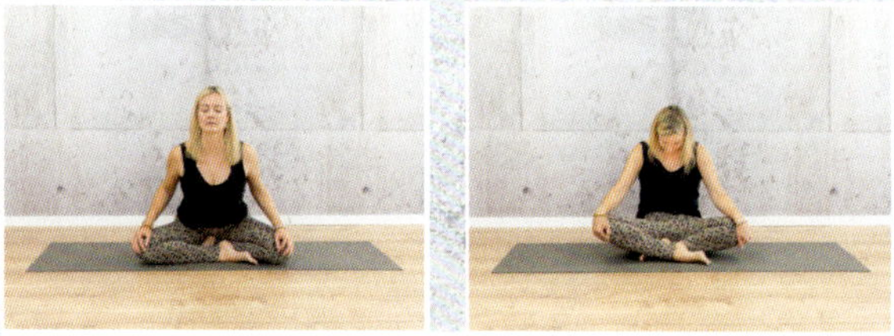

Katze-Kuh im Sitzen (vor und zurück)

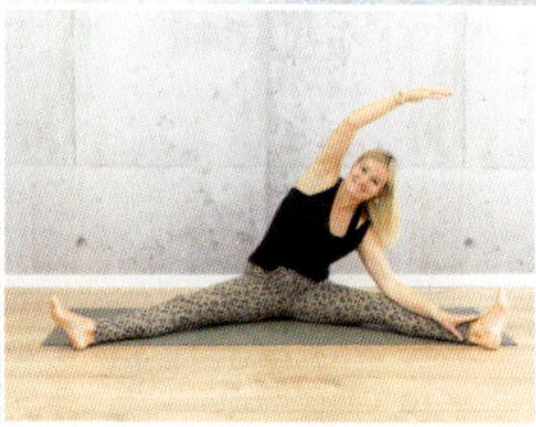

Sitzende Grätsche (mit Seitbeugung)

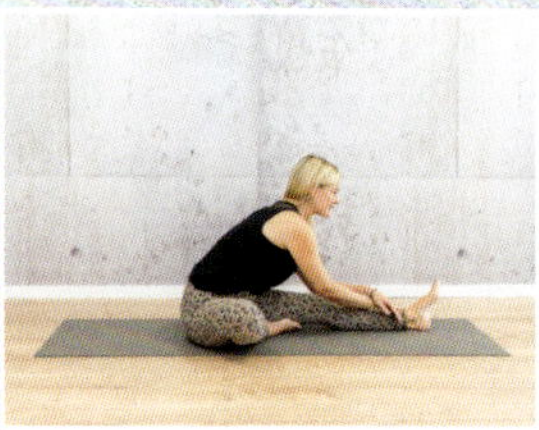

Einbeinige Vorbeuge

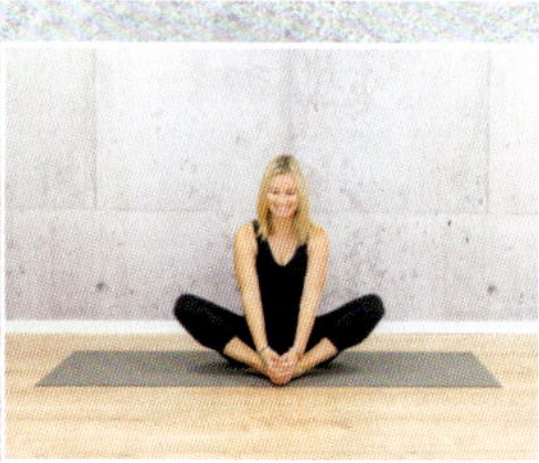

Schmetterling

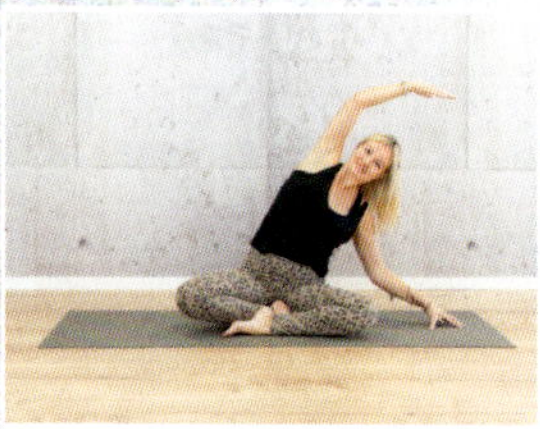

Flankendehnung im Sitzen

Erwärmung 2

In dieser Erwärmung liegt der Fokus auf der Mobilisation des gesamten Brustkorbes und dem Schulter-Nacken-Bereich. Für diese Erwärmung benötigst du einen Gurt. Den Gurt wickelst du jeweils einmal um jede Hand und hältst ihn dann etwas mehr als schulterbreit.

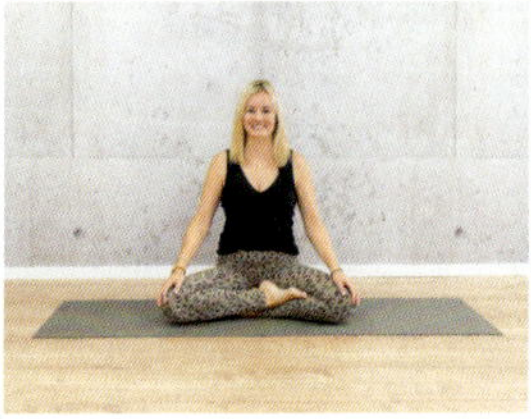

Schneidersitz/ Lotussitz/halber Lotussitz

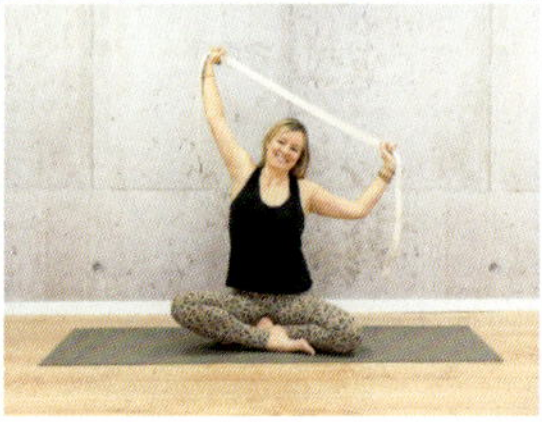

Brustkorbmobilisation (mit Gurt)

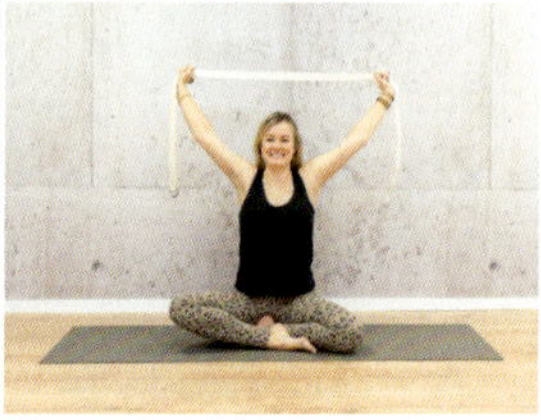

Brustkorböffnung (mit Gurt)

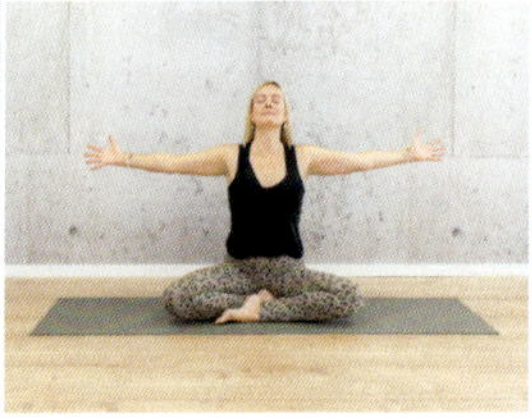

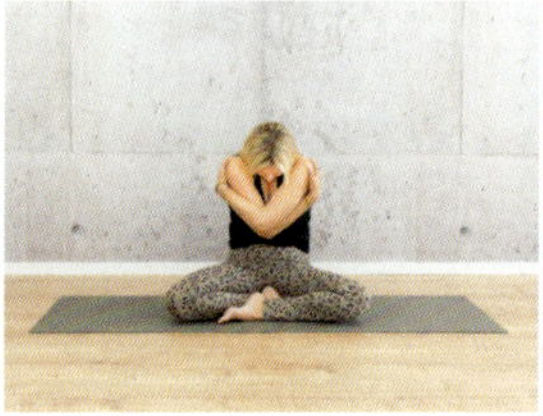

Atemfenster (öffnen und schließen)

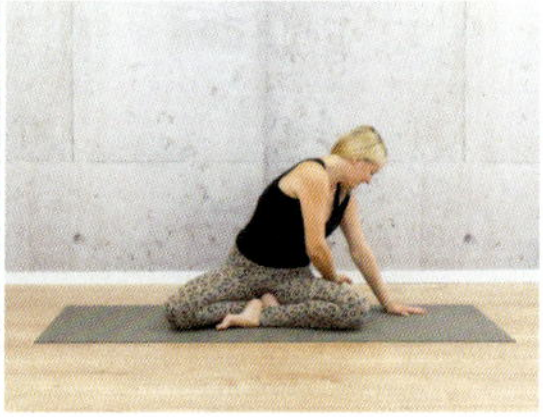

Nadelöhr im Schneidersitz

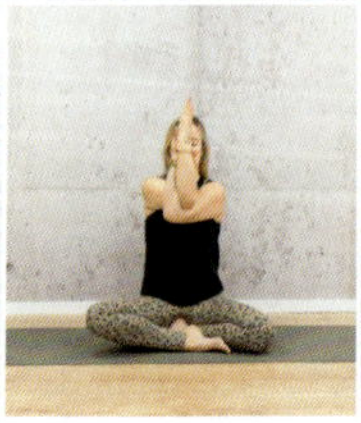

Adlerarme (vor und zurück)

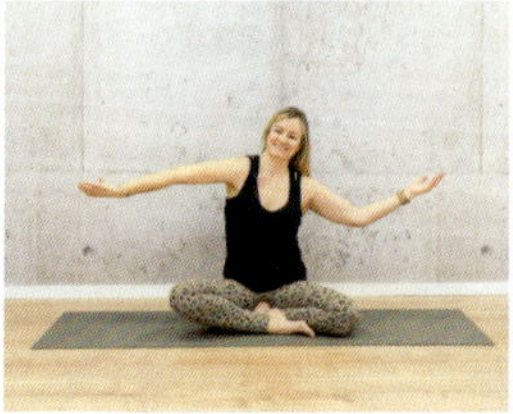

Schulterwelle

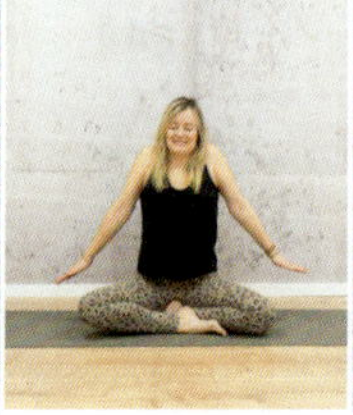

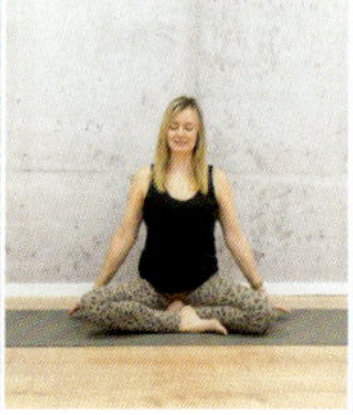

Schultern zu den Ohren und loslassen

Erwärmung 3

Hier liegt der Fokus auf der Erwärmung und Mobilisation von Rücken, Hüften, Becken, Beinen und dem Kreuzbein-Darmbein-Gelenk (ISG).

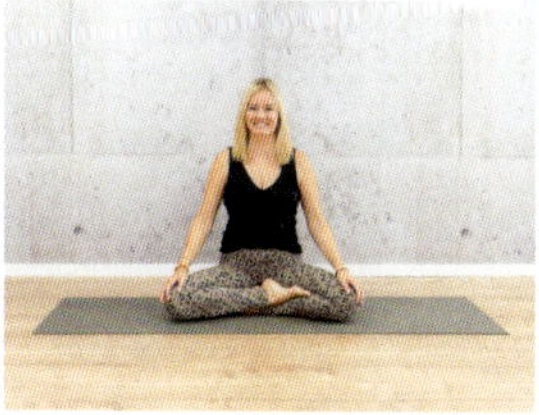

Schneidersitz/ Lotussitz/halber Lotussitz

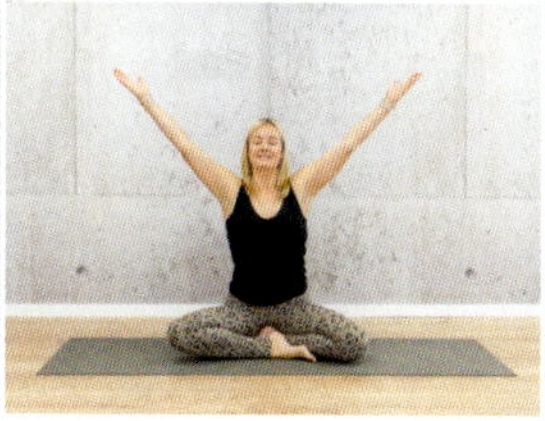

Kreisatmung

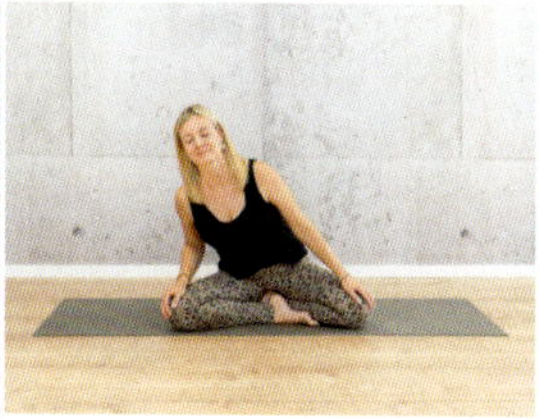

Beckenkreisen

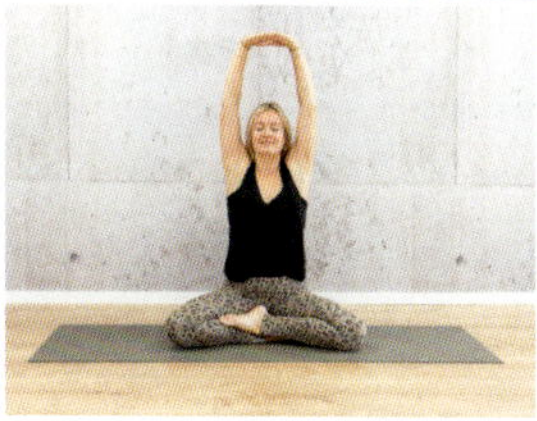

Oberkörper Stretch (Hände im Flechtgriff)

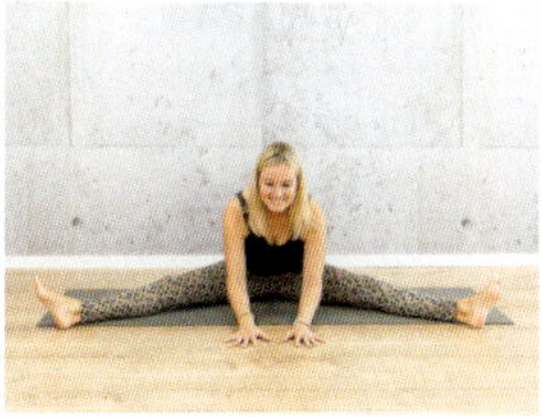

Sitzende Grätsche (mit Vorbeuge)

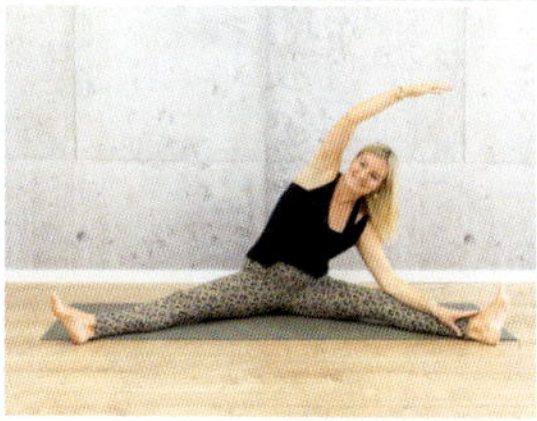

Sitzende Grätsche (mit Seitbeuge)

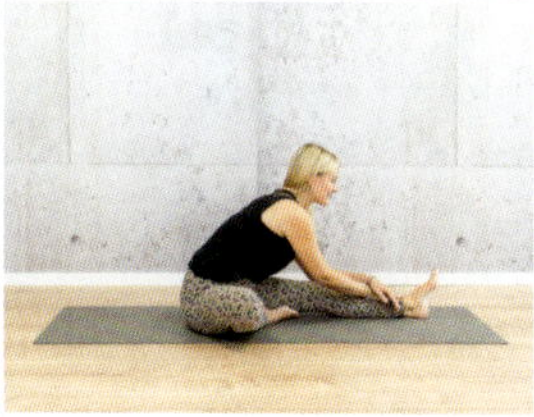

Einbeinige Vorbeuge

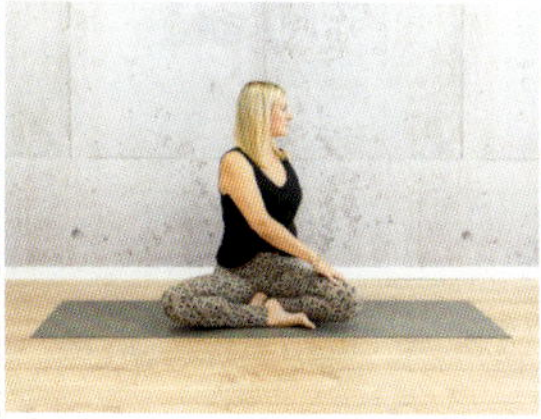

Drehsitz

Bodensequenzen

Bodenteil 1

Eine ausgewogene Bodensequenz für den ganzen Körper, die den Fokus auf Rotationen legt.

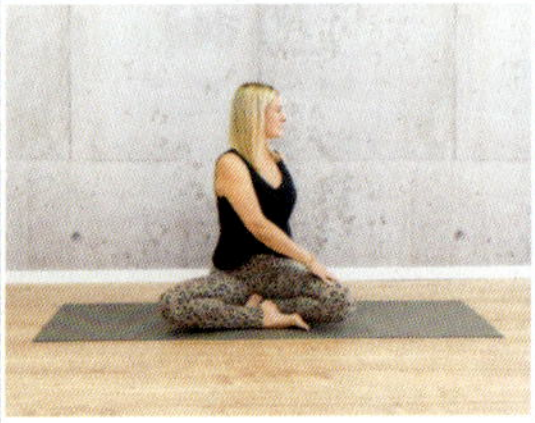

Drehsitz

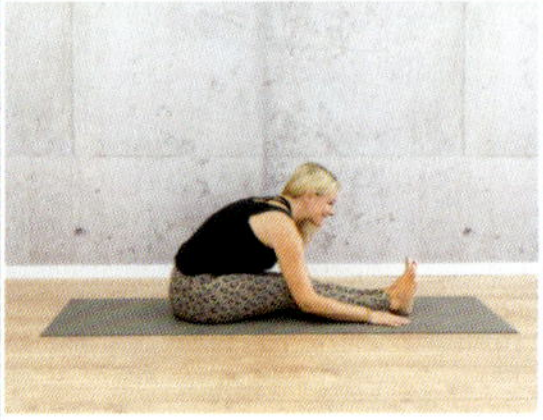

Sitzende Vorbeuge

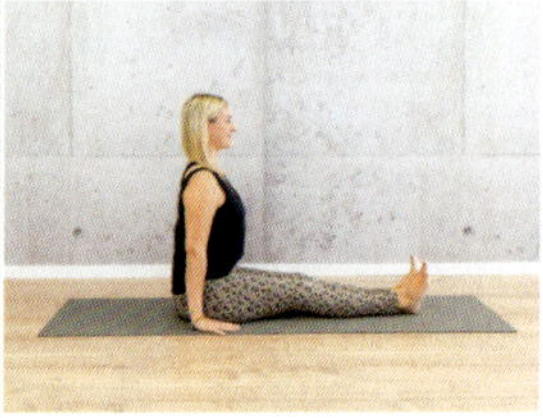

Stabsitz

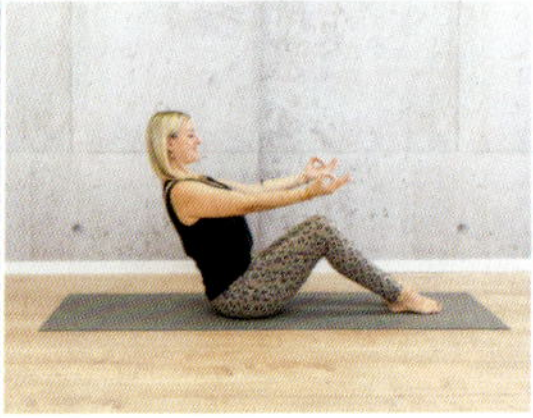

Halbes Boot

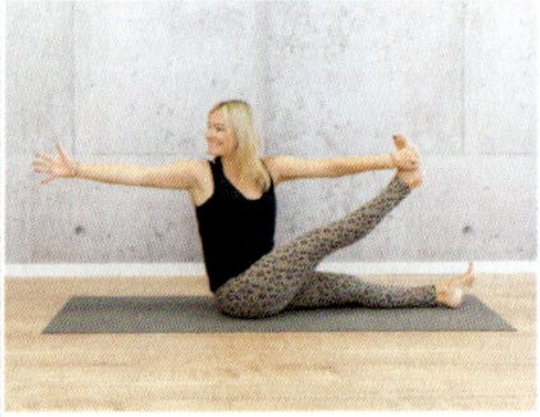

Stabsitz (mit Rotation und gehobenem Bein)

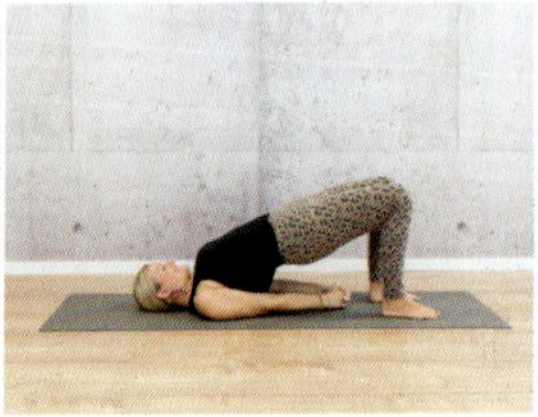

Schulterbrücke

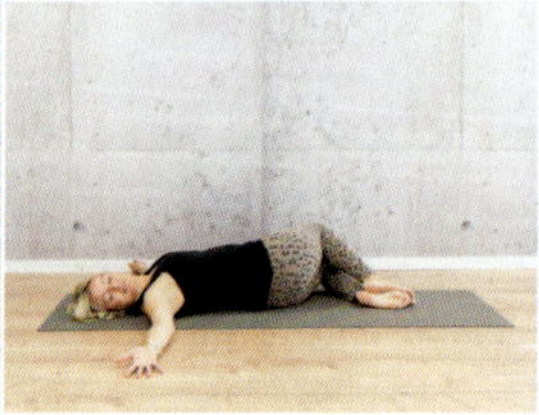

Krokodil

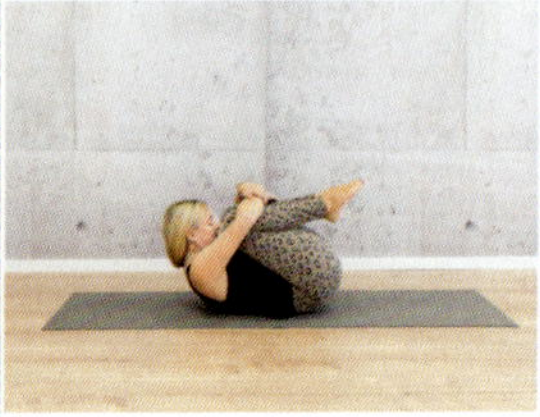

Igel

Bodenteil 2

Eine Bodensequenz, welche die Öffnung und Beweglichkeit des Brustkorbes im Fokus hat.

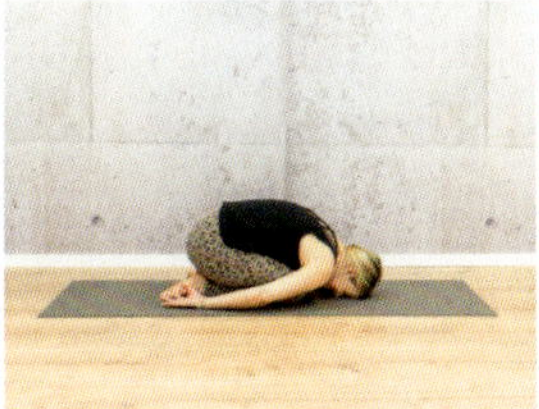

Kind

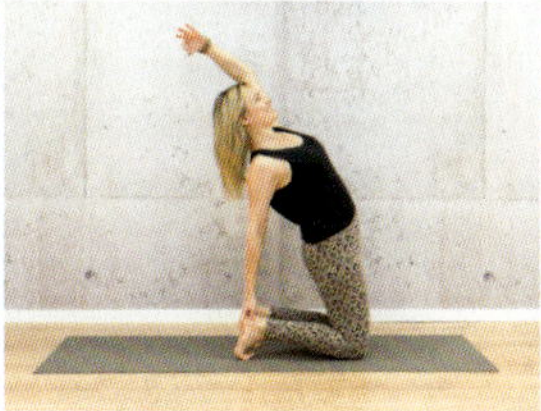

Halbes Kamel (dynamisch)

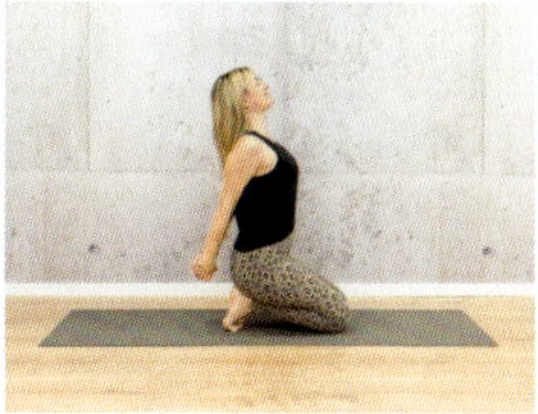

Herzöffnung im Fersensitz

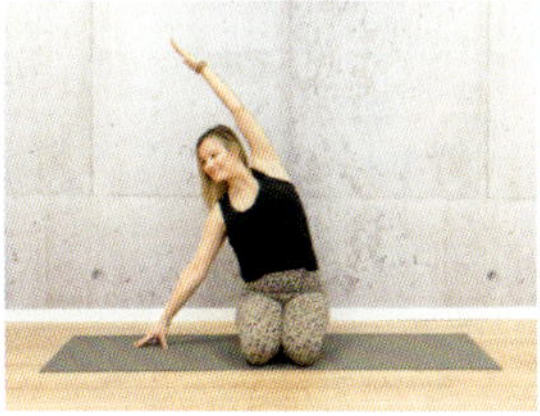

Flankendehnung im Fersensitz

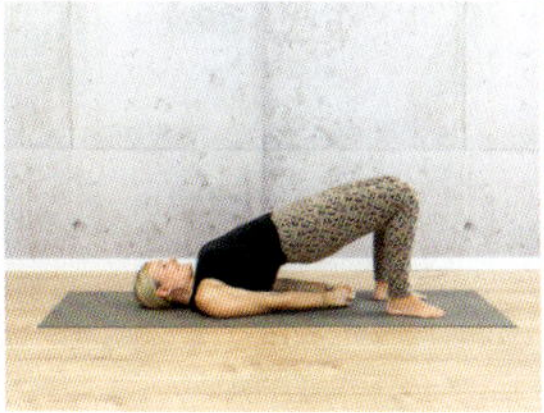

Schulterbrücke

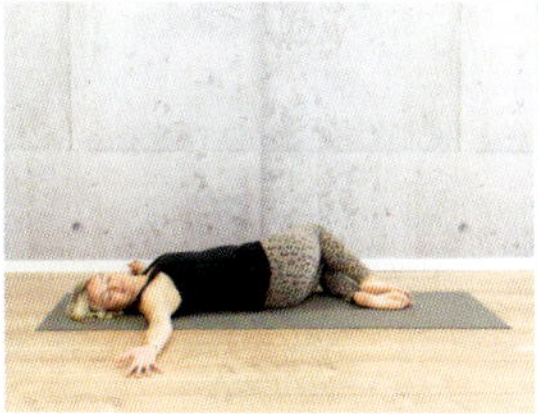

Krokodil

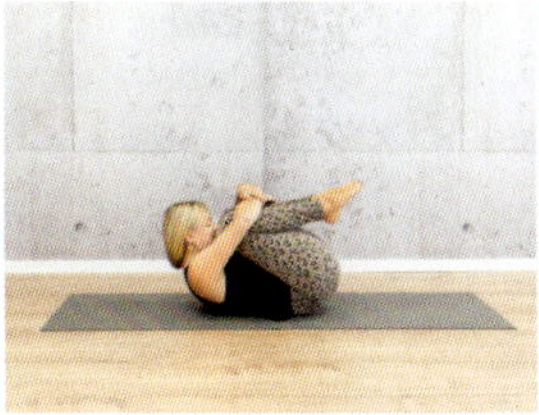

Igel

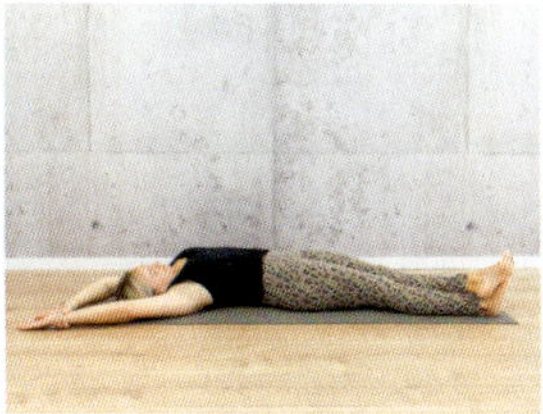

Banane

Bodenteil 3

Eine Bodensequenz, welche den Fokus auf die Hüften, das Becken, den unteren Rücken und die Beine legt.

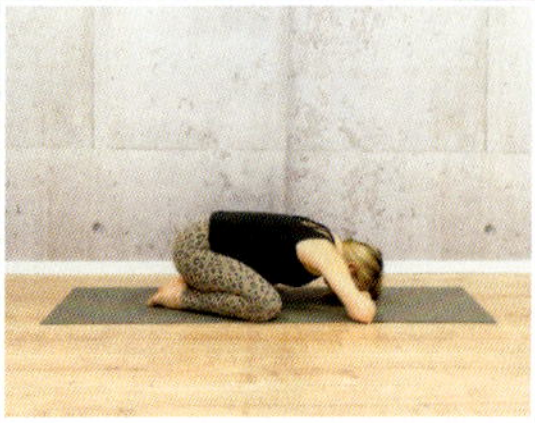

Froschkind

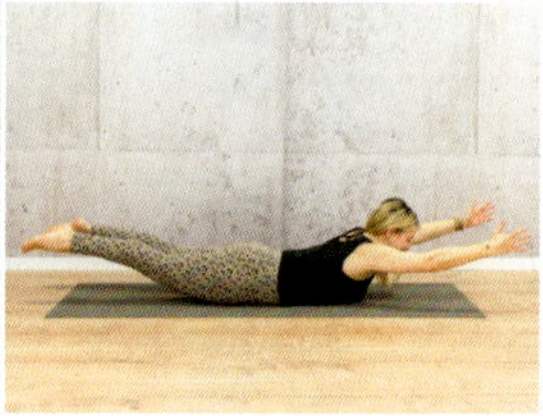

Heuschrecke

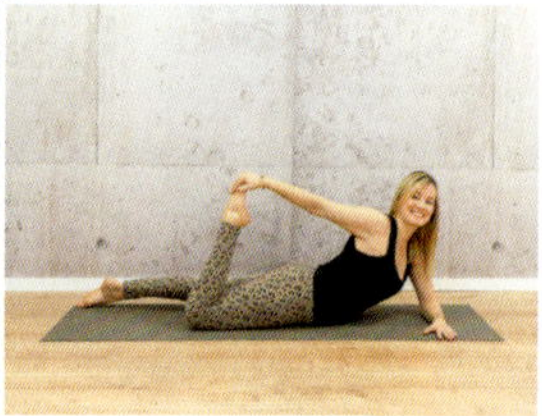

Halber Bogen

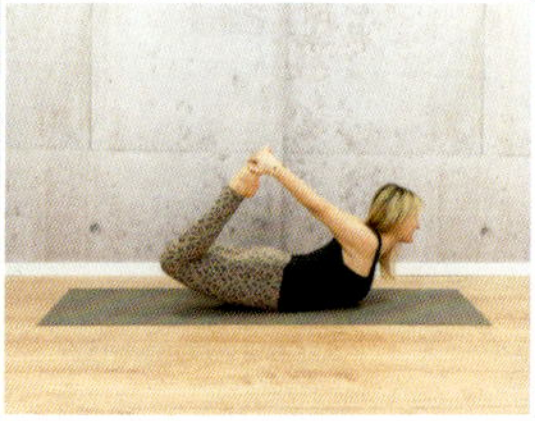

Bogen

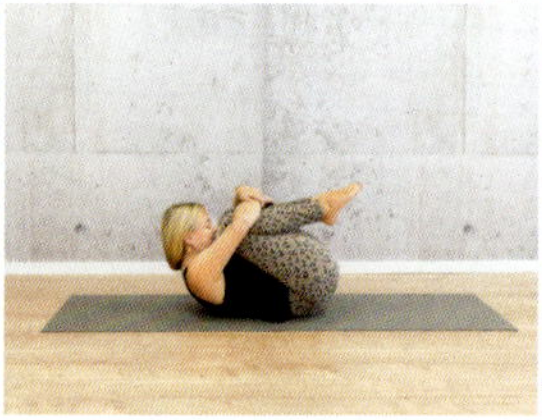

Igel

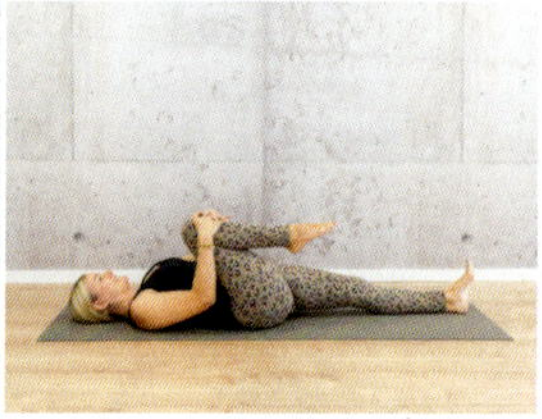

Knie heranziehen

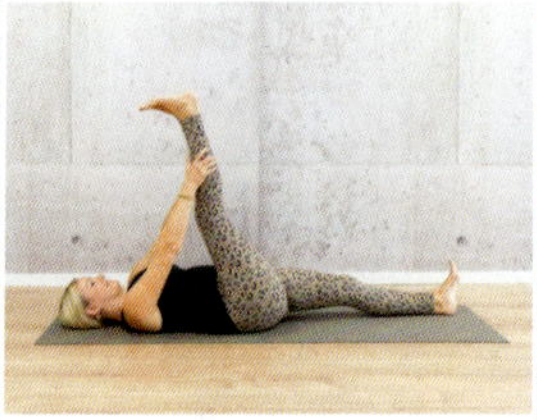

Gestrecktes Bein heranziehen

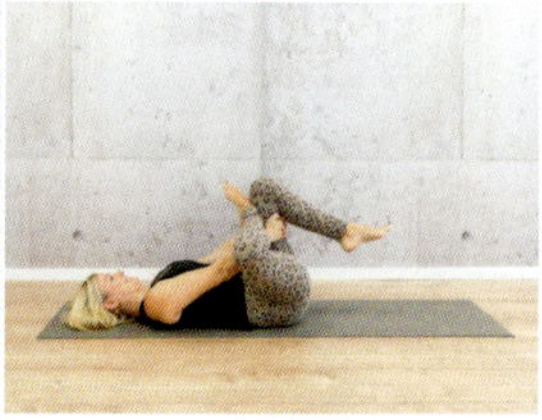

Nadelöhr

*„Yoga ist die Kunst,
sich selbst zu finden
und zu lieben."*

Quelle: unbekannt

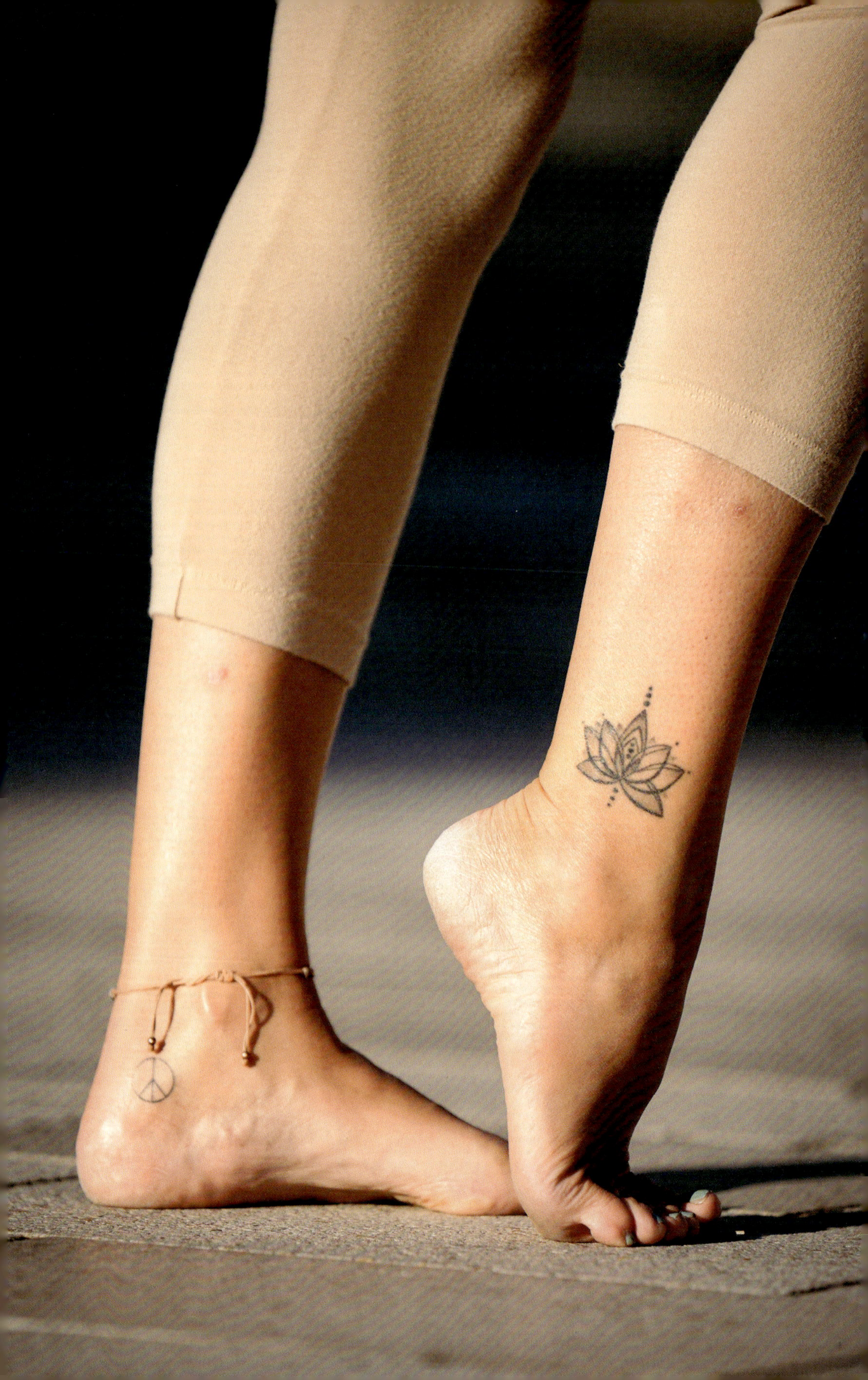

Anhang

THEMENVORLAGEN

Du benötigst mehr als die drei folgenden Vorlagen (ab Seite 240) für deine eigenen kreativen Themen? Dann nutze gerne diesen QR-Code und drucke dir weitere aus. http://download.m-m-sports.com/extras/Yoga_Inspiration/Yoga_Themen_Vorlage.pdf

Vorlage für deine Themen

Dein inspirierendes THEMA

Deine allgemeinen Notizen zum Thema

Deine Worte/Notizen für die Einstimmung/Meditation/Atemübung

Positive Affirmationen

Fragen zur Selbstreflexion

Bezug zu den Chakren

Praxisteil

Zeichne oder schreibe hier deine Haltungen hinein, die zum Thema passen.

Yogastil

Sequenz/Asanas

Deine wundervollen Worte für Shavasana

Praktische Übungen für den Alltag

Passendes Mantra

Weitere wichtige Notizen (z. B. Musik, Düfte, Gedichte, Hilfsmittel, Dekoration etc.)

Vorlage für deine Themen

Dein inspirierendes THEMA

Deine allgemeinen Notizen zum Thema

Deine Worte/Notizen für die Einstimmung/Meditation/Atemübung

Positive Affirmationen

Fragen zur Selbstreflexion

Bezug zu den Chakren

Praxisteil

Zeichne oder schreibe hier deine Haltungen hinein, die zum Thema passen.

Yogastil

Sequenz/Asanas

Deine wundervollen Worte für Shavasana

Praktische Übungen für den Alltag

Passendes Mantra

Weitere wichtige Notizen (z. B. Musik, Düfte, Gedichte, Hilfsmittel, Dekoration etc.)

Vorlage für deine Themen

Dein inspirierendes THEMA

Deine allgemeinen Notizen zum Thema

Deine Worte/Notizen für die Einstimmung/Meditation/Atemübung

Positive Affirmationen

Fragen zur Selbstreflexion

Bezug zu den Chakren

Praxisteil

Zeichne oder schreibe hier deine Haltungen hinein, die zum Thema passen.

Yogastil

Sequenz/Asanas

Deine wundervollen Worte für Shavasana

Praktische Übungen für den Alltag

Passendes Mantra

Weitere wichtige Notizen (z. B. Musik, Düfte, Gedichte, Hilfsmittel, Dekoration etc.)

Die Autorin

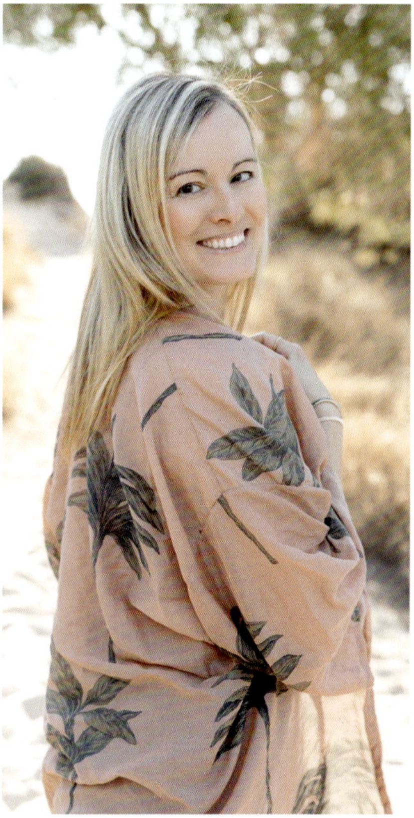

Kerstin Huber-Steinhorst, geb. 1980 in Limburg an der Lahn, blickt als Yogalehrerin auf weit mehr als 1200 Stunden Unterrichtserfahrung zurück. Seit vielen Jahren leitet sie ihr liebevoll und modern eingerichtetes Yogastudio im schönen Taunus bei Frankfurt. Nach dem Abitur und der Ausbildung zur Informatikerin hat sie zunächst IT-Projekte geleitet und Software programmiert. Hoher Leistungsdruck und Stress gehörten hier zum Alltag. Die Arbeit in diesem Bereich erfüllte sie wenig, auch wenn sie dort erfolgreich war.

2012 beschloss sie dann endlich, ihrem großen Traum zu folgen und ließ sich zur Yogalehrerin ausbilden. Es folgten viele Aus- und Weiterbildungen im Bereich Yoga und Meditation, die Ausbildung zur Heilpraktikerin auf dem Gebiet der Psychotherapie, Ausbildungen in Hypnose und Kurse in Achtsamkeit.

Heute unterrichtet sie leidenschaftlich gerne Yoga in ihrem Studio oder in der Natur. Außerdem leitet sie Workshops (Women Circle, Meditation, Yin-Yoga-Specials) und arbeitet in 1:1-(Hypnose-)Coachings mit ihren Klienten. Dabei greift sie auf einen reichen Schatz an Methoden und Tools zurück. Neben dem Yoga brennt sie noch sehr für die Themen Psychologie und persönliche Weiterentwicklung und liebt es außerdem, sich kreativ zum Ausdruck zu bringen. Meditation in Bewegung fühlt sie, wenn sie konzentriert ihre eigenen Yogapullover näht oder eine Mala knotet.

Kerstin Huber-Steinhorst ist kreativ in ihren Ideen, mutig bei der Umsetzung und mit ganz viel Herz, Verstand und Leidenschaft bei der Sache. Sie liebt es, ihre Talente und Fähigkeiten sinnvoll zu nutzen, um andere Menschen zu inspirieren und näher ans eigene Licht zu führen.

Voller Dankbarkeit

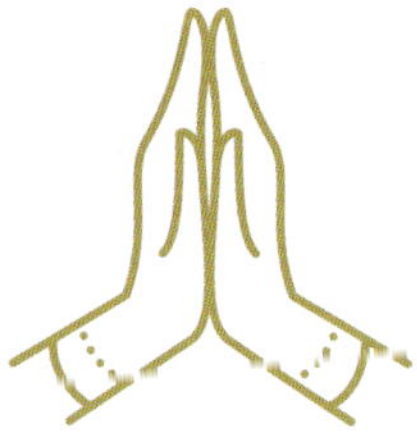

Mein größter Dank geht an meine liebe Familie, meine beiden wundervollen, einzigartigen Kinder, meinen Mann, meine Eltern, meinen Bruder und meine engsten Herzensfreunde.

Das Schreiben dieses Buchs war wieder ein Weg, auf dem ich viel lernen und wachsen durfte. Er war etwas einfacher als beim ersten Buch, ganz klar, doch stellten sich auch hier wieder neue Herausforderungen, die es zu bewältigen galt. Themen kamen hinein ins Buch und später wieder heraus. Manche Einleitungen in ein Thema wurden mehrfach neu geschrieben. Zweifel klopften an. Gefühle wollten gesehen werden. Auch mit diesem Buch bin ich wieder ein weiteres großes Stück gewachsen. Und es hat mir unheimlich viel Freude bereitet, mich mit den wundervollen Themen intensiv zu beschäftigen. Und der Schreib-Flow zählt noch immer zu meinen schönsten Flow-Erlebnissen (siehe Kapitel „Flow").

Ich habe dieses zweite Buch in einer äußerst schweren Lebensphase geschrieben, da ein sehr geliebter Mensch in dieser Zeit erkrankte und viel Schmerz und Leid erfuhr. Trotzdem hatte ich von Anfang an den Impuls, weiterzumachen und das Buchprojekt sowie die Veröffentlichung im Herbst nicht zu verschieben. Denn meine Kreativität und das Weitergeben von inspirierenden Impulsen machen mich lebendig, glücklich und dankbar. Das Kapitel „Akzeptanz" ist in einem Moment ins Buch hineingerutscht, in dem es mir sehr schwerfiel, die Erkrankung meines geliebten Papas zu akzeptieren und anzunehmen. Beim Schreiben des Kapitels wurde mir dann immer bewusster, dass ich langsam in die Annahme komme. Ich erkannte, wie heilsam der Gedanke ist, dass alles im Leben da sein darf und dass alles ein Teil vom Ganzen ist. Geburt, Leben, Tod, Unendlichkeit. Also hörte ich auf zu kämpfen und ließ all die Widerstände gehen. Das befreite mich und schenkte mir inneren Frieden in dieser Situation.

Ich bin stolz auf mein heutiges Ich, dieses zweite Buch und auf all die Wellen, die ich schon geritten bin. Gehen, rennen, hüpfen, tanzen, hinfallen, jammern, weinen, unendlich traurig sein, das Licht wiedersehen, wieder aufstehen und weitergehen.

Ein riesiger und herzlicher Dank geht auch an mein wundervolles Team von Yogalehrern und an meine Herzensfreunde. Ihr habt wieder so fleißig meine Kapitel gelesen und auf Herz und Nieren geprüft. Ich danke euch sehr für eure Zeit, euer Feedback und die tollen Impulse.

Ein weiteres ganz großes Dankeschön geht an meinen tollen Fotografen, denn ihr habt wundervolle Yogamomente und viele verschiedene Positionen für mich und die Leser festgehalten. Ich danke auch ganz besonders meinen lieben Herzensfreundinnen Marina und Katja für ihr immer offenes Ohr und ihre so warmen, aufbauenden Worte, wenn ich wieder einmal in einer Schreibblockade feststeckte oder Zweifel an einem Thema bekam.

Außerdem möchte ich all meinen Schülern und Yogis danken, die meine Yogakurse und Specials im Studio oder auf der Yogawiese besuchen und mir immer wieder ihr vollstes Vertrauen schenken. Ohne euch wäre ich nicht hier an diesem Punkt. Ohne euch und euer wertvolles Feedback hätte sich mein Unterrichtsstil nicht entwickeln können. Ohne euch hätte ich sicherlich kein zweites Buch geschrieben.

Ich danke euch für die berührenden Momente voller Freude, Liebe und innerem Frieden und freue mich riesig auf all die schönen gemeinsamen Yogamomente, die wir noch zusammen erleben werden.

In Liebe

Kerstin Huber-Steinhorst

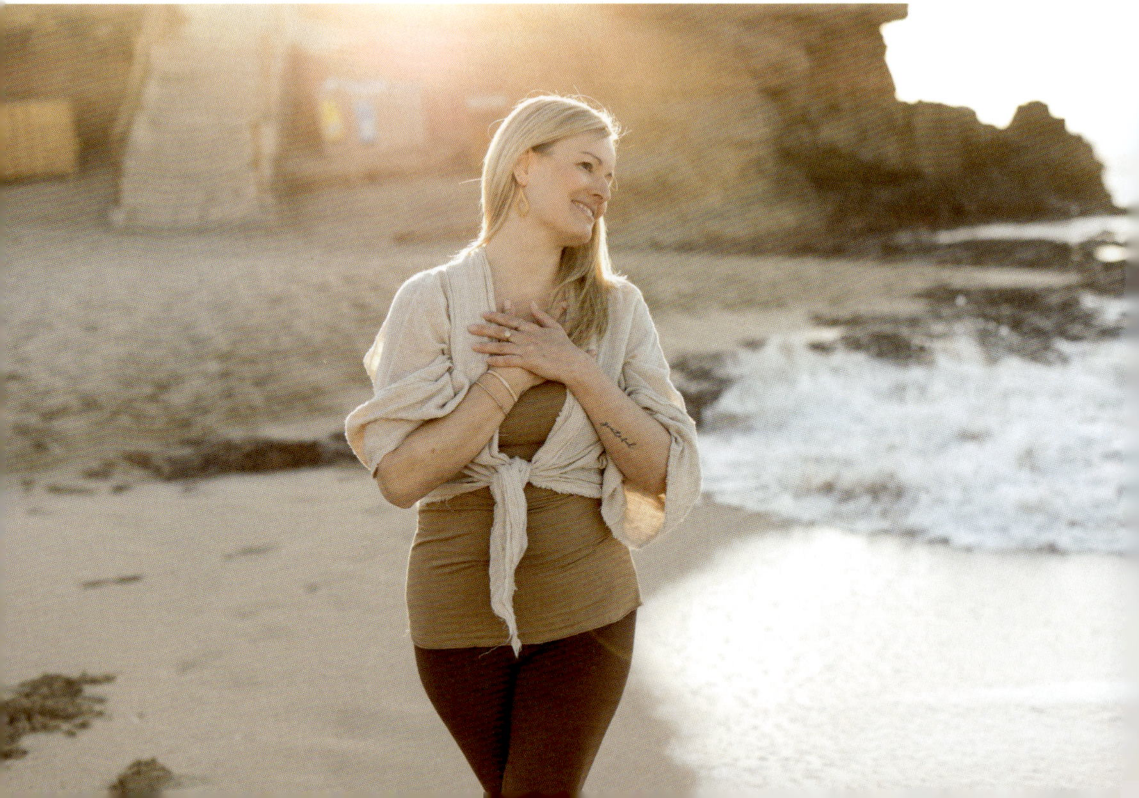

Ein paar Worte zum Abschluss …

„The world belongs to the soulful wanderers
who don't know exactly where they are going
but always end up where they belong."

Case Kenny

Dieses Zitat beschreibt auf magische Weise meinen Weg und meine Gefühle in Bezug auf mein Leben. Es war nicht so, dass ich mir als junger Mensch vorstellen konnte, dass ich später einmal selbstständig sein werde, mein eigenes Studio eröffne, fast 100 Menschen beim Outdoor-Yoga begrüßen darf und zuletzt nun auch meine eigenen Bücher schreibe. Nein, so war es gar nicht. Es kam alles zur rechten Zeit zu mir, einfach so, in Form von Ideen und Inspirationen. Viele meiner Visionen kommen in der Meditation oder bei einem Spaziergang in der Natur zu mir. Es geschieht immer genau dann, wenn mein Geist und meine Seele frei sein dürfen. Dann werden die beiden spielerisch und erfinderisch. Dann wird es kreativ in mir. Eine große Gabe ist es, dass ich mir die Dinge direkt ganz bildlich vor meinem inneren Auge vorstellen kann. Ja, ich träume. Auch die Gefühle, die ich nach der Umsetzung eines Projektes haben werde, kann ich in diesen Momenten schon spüren. Ich manifestiere sie durch meine bildliche Vorstellung ganz automatisch. Diese Gabe war schon in der Kindheit da. Ständig werden solche kleinen Samen in mir gepflanzt und beginnen zu wachsen. Es ist bunt in mir und um mich herum. Immer mehr erlaube ich mir, mich zu entfalten, mein wahres und ganz authentisches Leben zu gestalten und zu leuchten. Ja, ich darf leuchten. Oh ja!

"If light is
in your heart,
you will find
your way home."

Rumi

Literatur und Links

Bücher

Arend, S. (2011). *Yin Yoga - Der sanfte Weg zur inneren Mitte.* Darmstadt: Schirner Verlag.

Badwal, W. (2021). *Chakra-Yoga - Die wichtigsten Übungen zu den 7 Chakren für mehr Klarheit, Energie und Heilung.* München: Knaur Balance.

Brähler, C. (2015). *Selbstmitgefühl entwickeln - Liebevoller werden mit sich selbst.* München: Scorpio Verlag.

Brown, B. (2017). *Verletzlichkeit macht stark - Wie wir unsere Schutzmechanismen aufgeben und innerlich reich werden.* München: Goldmann Verlag.

Buettner, D. (2010). *The Blue Zones - Lessons for Living Longer From the People Who've Lived the Longest.* München: National Geographic.

Chapman, G. (2020). *Die 5 Sprachen der Liebe - Wie Kommunikation in der Partnerschaft gelingt.* Marburg: Francke Verlag.

Clark, B. (2018). *Das große Yin-Yoga-Buch.* Stuttgart: Trias Verlag.

Csikszentmihalyi, M. (2015). *Flow - Das Geheimnis des Glücks.* Stuttgart: Klett Kotta.

Desikachar, T.K.V. (2006). *Über Freiheit und Meditation - Das Yoga Sutra des Patanjali.* Petersberg: Via Nova Verlag.

Dispenza, J. (2017). *Werde übernatürlich - Wie gewöhnliche Menschen das Ungewöhnliche erreichen.* Dorfen: Koha Verlag.

Guldenschuh-Feßler, B. & Feßler, R. (2018). *Glaubenssätze - Ihre persönliche Formel für mehr Glück und Erfolg.* Breslau: Eigenverlag.

Gurmukh (2019). *Die 8 Gaben des Menschen - Die Chakras heilen und stärken durch Kundalini Yoga.* Bielefeld: Kamphausen Media.

Harris, G. (2019). *The Language of Yin - Yoga Themes, Sequences and Inspiration to Bring Your Class to Life and Life to Your Class.* Breslau: Eigenverlag.

Iyengar, B.K.S. (2020). *Licht auf Yoga - Das grundlegende Lehrbuch des Hatha-Yoga.* München: O.W. Barth Verlag.

Lindau, V. (2021). *Schattenwerk - Befreie dein verborgenes Potenzial - durch radikale Schattenarbeit.* München: Unum Verlag.

Neff, K. (2012). *Selbstmitgefühl - Wie wir uns mit unseren Schwächen versöhnen und uns selbst der beste Freund werden.* München: Kailash Verlag.

Osho (2008). *Das Orangene Buch – Die Osho Meditationen für das 21. Jahrhundert.* Köln: Innenwelt Verlag.

Rosenberg, S. (2018). *Der Selbstheilungsnerv* – So bringt der Vagus-Nerv Psyche und Körper ins Gleichgewicht. Kirchzarten: VAK Verlag.

Sans, D. (2019). *Das große JA zum Leben! – Tantra als Weg zu innerer Freiheit.* Krummwisch: Königsfurt-Urania Verlag.

Schöps, I. (2020). *Yoga – Das große Praxisbuch für Einsteiger & Fortgeschrittene.* München: Knaur Balance.

Schucman, H. (2021). *Ein Kurs in Wundern.* Freiburg: Greuthof Verlag.

Strelecky, J. (2007). *Das Café am Rande der Welt – Eine Erzählung über den Sinn des Lebens.* München: dtv.

Tolle, E. (2010). *JETZT! – Die Kraft der Gegenwart.* Bielefeld: Kamphausen Media.

Trökes, A. (2017). *Yoga der Verbundenheit – Die Kraft des Herzens wahrnehmen und entfalten.* München: O. W. Barth Verlag.

Wollschläger, F. (2019). *Manifestieren ist (k)eine Kunst – Mit der energetischen Metamorphose das Gesetz der Anziehung richtig nutzen.* Eigenverlag.

Kabat-Zinn, J. (2013). *Gesund durch Meditation – Das große Buch der Selbstheilung mit MBSR.* München: Knaur Verlag.

Internetseiten:

https://herzoeffner.com/2020/09/ueberwinde-begrenzungen/

https://lauraseiler.com/podcast

https://www.tagesschau.de/wissen/gesundheit/hochsensibilitaet-101.html

https://yogaworld.de

https://www.einfachganzleben.de/leben-balance/emotionen-rain-methode

https://www.selbstbewusstsein-staerken.net/charlie-chaplin-gedicht/

https://hochsensibel-test.de/

https://sensitivityresearch.com/about-sensitivity

https://www.fasynation.de/den-vagusnerv-massieren-30-uebungen/

https://krankenhausberater.de/impuls/news/das-loch-in-der-strasse-fallen-und-lernkurve-des-lebens/

https://mani-mala.de/mantra-fuer-gelassenheit/

https://evake.de/uebersicht-heilige-mantras

https://www.yogaeasy.de/artikel/alles-ueber-drishtis-oder-guck-mal-ein-fixpunkt

https://www.yogaeasy.de/videos/04-02-22-atem-ist-verbindung-live

Filme:

Wie wird man 100 Jahre alt? - Die Geheimnisse der Blauen Zonen, 2023, Dan Buettner

Coaching:

Hypnose und Blockadenlösung:
Kerstin Huber-Steinhorst, E-Mail: yogamitkerstin@gmx.de,
Homepage: https://www.in-balance-eppstein.de/

Bildnachweis

Coverfoto: Rosie Randisi Photography, Carrer de Sant Josep, 41, Santa Eulària des Riu (Balears), Homepage: https://gallery.rosierandisiphotography.com/

Covergestaltung: Anja Elsen

Fotos Innenteil: Ulrich Häfner Fotografie, E-Mail: info@fotohaefner.de,
alle Bilder der Asanas in den Praxisteilen, der
Erwärmungen und der Bodenteile und das Bild auf Seite 33,
Homepage: https://fotohaefner.de
Rosie Randisi Photography, Carrer de Sant Josep, 41, 191
Santa Eulària des Riu (Balears), S. 38/39; 138/139
Homepage: https://gallery.rosierandisiphotography.com/
Jimmy Vinueza, Homepage: https://vinueza.de,
Seiten 16, 36, 228, 238
Gaiane Aramian, Homepage: https://gaia-photographer.com,
Seiten: 10, 58/59, 78/79, 96/97, 118/119, 129, 156/157,
172/173, 192/193, 209, 210/211, 248, 250

Abbildungen Innnenteil: AdobeStock: 24/25, 30, 43, 44, 63, 71, 81, 102,
116, 121, 123, 128, 142, 163, 178, 196

Innenlayout und Satz: Anja Elsen

Lektorat: Skript: Sonja Rose, https://www.rose-skript.de
Lektorat Satzfahne: Katrin Schubert

Das sagen die Leserinnen zum ersten Buch der Autorin:

„Es ist ein soooo tolles Buch!! Wirklich, das beste Yogabuch für Yogalehrer, was es meiner Meinung nach gibt. Und soooo unglaublich liebevoll gestaltet."

(Simone Heinrich)

***

„Das Buch ist das beste Yoga-Buch, was ich jemals in der Hand gehalten habe!!!!"

(Vanessa Erhard)

***

„Es ist ein wundervolles Buch. Ich kann es gar nicht mehr aus den Händen legen. Es ist so liebevoll gestaltet. So schöne Zitate, Affirmationen, Fotos... alles einfach großartig."

(Jennifer Thielke)

***

„Ein mit Herz und Liebe gestaltetes Buch, das viele kreative Impulse für die Gestaltung der eigenen Yogastunden gibt. Gleichzeitig erinnert uns jedes Kapitel beim Lesen daran, wie wir Glück und Zufriedenheit in uns selbst finden."

(Nadine Statzner)

***

„Das Buch gibt super Inspirationen für Themen, die Yoga erlebbar und alltagstauglich machen."

(Alexandra Rapp)

***

„Ich habe das Buch letzte Woche erhalten und bin komplett begeistert. Ich sitze gebannt und lese. Es gefällt mir unheimlich gut."

(Antje Samer)

***

„Ich liebe es. Meine Yoga-Stunden haben so viel Mehrwert dadurch. So viel Liebe steckt darin."

(Andrea Rindler)

***

„Das Buch ist super aufgebaut und strukturiert und man kann es perfekt nutzen, um entweder ganze Stunden so zu unterrichten oder einzelne Teile daraus zu verwenden. Die Themen werden auch nicht nur angeschnitten, sondern haben Tiefe."

(Julia Kletti)

YOGA INSPIRATION

30 kreative Stundenbilder für Lehrende

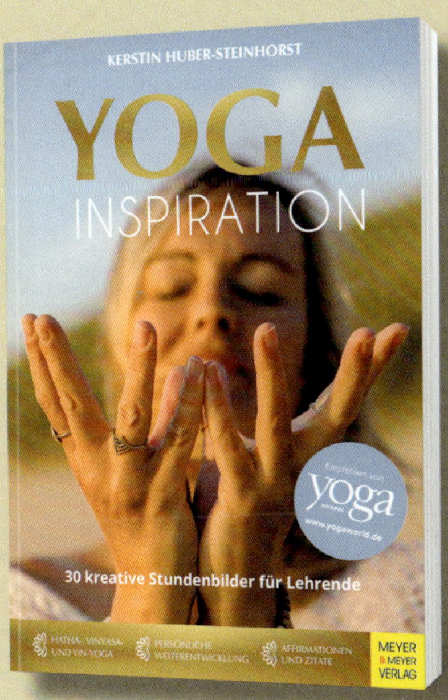

Die Autorin gibt Yoga-Lehrenden in ihrem Buch Inspiration und neue Impulse, wie ein gelungener Unterricht gestaltet werden kann, an die Hand. Dabei greift sie beispielhaft Themen heraus, z. B. das Thema Dankbarkeit, und arbeitet für jedes ein komplettes Stundenbild aus. Ein moderner Yoga-Unterricht achtet darauf, die Weiterentwicklung der Teilnehmenden zu fördern. Ein Anstoß zur Selbstreflexion kann dabei z. B. durch Fragestellungen gegeben werden: Wofür bist du heute dankbar?

ISBN 978-3-8403-7870-6

€ [D] 26,00

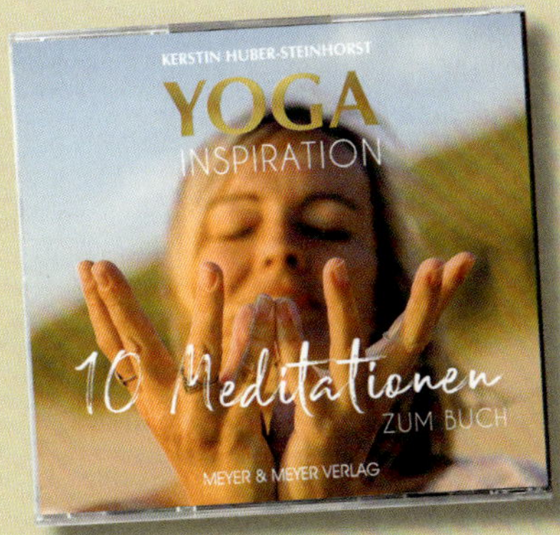

https://www.dersportverlag.de/yoga-inspiration-meditationspaket

€ [D] 9,99

Du möchtest noch tiefer in die zehn Themen des Buchs eintauchen? – In diesem Mediationspaket findest du zu jedem der zehn Themen eine berührende und inspirierende Meditation als Audiodatei für dich. Mit nur einem Klick gelangst du zum Download, du kannst direkt loslegen und mit der Autorin meditieren. Freudig erwarten dich auch hier die Themen Dankbarkeit, Selbstliebe, Wunder, Leuchten, Loslassen, Gefühle, Gedanken, Achstamkeit, wahre Größe und das große JA zum Leben.

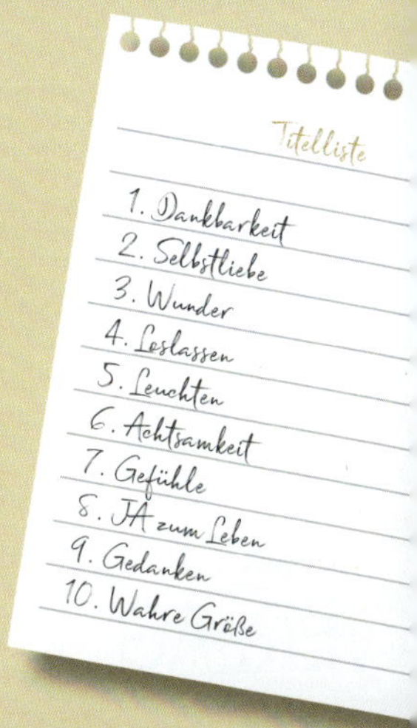